Soins
à mon enfant

Guide pratique
de soins naturels
aux enfants

De la même auteure aux Éditions Le Dauphin Blanc

Accueillir son enfant naturellement

Ouvrage traitant des relevailles de la maman, de l'allaitement, de l'alimentation du bébé, des malaises du nourrisson et de l'immunité naturelle.

La médecine du bon sens

Un programme en 10 points donnant accès à un mieux-être complet sur les plans physique, émotionnel, mental et spirituel. Très accessibles et faciles à réaliser, ces pas sont fondés sur le bon sens propre à chacun, sur la nature même de l'être humain et celle de l'univers.

Renaître à la vie... mode d'emploi

Il arrive parfois, sur notre route, une épreuve marquante qui nous entraîne littéralement dans un abîme noir duquel on ne semble jamais sortir. Ce livre est un mode d'emploi simple mais efficace pour affronter et dépasser ces épreuves. Écrit sur un ton intimiste, le volume regorge de clés et de pistes pour amorcer et poursuivre une guérison intérieure. Il représente une source de motivation et d'inspiration pour tous ceux et celles qui souffrent du mal de vivre.

Céline Arsenault

Soins
à mon enfant

Guide pratique
de soins naturels
aux enfants

Le Dauphin Blanc

Catalogage avant publication de la Bibliothèque nationale du Canada

Arsenault, Céline, 1957-

Soins à mon enfant : guide pratique de soins naturels aux enfants

Éd. rev. et augm.

(La vie-- naturellement)
Publ. antérieurement sous le titre: Soins à l'enfant. 1997.
Comprend des réf. bibliogr. et un index.

ISBN 2-89436-100-9

1. Enfants malades - Soins à domicile. 2. Enfants - Maladies - Médecines parallèles. 3. Enfants - Maladies - Traitement. 4. Enfants - Soins. 5. Enfants - Maladies - Prévention. I. Titre. II. Titre: Soins à l'enfant. III. Collection: Vie--naturellement.

RJ61.A77 2003 649'.8'083 C2003-941411-6

Nous remercions la Société de Développement des Entreprises Culturelles du Québec (SODEC) pour son appui à notre programme de publication.

Nous reconnaissons l'aide financière du Gouvernement du Canada par l'entremise du Programme d'aide au développement de l'industrie de l'édition (PADIÉ) pour nos activités d'édition.

Conception graphique de la couverture :
Caron & Gosselin
Conception graphique et mise en page :
Sylvie Arsenault

Éditions Le Dauphin Blanc
C.P. 55, Loretteville (Québec)
Canada G2B 3W6
N° de téléphone : (418) 845-4045 N° de télécopieur : (418) 845-1933

Dépôt légal : 2e trimestre 2003
Bibliothèque Nationale du Québec
Bibliothèque Nationale du Canada
ISBN 2-89436-100-9

Je dédie ce volume à tous les parents qui osent se lever et se tenir debout face à ceux qui ont semé et entretenu le doute, la dépendance et la maladie dans notre société.

Puissiez-vous connaître le bonheur de la liberté de penser et d'agir, afin de découvrir la santé physique, mentale et émotionnelle pour vous-mêmes et vos enfants.

Puissions-nous connaître la joie, en ce début de millénaire, d'évoluer dans une société renouvelée qui saura promouvoir la santé en dehors de toutes allégeances économiques, pharmaceutiques et politiques.

Remerciements

La seconde édition de ce volume a été rendue possible grâce à l'encouragement des parents qui ont choisi de s'impliquer quotidiennement dans le maintien de la santé de leurs enfants par une approche simple et non iatrogène. Je les remercie d'avoir osé sortir des sentiers battus, d'avoir osé expérimenter de nouvelles façons de vivre et de soigner pour le mieux-être de leur famille.

Je remercie mes enfants Olivier, Geneviève, Marianne et Gabrielle pour leur merveilleuse présence dans ma vie.

Je remercie aussi mon bras droit de l'écriture, ma sœur et amie, Sylvie Arsenault. Quelle bénédiction pour moi d'être si respectueusement supportée dans mon travail...

Je remercie mon éditeur Alain Williamson pour sa patience et sa confiance à mon égard.

Et je remercie Dieu de m'accompagner à chaque instant et de me donner le courage de persévérer sur la voie d'éducatrice de la santé.

Avertissement

Les remèdes naturels sont généralement sains et efficaces. Les soins proposés dans ce volume ont été choisis en raison de leur efficacité, de leur facilité d'application et de leur innocuité. Ces conseils n'excluent aucunement le suivi médical courant. Les descriptions symptomatiques visent à renseigner et sécuriser les parents. L'autodiagnostic n'est nullement proposé dans le but d'apporter des soins personnels. En cas de maladie, consultez votre médecin pour établir le diagnostic. Le choix du type de traitement incombe à l'individu atteint ou aux parents, dans le cas des enfants. Les personnes souffrant d'une maladie se doivent donc de recevoir toute l'information nécessaire afin qu'elles puissent faire un choix juste et éclairé dans le respect de leurs convictions personnelles. Ni l'éditeur, ni l'auteure ne pourront être tenus responsables des effets produits par une quelconque thérapie naturelle ou par un remède proposé dans cet ouvrage.

Table des matières

Introduction

La santé de nos enfants nous touche de très près. Combien de fois ma mère m'a-t-elle dit lorsque j'étais enfant : « J'aimerais mieux être malade à ta place! » Ces quelques mots en disent long sur le sentiment d'impuissance qui nous habite quand notre enfant, quand *notre* petit est malade. Comme nous voudrions prendre ses douleurs, ses peines sur nos épaules, les siennes étant encore si petites, si frêles à nos yeux!

Il nous faut donc apprivoiser la maladie si nous désirons vaincre la peur qu'elle crée en nous. Et pour ce faire, il nous faut la connaître, la reconnaître et en comprendre la signification dans notre vie. Cette règle concerne aussi bien les maladies d'enfants que celles des adultes.

La maladie n'est pas un châtiment venu du ciel, elle vient d'ici-bas. Elle est conséquente à notre façon de vivre, de respirer, de manger, de penser, d'aimer et de pardonner. Elle est aussi un outil d'évolution et de croissance.

Pour le petit enfant, la poussée de fièvre sera une libération du trop-plein d'énergie, la desquamation dans la scarlatine lui fera faire peau neuve afin de passer à une nouvelle étape.

Chez l'adulte, la maladie apportera une prise de conscience : quelles lois naturelles ai-je transgressées, quelles ruptures ai-je faites entre ma voix intérieure et mes actions quotidiennes?

La maladie s'incarnera toujours dans un corps affaibli. « Le microbe n'est rien, c'est le terrain qui est tout[1]. » À l'image de

1. Claude Bernard, physiologiste français très connu qui a vécu au 19e siècle.

la graine qui doit être plantée dans une bonne terre pour croître, le microbe et le virus doivent trouver une terre propice à leur expansion, à leur croissance. Cette terre propice au microbe sera liée à un système immunitaire affaibli, à des pensées négatives, à un environnement malsain, à des tensions internes, au stress, et j'en passe.

Mais l'essentiel, c'est de prendre **conscience** de notre **responsabilité** et de notre **rôle** dans ce grand jeu de la vie.

Nous avons tout ce qu'il faut en nous pour agir, pour réagir. La nature est d'une perfection inimaginable. Nous nous en sommes éloignés progressivement car nous pensions nous en rendre maîtres et la contrôler. Comme il est temps de lui reconnaître sa grandeur et de lui faire confiance!

Ce volume est un point de départ dans votre démarche intérieure en vue d'apprivoiser la maladie. Son contenu n'est pas exhaustif, d'autres thérapies naturelles se feront connaître, jour après jour. De plus, ce guide n'encourage pas d'emblée l'autotraitement. Il est toujours bon de référer, le moment venu, à un thérapeute alternatif ou à un médecin, selon le cas et selon votre vision de la situation.

Vous constaterez que l'application des méthodes naturelles de santé demande beaucoup d'engagement, de temps et d'**énergie**. La connaissance des soins naturels nous amène à intégrer la prévention dans nos vies dans le but de conserver notre état de santé. Rien de comparable à la prise d'antibiotiques aux huit heures avec la consigne classique « *buvez beaucoup de liquide et gardez le lit!* ».

Par contre, mon expérience de mère de quatre enfants et celles de mes consœurs et amies vous confirment que les enfants en gardent un très beau souvenir, un souvenir de chaleur, de tendresse, d'attention et d'amour. Qui n'aime pas se faire dorloter? Être malade, c'est aussi une façon de dire : « J'ai besoin de repos, j'ai besoin de votre présence, de votre encouragement et de votre amour. » Je doute que l'antibiothérapie réponde à tous ces critères...

Je vous souhaite de vivre ces étapes de la vie de votre enfant avec beaucoup de **Confiance**, de **Sérénité** et d'**Amour**. Ce sont les éléments essentiels d'une vraie guérison.

Mode d'utilisation

Pour faciliter la compréhension du texte, les définitions ont été insérées successivement au bas des pages.

Tout ce qui est en lien avec les soins et les produits naturels identifiés **par une croix**+ se retrouve détaillé dans l'annexe portant sur la pharmacie naturelle. La fabrication des cataplasmes est détaillée dans la même section.

L'index alphabétique en fin de volume vous permettra de retrouver aisément certains thèmes.

La majorité des aliments-santé, des plantes ou des remèdes se retrouvent dans les magasins d'alimentation naturelle ou, à l'occasion, dans certaines pharmacies spécialisées.

Première partie

La prévention, gage d'une meilleure santé

Chapitre 1
La naturopathie...à découvrir

La naturopathie ne date pas d'hier. Elle se perd dans la nuit des temps. Ce nom n'existait pas, bien sûr, mais l'acte de soigner avec des remèdes dits naturels avait cours dans tous les villages ou tribus de la terre.

Une philosophie et des techniques reproductibles ont été développées et répertoriées par Hippocrate, 350 ans avant Jésus-Christ. Hippocrate enseigna son savoir tout en soignant les malades dans son « école » sur l'île de Cos. Il ne voulait pas étiqueter les maladies. Il affirmait que chaque malade était unique et que tout traitement se devait d'être individualisé. Il croyait en la capacité d'autoguérison du corps. Il nous a laissé en héritage quantité d'expressions, oubliées, mais qui reprennent tout leur sens aujourd'hui.

« La puissance de la nature guérit »

« D'abord, ne pas nuire »

« Que ton aliment soit ton remède »

Hippocrate soignait par la diète, le jeûne, le repos, les cures d'eau, les changements d'air, l'exercice et, à l'occasion, par des cataplasmes, des diurétiques, des laxatifs, etc. Il prenait en considération les rêves de la personne, sa pensée. Il soignait dans la globalité.

La médecine hippocratique fut enseignée en Europe jusqu'à la fin du XIIIe siècle. Ensuite, l'influence de Gatien, médecin romain d'origine grecque, s'installa avec une vision analytique. La maladie était, pour lui, localisée et facile à répertorier, contrairement à la vision globaliste prônée par Hippocrate. Selon Hippocrate, la maladie était d'ordre général. La pensée cartésienne de Descartes (1596-1650) viendra renforcer la vision analytique de Gatien. Ainsi, les prémices de l'ère scientifique du XXe siècle prenaient place peu à peu.

Les courants hygiéniste (ou naturiste), homéopathique et naturopathique furent enseignés dans différentes écoles au même titre que le courant rationaliste (médecine allopathique actuelle), et ce, tant en Europe qu'en Amérique.

L'avenir de la médecine fut précisé en 1846 par la création de l'Association médicale américaine (AMA). Cette association publia, en 1870, son code national d'éthique médicale qui réglementait la formation médicale et la reconnaissance légale. C'est à partir de cette époque que le concept d'une médecine scientifique fut implanté en Amérique. Peu à peu, les écoles découlant des autres courants de pensée fermèrent.

À l'issue des grandes années de contestation (1960-70), le mouvement alternatif allait reprendre de la vigueur face à une médecine qui avait peu de moyens pour soigner les cancers et les maladies dégénératives. À travers le monde, ce fut l'éclosion de nouveaux courants, de nouvelles écoles de médecines parallèles, dont la naturopathie[1] . Actuellement, cette dernière recherche encore ses lettres de noblesse afin d'être reconnue par les autorités en place comme la profession spécialisée en promotion de la santé ou en prévention de la maladie.

Mais laissons ces dossiers politiques suivre leur cours et voyons plus en détails le sens et l'application de la naturopathie.

1. Pour plus d'informations historiques, consultez *La naturopathie apprivoisée*, de Jean-Claude Magny, paru aux Éditions de Mortagne.

La naturopathie repose sur certains fondements ou concepts. Afin de mieux comprendre la pensée naturopathique, je vous les présente brièvement.

— Nous sommes habités par une force vitale, une idée directive, créative, difficilement évaluable, que nous nommons souvent Énergie (CHI ou PRANA). Cette force opère les pouvoirs d'autopréservation et d'autoguérison.

— Le naturopathe adhère aussi au principe d'encrassement des humeurs. C'est en fait l'accumulation de déchets dans les liquides (sang et lymphe) de l'organisme. Ces déchets proviennent du métabolisme lui-même (source endogène), et bien sûr, de l'alimentation, de la pollution et des excès de toutes sortes (source exogène). La surcharge de l'organisme donnera un sens aux différentes cures de nettoyage ou de désintoxication si populaires en médecine naturelle.

— Les facteurs naturels de santé (voir chapitre 3) prennent tout leur sens dans les soins naturels. Au-delà de leur application, le naturopathe utilisera, lorsque nécessaire, des techniques naturelles (phytothérapie, hydrothérapie, nutrithérapie, etc.) qui entretiennent ou permettent de recouvrer la santé, épurent l'organisme ou stimulent l'immunité, selon les besoins de l'individu.

— Une autre grande particularité de la naturopathie sera la recherche des causes des maladies. Ces dernières sont plurifactorielles à ses yeux. Il y a toujours une cause première (facteur initiateur) appuyée par des causes secondaires (facteurs promoteurs). Lorsqu'on peut supprimer les causes, on assure au corps le retour à la santé. Ce processus est souvent fort complexe.

— Le naturopathe utilise fréquemment le terme de terrain en voulant désigner l'organisme d'une personne. Le terrain est l'état d'un individu à un moment précis, défini par son milieu interne, par son état psychologique et par la relation qu'il établit avec son milieu de vie physique et social. Cet état du moment le rendra plus ou moins réceptif aux agents agresseurs, d'où un état de santé ou de maladie. La notion de terrain biologique est d'une grande importance en naturopathie, car de ce concept découlera une vision de la maladie complètement différente de celle qui est véhiculée en médecine allopathique (la médecine actuelle). Ce fondement sera plus élaboré dans la deuxième partie de ce volume, mais retenons la célèbre phrase du Dr Claude Bernard : « Le microbe n'est rien, c'est le terrain qui est tout. »

— Finalement, le naturopathe travaille dans une vision globale. Tous les concepts précédemment énumérés sont compris dans un tout que l'on nomme holisme. Le naturopathe guidera son client tant vers l'harmonisation de la dynamique énergie–corps–esprit–âme que vers un environnement physique et social équilibré. Il considère l'individu dans son ensemble et c'est sur cette globalité qu'il devra agir.

Lorsqu'on découvre la globalité de l'être,
notre esprit s'ouvre à une conscience planétaire, et de là, il n'y a qu'un pas pour découvrir le principe de l'Unité avec toute la création.

Dans la vie de tous les jours, le naturopathe est avant tout un éducateur. Il fait connaître les facteurs naturels de santé par le biais d'ateliers, de conférences et de publications. Beaucoup de naturopathes reçoivent des gens en cabinet pour des consultations individuelles. Investir dans une rencontre privée avec un naturopathe, c'est s'offrir un cours sur la santé adapté à notre personne. C'est aussi découvrir la joie de l'autonomie, car les usagers de cette médecine naturelle comprennent les causes de leurs maladies; ils ont des moyens pour agir et ils conseillent souvent, à leur tour, des gens de leur famille et de leur milieu.

Plusieurs clients se découvrent une passion pour les lois de la santé et décident, par la suite, d'entreprendre des études en naturopathie pour leur culture personnelle ou, souvent, pour rendre service à leur famille et amis.

On ne fait pas de la naturopathie comme on fait du pain ou de la mécanique. La naturopathie, ça se vit, c'est un état d'être. Le naturopathe se doit d'appliquer dans sa vie les principes qu'il préconise. Personnellement, j'ai redécouvert le sens du mot vocation en étudiant et en exerçant la naturopathie. Car devenir naturopathe, c'est répondre à un vibrant appel à servir la VIE dans toute sa grandeur.

Chapitre 2
La prévention selon les étapes de croissance

La préconception... à planifier
La grossesse... s'engager
Le nourrisson 0-6 mois... s'adapter
Le bébé 6-18 mois... s'informer
De l'enfance à l'adolescence... à intégrer

La préconception... à planifier

La préconception est un concept absent de la pensée médicale actuelle. La préconception est en fait une préparation physique, émotionnelle et spirituelle dans le but de concevoir un nouvel être au meilleur de sa capacité et de sa forme.

Déjà, lorsque nous envisageons de vivre à deux, nous nous préparons matériellement en accumulant de l'argent et des biens. Certains couples font aussi une préparation physique en préalable par le biais d'une consultation médicale. D'autres choisissent de se préparer psychologiquement en suivant des sessions de préparation à la vie de couple tandis que quelques-uns uns explorent l'aspect spirituel de leur vie à deux. Toutes ces préparations ne sont pas superflues puisque nous nous engageons en principe pour des années, voire toute une vie, à vivre ensemble.

Qu'en est-il de l'enfant à naître? Selon notre condition physique et émotionnelle, selon notre niveau de conscience, nous donnerons la vie à un nouvel être. C'est un non-sens de penser que notre état de santé physique, psychique et spirituel du moment ne changera rien à la qualité de l'enfant qui viendra. « On ne peut donner ce qu'on n'a pas ». Le plant qui pousse dans la bonne terre (qualité du terrain de l'individu) donnera toujours un plus beau fruit.

Avez-vous eu la chance de côtoyer des couples qui ont adopté un enfant? Vous avez sûrement été étonnés du temps de préparation que cela demande : évaluations psychologiques, preuves à fournir afin de prouver qu'ils sont aptes à accueillir et à élever un enfant, attente et délais auxquels ils doivent faire face (un an ou deux parfois), sans parler de l'implication financière qu'une adoption exige. Comment se fait-il que si peu de couples se préparent à la conception alors que l'adoption exige une laborieuse préparation tant personnelle que juridique? Hormis l'infertilité, ils sont comme vous et moi!

Se préparer à concevoir un enfant, c'est prendre le temps de réfléchir au désir d'enfanter. Est-ce pour combler un vide dans ma vie? Est-ce une tentative pour unifier mon couple qui est instable? Est-ce pour éviter de vivre seul(e) mes vieux jours? Ou bien, avons-nous vraiment le désir comme couple d'accueillir un être à part entière pour le guider dans son cheminement? Avons-nous vraiment le désir d'accompagner un enfant qui ne nous appartiendra jamais, car la liberté est inhérente à la vie? Si nous prenions le temps de réfléchir avant d'enfanter, il y aurait moins d'enfants non désirés, il y aurait moins d'enfants boucs émissaires et il y aurait moins d'enfants malheureux.

Se préparer à concevoir un enfant dans notre corps a beaucoup de répercussions sur la qualité d'Être de ce dernier. La qualité des cellules que vous allez transmettre à votre bébé le suivra toute sa vie. Il devra composer avec le bagage héréditaire[1] et congénital[2] que vous lui aurez transmis comme mère et comme père.

On ne peut pas se refaire à neuf. Le futur parent doit composer lui aussi avec les caractéristiques dont il a hérité de ses propres parents. Toutefois, nous pouvons réparer certains dégâts que nous avons accumulés au fil des ans. Qui ne fait pas de mise au point sur sa voiture avant de partir pour un long voyage? Personne, à moins d'être très insouciant! Eh bien! Nous agissons presque toujours comme des insouciants lorsque nous désirons avoir un enfant. Nous nous aventurons dans un grand voyage qui durera toute la vie sans avoir, peut-être, ce qu'il nous faut, et surtout sans savoir ce qui pourrait nous être utile.

C'est ici que commencent les soins à votre enfant, dans la plus grande des préventions : en nettoyant votre corps des déchets accumulés, en le nourrissant avec des aliments vivants et frais. C'est la vie qui donne la vie! En vous assurant que vos fonctions corporelles sont à leur meilleur (digestion, élimination, sommeil, détente, bonne forme physique, bon équilibre mental et émotionnel), vous contribuerez à donner un meilleur bagage à votre bébé. Par le fait même, il aura une meilleure immunité pour faire face aux agressions qui viendront.

Investir temps et argent dans une préparation, c'est investir pour un plus bel avenir pour vous et vos enfants. C'est aussi une occasion de mieux connaître qui on est. Cela représente si peu comparativement à la démarche impliquée dans l'adoption...

1. Héréditaire : transmission par les gènes de caractéristiques spécifiques liées aux parents et aux descendants. Par exemple : avoir les cheveux frisés, la peau blanche...

2. Congénital : qui est présent à la naissance, mais dont l'origine se situe pendant la grossesse. Par exemple : le spina-bifida (malformation des vertèbres) apparaît chez le fœtus dont la mère a été carencée en acide folique dans le premier tiers de la grossesse.

La grossesse... s'engager

Eh voilà, c'est le grand jour! Vous êtes enceinte, c'est confirmé. Votre couple est comblé. L'effet de surprise passé, le quotidien reprendra le dessus. Votre conjoint sera probablement plus attentif qu'à l'habitude. Il pensera facilement à prendre les charges trop lourdes pour vous. Vous aurez la conscience de mieux vous nourrir, de cesser de fumer, de vous reposer davantage.

La grossesse est un temps privilégié. Tellement privilégié que nous devrions être en congé de maternité dès le début de la grossesse afin de pouvoir prendre le temps de vivre intensément cette période.

Votre bébé se nourrira de vos aliments, mais il se nourrira aussi de vos pensées, de vos émotions. D'où l'importance de bien vivre cette belle étape de votre vie.

À la conception, le père a apporté sa contribution physique au futur bébé. Le rôle actif appartient ensuite à la mère. C'est elle qui fournira les matériaux dont le bébé a besoin pour se développer. Une alimentation vivante, riche en vitamines, en minéraux et en oligo-éléments sera essentielle pour la croissance du bébé. La mère devra s'assurer de combler ses carences au fur et à mesure que la grossesse évoluera. L'utilisation de super-aliments (gelée royale, pollen, algues, levure de bière, jus vert...) dans son quotidien lui permettra de garder une forme optimale.

Le père est un peu en retrait lors de la grossesse, et pourtant son appui est essentiel. Certains cours prénataux feront participer davantage le père. Les cours de yoga prénatal favoriseront, en plus d'une bonne forme physique, la communication entre le père, la mère et l'enfant. Plus ce lien sera étroit lors de la grossesse, plus la participation du père se fera facilement après l'accouchement. Rappelons-nous que la grossesse amène naturellement la femme à se centrer sur elle-même et sur le petit qu'elle porte. C'est souvent une période durant laquelle l'homme se sent mis de côté. Investir dans un cours prénatal de grande qualité, c'est un cadeau et un privilège qu'on offre à sa petite famille.

De plus, la grossesse verra souvent naître le désir de l'allaitement. Une fois encore, le soutien du papa sera très important. De son attitude peut dépendre la décision de la mère d'allaiter ou non son bébé. C'est ici que repose la première pierre d'achoppement d'une immunité solide. L'allaitement maternel est **essentiel** à la vie de tous les mammifères et nous ne faisons pas exception à la règle. De cet allaitement dépendra l'intégralité physiologique et émotionnelle de votre bébé.

Cette intégralité du corps permettra à l'enfant d'offrir une grande résistance aux agressions du monde extérieur. Passer outre cette étape expose notre bébé à vivre des malaises et des maladies qui n'auraient pas eu raison d'apparaître.

De plus, bien vivre sa grossesse, c'est se préparer à bien vivre son accouchement. Plus la femme sera sereine et confiante, plus elle aura autour d'elle un milieu propice à une naissance paisible; plus les personnes qui l'accompagneront seront compétentes et réconfortantes, plus l'accouchement sera facilité.

« Selon l'Organisation Mondiale de la Santé, plus de 80 % des bébés naissent sous les soins de sages-femmes. En Suède, la naissance à la maison accompagnée par une sage-femme est la norme. Les sages-femmes des Pays-Bas assistent une majorité des naissances, la plupart du temps au domicile même des clientes. Ces pays peuvent se vanter d'avoir un des plus bas taux de mortalité infantile à l'échelle mondiale (2e et 9e respectivement). Les États-Unis (21e) et le Canada (12e) sont les seuls pays où l'usage d'une sage-femme n'est pas pratique courante[1]. » Au Québec, nous avons eu droit à cinq ans d'expérimentation dans le cadre de projets-pilotes sur la profession

1. Tiré du site http://sagesfemmesqc.ca/index/sage-femme.html

sage-femme en maisons de naissance. Les résultats plus que positifs de cette étude ont permis à cette profession d'être légalisée le 19 juin 1999. Il y a donc moins de péridurales, moins d'épisiotomies, moins de césariennes, moins d'hospitalisations, moins de complications en maisons de naissance qu'en milieu hospitalier. Il y a aussi plus de temps consacré aux visites, une meilleure continuité des soins et un meilleur taux d'allaitement chez les mères[1]. Et pourtant, aucune autre maison de naissance n'a été ouverte au public depuis la conclusion positive de ce projet.

L'accouchement, c'est une histoire d'intimité. Intimité avec notre amoureux, mais aussi intimité entre femmes. Accoucher, c'est une histoire de femmes. Qui mieux qu'une femme[2] peut comprendre et soutenir une femme qui accouche? Quand retrouverons-nous notre pouvoir de femme, de mère? Il reviendra quand nous déciderons **collectivement** d'accoucher à l'aide de nos sœurs, les sages-femmes. Ce sera le seul moyen de démédicaliser la grossesse et l'accouchement. Ce sera aussi le seul moyen pour naître en santé, sur la voie de la santé. Si la grossesse n'est pas une maladie, pourquoi accouchons-nous dans les hôpitaux? Réservons les soins spécialisés aux femmes qui en ont véritablement besoin. La peur de l'accouchement, le doute de nos capacités à mettre au monde nos bébés nous ont été transmis par le pouvoir médical. À quand les maisons de naissance dans toutes les villes et tous les villages? À quand les accouchements à la maison, supervisés par une sage-femme et subventionnés par l'État, pour celles qui le désirent?

1. Voir les statistiques officielles sur le site noté auparavant.
2. Il existe quelques « sages-hommes » extraordinaires mais ils sont l'exception, comme vous pouvez rencontrer des femmes médecins très masculines dans leur approche.

Le nourrisson 0-6 mois... s'adapter

Votre poupon est dans son petit lit, tout près de vous. Vous ne vous lassez pas de le regarder dormir. Chacun de ses moindres cris vous fait accourir.

Certains parents sont plus confiants que d'autres dans leur capacité parentale. Quoi qu'il en soit, les premiers mois de vie de votre bébé vous demanderont beaucoup d'adaptation. Plus vous aurez confiance en vous, plus cette période sera facile. Si votre famille et vos amis ne sont pas d'un soutien adéquat, utilisez d'autres ressources, telles que des lectures, des groupes d'entraide comme *Les Relevailles* ou encore toutes les ressources comme les groupes de soutien à l'allaitement (Naturo-lait, La Leche, Chantelait, etc.). La clé du succès de ces premiers mois, c'est de demander de l'aide quand vous en ressentez le besoin.

Un bébé vient habituellement au monde en santé. Il vous faut le soutenir afin qu'il préserve cette santé le plus longtemps possible. Nous avons déjà souligné que l'allaitement était essentiel à son état de santé et à son bien-être. Si pour une raison ou une autre, le petit bébé n'est pas allaité, il demandera plus de soins et de suivi. Si vous vous efforcez de lui offrir une alimentation vivante malgré les préparations pour nourrissons, il pourra développer une meilleure immunité[1].

Le corps humain est très bien fait. Il possède un potentiel d'adaptation énorme, mais il a aussi ses limites. En comprenant le sens des malaises, des maladies de votre enfant, vous éviterez de réprimer ce que le corps exprime. La répression est la deuxième pierre d'achoppement du système immunitaire. Et nous devons constater que la répression est encore à la base de la pensée médicale actuelle.

Réprimer veut dire ne pas chercher la cause, on fait taire un cri d'alarme. On désire faire disparaître le symptôme en

1. Voir : *Accueillir son enfant naturellement*, de la même auteure.

pensant que le problème de fond sera réglé. Si vous optez, dès le début de la vie de votre enfant, pour une vision différente de la maladie, vos actions seront différentes et la santé de votre bébé n'en sera que meilleure.

Par exemple, si votre bébé souffre de coliques et qu'il n'est pas allaité, changez le lait au lieu de lui donner des remèdes pour enlever la douleur. Si votre bébé fait du chapeau (croûte de lait), et que la situation persiste malgré un changement de shampooing, au lieu d'utiliser un shampooing médicamenté, modifiez son alimentation pour alléger sa charge digestive. Si votre jeune bébé fait de l'eczéma, recherchez la cause : modifiez son alimentation, donnez-lui les acides gras essentiels nécessaires à son organisme, cessez la consommation de produits laitiers et réglez son problème de constipation. Vous allez ainsi à la cause au lieu de réprimer par une pommade à la cortisone. Ces actions sont capitales quand on sait qu'un eczéma réprimé dans le jeune âge peut amener l'enfant à développer de l'asthme par la suite! Ce ne sont que des exemples parmi tant d'autres.

Les premiers mois de vie de votre bébé vous permettront de choisir des attitudes et des comportements, gages de santé pour celui-ci si vous le désirez. Ces choix demanderont plus de temps, d'efforts et l'acquisition de nouvelles connaissances par des lectures, des conférences ou des ateliers. Mais les résultats seront au-delà d'une santé florissante pour votre bébé. Cette prise en charge personnelle vous permettra d'augmenter votre confiance en vous-même, d'acquérir plus autonomie et surtout d'intégrer une vision de confiance envers la Vie. Par les efforts que vous déploierez pour que votre bébé soit en santé, vous gagnerez vous-même en force et en vitalité!

Le bébé 6-18 mois... s'informer

Un nouveau-né, c'est si petit, mais ça grandit tellement vite! Tant que nous n'avons pas eu d'enfants, nous ignorons tous les choix que nous devons faire comme parents. Il n'y a pas de recette miracle. Chaque bébé est différent, et ce qui est bon pour certains ne le sera pas pour d'autres.

Vous devrez choisir le type d'alimentation que vous donnerez à votre bébé. Plusieurs possibilités s'offriront à vous. Il sera bon de lire différentes théories et d'aller vers celle qui vous semblera la meilleure.

C'est aussi une période de la vie de votre bébé où vous serez particulièrement confrontés au monde médical et ce, par le biais de multiples vaccinations. Il sera encore une fois nécessaire de lire, de vous informer sur les divers aspects de la vaccination.

Ce qui importe, c'est de faire des choix éclairés, en toute connaissance de cause. Il est terminé ce temps où l'on agissait selon les actes des autres. L'époque des moutons doit être révolue. Les médias sont puissants, et trop souvent ils implantent des schémas de pensées antivie, antiautonomie, antipersonnel! Nous sommes tous des êtres pensants, nous sommes donc à même de savoir ce qui est bon pour nous et pour nos enfants si nous prenons le temps de nous renseigner. Toutes ces décisions influenceront la qualité de l'immunité de notre enfant. Investissons-nous à nouveau dans notre famille.

De plus, cette période de la vie de votre bébé sera trop souvent entrecoupée de rhumes ou d'otites. Est-ce normal? Non! C'est la conséquence de certaines règles de vie qui n'ont pas été respectées. Vous serez alors confrontés à des traitements médicaux plus ou moins agressifs selon le cas. Et le cercle vicieux pourra s'installer, ce sera peut-être la ronde des antibiotiques à répétition avec toutes les conséquences qu'ils apporteront sur l'humeur, sur le système immunitaire et sur la flore intestinale de votre bébé.

Les soins naturels prendront de plus en plus de place dans votre vie. Quand nous en sommes à nos premières armes, c'est plus insécurisant, mais l'habileté et la confiance s'installeront rapidement, surtout si vous vous laissez guider par un thérapeute pour consolider vos apprentissages.

Chaque fois que votre enfant s'autoguérira sans médicament répressif, il consolidera son immunité. Les remèdes naturels le soutiendront sans refréner la crise d'épuration que le corps aura choisie. Chaque petite maladie sera une victoire, et votre foi en la capacité d'autoguérison du corps s'enracinera dans votre cœur.

De l'enfance à l'adolescence... à intégrer

Votre expérience va bon train, les petites maladies se sont succédées une à une, suivant leur cours. Puis l'enfant se socialise et remet en question certaines valeurs ou habitudes acquises à la maison. Si vous avez pris l'habitude d'expliquer à votre enfant le pourquoi d'une alimentation différente, le pourquoi de soins différents, le pourquoi de vos valeurs de vie, il comprendra le bien-fondé de vos choix. Il deviendra lui-même un ambassadeur de changement dans son milieu, car il se saura en meilleure santé que beaucoup de ses copains.

Vous serez toujours confrontés aux mêmes choix à refaire. De nouvelles campagnes de vaccination basées sur la peur verront le jour. Vous devrez peser, encore une fois, le pour et le contre.

L'enfant grandissant se réaffirmera dans ses goûts alimentaires. Vous devrez faire preuve d'imagination pour composer de nouveaux repas qui plairont à tous. Vous devrez aussi accepter les écarts alimentaires sans vous en offusquer. Tant que l'enfant et l'adolescent s'oxygéneront en profondeur en faisant du sport, ils élimineront généralement l'excès de déchets généré par une alimentation occasionnellement incorrecte. Rappelons-nous que ce n'est pas l'exception qui rend malade mais bien ce que nous répétons au quotidien.

La fin de l'enfance ainsi que l'adolescence seront de grandes périodes d'intégration pour les enfants. Vous passez maintenant le flambeau. Vous devriez constater que vos enfants ont de meilleurs réflexes de santé que bien d'autres enfants. Ils sauront faire des cataplasmes, ils comprendront que le sucre et les bonbons sont bons au goût, mais qu'il ne faut pas en abuser. S'ils ont le rhume, ils éviteront d'eux-mêmes les produits laitiers. Ils ne toléreront pas la constipation. Tous ces détails, ils les auront acquis au fil des jours. Ces apprentissages les aideront à se maintenir sur la voie de la santé.

À cet âge, ils sont capables de développer la conscience de la santé, mais vous seuls pouvez leur enseigner. Ils ne l'apprendront pas sur les bancs d'école, ni dans les cliniques médicales. Vos comportements leur serviront d'exemples. Si vos enfants s'autoresponsabilisent face à leur santé, ils se responsabiliseront aussi dans leur vie. L'un ne va pas sans l'autre.

Le petit pas que vous croyez faire aujourd'hui, en changeant vos habitudes de vie, deviendra demain un très grand pas pour l'évolution de notre société et pour le mieux-être des enfants.

Chapitre 3
Les facteurs naturels de santé...à appliquer

Air pur
Eau pure
Soleil
Alimentation naturelle
Activité physique
Récupération–repos
Hygiène de l'Âme

« On ne commande la Nature qu'en obéissant à ses Lois ». (Bacon)

Les facteurs naturels de santé sont en fait des lois ou des principes immuables connus depuis la nuit des temps. Plus l'homme s'est éloigné de la nature, plus ces lois ont été transgressées et finalement oubliées.

L'orgueil du genre humain, fort et puissant, a fait miroiter la domination sur la nature. Les génies de la biologie, de la biotechnologie et de toutes sciences confondues ont amené l'humanité sur la voie de l'autodestruction et de l'extinction de la vie. Plus personne n'ignore la pollution, plus personne n'ignore le danger d'extinction de centaines d'espèces animales et végétales. Beaucoup de gens sont conscients de l'état de santé précaire de nos populations industrialisées. Plusieurs chercheurs constatent l'augmentation du taux d'infertilité dans les populations de pays industrialisés, signe irréfutable d'un déséquilibre qui s'installe.

La surconsommation augmente la pollution et pille la planète de ses ressources non renouvelables parce que nous basons notre vie sur l'Avoir et non sur l'Être. Le résultat : une jeunesse désœuvrée, un taux de suicide et de violence alarmant, des personnes seules sans abri, des dépendances à l'alcool ou aux drogues, bref un bilan de société peu reluisant.

L'application des facteurs naturels de santé dès l'enfance développera la notion du respect de la Vie. Si nous enseignons à nos enfants le respect de leur corps, de leur esprit et de leur âme, ils sauront à leur tour rendre ce même respect à notre terre-mère. Et toute la vie terrestre s'en trouvera améliorée et ennoblie.

Un grain de sable peut paraître dérisoire, mais un seul de ces grains peut briser le rouage d'une machine très sophistiquée. Osons être ce grain qui fera changer les comportements. Osons dire non à la violence, à l'injustice, à l'intimidation. Osons vivre pleinement!

Air pur

L'air pur est le premier facteur naturel de santé. Sans air, il n'y a pas de vie. Sans une bonne qualité d'air, nous faisons face à la maladie à plus ou moins longue échéance. Pour une bonne qualité de l'air, il faut évidemment un milieu sans fumée de cigarette. D'ailleurs la mère et le père ne devraient pas fumer pendant la grossesse et ils éviteront de le faire dans la maison après l'arrivée de leur bébé. Il est important également d'aérer la maison quotidiennement, même en saison froide. Mais encore faut-il savoir respirer en profondeur avec nos poumons, ce que l'activité physique favorise de même que le chant et le rire! Une respiration consciente et abdominale, au lieu d'une respiration automatique et superficielle, permettra l'assimilation de l'air pur.

Nous pouvons améliorer la qualité de l'air de notre maison par un diffuseur[1] d'huiles essentielles[2]. Ce dernier permettra d'assainir l'air grâce aux propriétés bactéricides de la plupart des huiles essentielles. Certaines huiles sont calmantes, d'autres sont stimulantes, décongestionnantes, etc. Il s'agit de choisir ce qui nous convient le mieux. Ce diffuseur sera très utile dans les périodes de grippe ou encore pour désinfecter la chambre du petit malade. Il suffira simplement de faire fonctionner l'appareil une dizaine de minutes lorsque le malade est sorti de la pièce. Fermez la porte pour plus d'efficacité. Chez les bébés de moins de deux ans, laissez diffuser pendant cinq minutes tout en laissant la porte ouverte. Faites toujours fonctionner l'appareil lorsque l'enfant est dans une autre pièce. Ces diffuseurs devraient être installés dans tous les endroits publics, comme les garderies, les écoles et les hôpitaux. Ce serait une excellente façon de limiter les contagions.

Les diffuseurs d'huiles essentielles nous permettent aussi de recharger l'air de nos maisons en ions négatifs. Ce sont de bons ions qui nous apportent la santé et la bonne humeur. Vous avez sûrement vu à maintes reprises un rayon de soleil qui, en pénétrant dans la maison, met en lumière de fines particules qui dansent dans l'air. Ces fines particules possèdent une charge électrique négative ou positive, selon le cas. Lorsque la poussière se dépose sur vos meubles, elle est chargée positivement. Ce sont les particules chargées négativement qui sont saines pour notre corps. Vous avez tous constaté à un moment ou l'autre que les enfants sentent venir la tempête, que les vieilles personnes souffrent davantage de leurs

1. Diffuseur : petit appareil électrique qui propulse les huiles essentielles en micro-gouttelettes dans l'atmosphère. Se vend généralement dans les boutiques d'aliments naturels au coût variant de 65 $ à 140 $.

2. Huiles essentielles : huiles extraites par distillation de diverses fleurs, plantes ou arbres. Elles conservent différentes propriétés médicinales selon leur provenance. En vente aussi dans les boutiques d'aliments naturels.

rhumatismes lorsque le baromètre est à la baisse ou encore que votre voisine souffre de maux de tête durant ces mêmes périodes. Ces phénomènes sont tout simplement causés par un excès d'ions positifs dans l'air. Lorsque la pluie ou la neige tombe, elle apporte avec elle une grande quantité d'ions négatifs qui rendront tout le monde plus heureux et mieux portant.

Il y a des sources naturelles d'ions négatifs. Ce sont les chutes d'eau, les cascades, la mer, les forêts, particulièrement les forêts de conifères. La rosée du matin est aussi porteuse d'ions négatifs.

Il existe plusieurs moyens pour augmenter le nombre d'ions négatifs dans votre environnement. Tout d'abord, vous pouvez cultiver des plantes vertes dans votre maison, comme de petits conifères et des fougères. Faites aussi fonctionner un diffuseur tous les jours. Aérez la maison après la pluie. Prenez plus souvent des douches que des bains, vous en serez énergisés. C'est encore plus efficace si vous déposez sous vos pieds une planche de bois dans la douche. Marchez pieds nus dans la rosée, tous les matins, si la température le permet. Faites des randonnées en forêt une fois par semaine. Ou encore achetez un ioniseur de qualité (qui ne dégage pas d'ozone) que vous installerez dans votre maison. Il en existe aussi pour les automobiles, si ces dernières sont munies d'un allume-cigarettes. Plusieurs routiers utilisent des ioniseurs dans leur véhicule afin d'augmenter leur vigilance et de diminuer la fatigue. Ces appareils se vendent dans des firmes spécialisées. Les Européens sont plus avant-gardistes que les Américains dans ce domaine.

L'air est essentiel au maintien de la vie. L'oxygène sert de combustible à un bon nombre de nos réactions biochimiques. L'air transporte aussi une énergie plus subtile, difficilement mesurable, connue sous le terme hindouiste « prana ». Ce *prana* nourrit nos corps subtils[1]. La qualité de l'air est le premier élément que nous devons protéger pour avoir un système immunitaire en bon état.

Eau pure

Nous ne pouvons vivre longtemps sans eau, à peine 3 à 10 jours au maximum. L'eau, nous le savons, est essentielle à la vie. Nous sommes d'ailleurs composés de près de 70 % d'eau, un peu plus chez les enfants et un peu moins chez les personnes âgées. Nous nous asséchons en vieillissant car nos cellules perdent leur capacité à retenir l'eau. C'est un phénomène accentué par la pollution, par certaines carences en bons nutriments et aussi par les agressions atmosphériques.

Parce que l'eau est un liquide clair et transparent, nous croyons qu'une eau en vaut une autre. C'est une erreur monumentale. Il existe plusieurs qualités d'eau avec des propriétés curatives bien différentes les unes des autres. Pensons aux multiples stations thermales qui existent en Europe. Certaines sont réputées pour le soulagement des douleurs articulaires, d'autres pour redonner la vitalité, d'autres pour soigner les maladies pulmonaires, etc. Si les vertus sont si différentes, c'est que l'eau n'a pas toujours la même composition.

Actuellement, dans nos municipalités, les analyses de l'eau sont basées essentiellement sur le taux de bactéries afin de savoir si l'eau est potable ou non. On n'évalue ni son degré d'acidité, ni sa teneur en totale minéraux, ni son degré d'oxydation. Pourtant, tous ces facteurs ont une influence directe sur notre état de santé puisque nous buvons de l'eau tous les jours et que l'eau est nécessaire aux transformations biochimiques qui ont lieu dans notre corps.

1. Corps subtils : nous ne sommes pas qu'une matière physique apparente. Nous avons aussi divers corps énergétiques qui nous entourent. C'est ce qui explique, entre autres, la douleur d'un membre fantôme que ressent l'amputé. Le membre physique a été coupé, mais la douleur persiste tant que le champ énergétique n'a pas été corrigé. Ce sont ces mêmes corps subtils qui nous feront ressentir un malaise lorsqu'une personne est trop près sans même nous toucher.

Pour comprendre l'importance de la qualité de l'eau dans nos vies, nous allons nous référer à l'ingénieur hydrologue français, M. Louis-Claude Vincent. M. Vincent a étudié toute sa vie les différentes composantes de l'eau. Il a déterminé certains paramètres d'analyse qui lui ont permis de comprendre les effets thérapeutiques ou même pathologiques de certaines eaux de boisson. Par la suite, comme nous le verrons dans la deuxième partie du volume, il a jeté les bases scientifiques, donc quantifiables, de la médecine de terrain, base de la naturopathie, en développant une nouvelle sorte d'analyse qu'il nomma la bioélectronique.

Plusieurs chercheurs à travers le monde, que ce soit aux États-Unis ou en Europe, ont prouvé, dans les années 1940, l'existence de micro-courants électromagnétiques. Ces micro-courants étaient devenus mesurables grâce au développement de l'électronique.

Le professeur Louis-Claude Vincent a eu le mérite de savoir utiliser rationnellement les trois facteurs dits « phroniques », depuis 1948. Il a pu codifier des milliers de mesures pour pouvoir expliquer, par la suite, le sens de toutes les manifestations biologiques et cosmiques qui étaient demeurées jusqu'ici des phénomènes inexplicables.

Le bioélectronimètre nous permet donc de mesurer les trois paramètres ou facteurs nécessaires et suffisants pour le maintien de la vie. Ces trois facteurs ou indices phroniques sont :

1) l'**équilibre acido-basique** ou l'état magnétique (pH) : l'état magnétique, c'est le nombre d'ions hydrogènes présents dans une solution en quantification logarithmique : 10^4 ions H = pH4;

2) le **potentiel d'oxydo-réduction** ou l'état électronique (rh_2) : c'est la mesure du degré d'oxydation ou de pollution interne (perte d'électrons et formation d'oxygène moléculaire, nuisant à la vie) et de réduction (gains d'électrons et formation d'hydrogène moléculaire, favorisant la vie);

3) la **résistivité** ou concentration électrolytique (rô) : ce facteur indique la concentration en électrolytes d'un milieu donné. La résistivité est l'inverse de la pression osmotique. Plus la pression osmotique d'une solution sera faible (peu d'électrolytes), plus la résistivité sera élevée.

Voyons maintenant ce que le professeur Vincent a découvert sur les qualités de l'eau. Il est entendu que l'eau doit contenir un minimum de bactéries, ce dont les municipalités s'assurent. Mais qu'en est-il de l'équilibre électromagnétique de l'eau? Toutes les mesures du bio-électronimètre se rapportent sur un schéma qu'on nomme bio-électronigramme. Nous avons donc à l'horizontale (abscisse) les mesures de pH et à la verticale (ordonnée) la mesure de rh_2. La résistivité se situant sur le plan tridimensionnel, nous ne l'indiquerons pas d'emblée sur les dessins.

Pour plus de facilité, voici le graphique couramment utilisé :

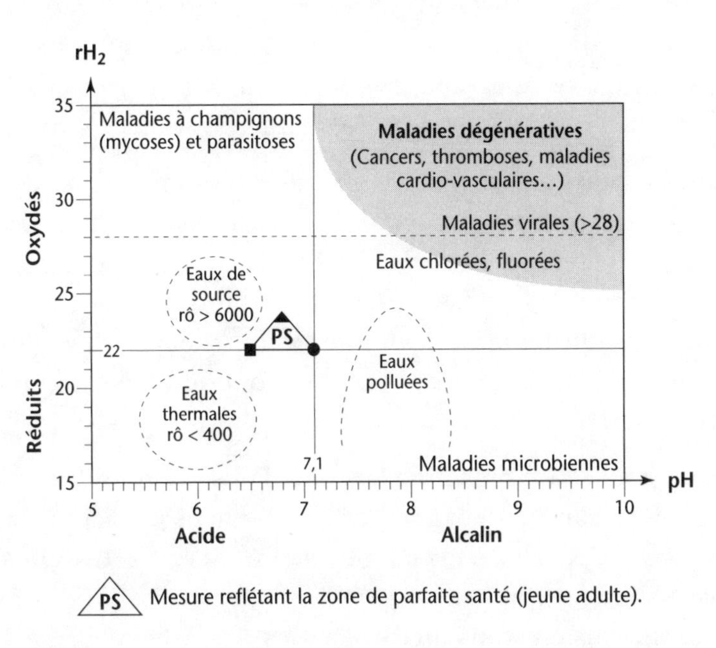

Nous constatons facilement que les eaux dites potables, mais qui sont chlorées et fluorées, modifient insidieusement notre équilibre interne. Cette modification de notre terrain biologique nous prédisposera à développer certains problèmes de santé, à être plus vulnérables à certains virus ou mycoses[1]. Nous développerons davantage cet aspect dans la deuxième partie du volume, qui traite de la compréhension de la maladie.

Nous avons donc maintenant l'appui scientifique qui nous aidera à choisir une bonne eau (de boisson) pour notre famille. L'idéal serait d'avoir accès à une eau de source très élevée en résistivité (> 6000), donc contenant peu de minéraux avec un pH légèrement acide (6,8) et un rh_2 réducteur (20 et moins). Dans le but de vous maintenir dans le triangle de la parfaite santé, il serait donc préférable de faire analyser l'eau que vous buvez, sinon choisissez une eau de source à moins de 100 ppm de minéraux. Vérifiez la date d'embouteillage sur le contenant afin d'éviter les eaux stagnantes. Vous pourriez ajouter le jus d'un citron frais, biologique si possible, par 18 litres d'eau pour abaisser légèrement le pH et la rendre plus réductrice, donc moins oxydante pour votre corps.

L'eau est porteuse de VIE. Encouragez vos enfants à boire de l'eau entre les repas, au lieu des jus et du lait. L'eau doit aussi se boire à la température de la pièce. Évitez le traumatisme de l'eau glacée dans un estomac à 37° C. Sinon, votre corps doit dépenser inutilement sa vitalité pour réchauffer ce liquide. Au plus, l'eau devrait être fraîche, comme la nature nous la sert si bien.

L'eau est à la base même de la santé. Pensez à toutes les maladies qui se transmettent encore par l'eau dans plusieurs régions du globe. Offrir une excellente qualité d'eau est le plus bel investissement que puisse faire un gouvernement pour diminuer ses frais en soins médicaux.

1. Mycoses : maladies dites à champignons.

Il existe plusieurs systèmes de filtration d'eau sur le marché, avec des rendements plus ou moins intéressants. Le populaire filtre au charbon de comptoir permet d'enlever une partie du chlore et certains sédiments. Par contre, il n'éliminera pas tous les métaux lourds ni les résidus biochimiques qu'on peut retrouver dans une eau polluée comme celle du fleuve Saint-Laurent. L'autre solution serait d'investir dans un système de filtration à osmose inversée. Ce système est très efficace pour enlever tout ce qui est nocif dans l'eau. La résultante est une eau faiblement minéralisée (5 à 7 ppm), exempte de chlore, de fluor, de métaux lourds, etc.

Comme pour tout système de filtration, il faut changer les filtres régulièrement. Il est même possible de vitaliser cette eau avec un laser xénon à impulsions. La résultante sera une eau au maximum de son activité biologique, équivalente à l'eau que l'on recueille pendant l'orage.

Il est aussi possible de se procurer de l'eau distillée. Cette dernière est obtenue après condensation de la vapeur d'eau. Elle ne contient pratiquement aucun minéral, surtout si elle est bidistillée. C'est une eau pure mais sans vie. Il faut la redynamiser en l'agitant. C'est une eau qu'on utilise généralement comme eau de nettoyage, car elle aide à l'élimination des déchets.

La quantité d'eau que l'on boit est importante de même que le moment où on l'ingère. À partir de l'adolescence nous devrions boire les fameux six à huit verres d'eau par jour dont la règle est bien connue mais fort mal appliquée. Ce qui représente 1 1/2 à 2 litres d'eau pure par jour. Pour assurer une bonne hydratation, l'eau est la bienvenue le matin au lever, à la température de la pièce ou tiède, jamais froide. Nous pouvons boire de 500 ml à 1000 ml d'eau au lever et attendre 20 minutes avant de déjeuner. Pour nos enfants, il sera bon de leur offrir de l'eau au lever lorsqu'ils ne prendront plus la tétée ou le biberon. Le corps ayant jeûné plusieurs heures pendant le sommeil, l'eau permettra l'hydratation et l'élimination des déchets. D'ailleurs la selle du matin se trouvera ainsi facilitée avec cette absorption d'eau. Les 20 minutes d'attente avant le déjeuner peuvent devenir le temps idéal pour faire les exercices du matin (tai chi, musculation, stretching, etc.) lorsque l'horaire matinal le permet.

L'eau contenue dans les boissons ou les aliments n'engendre pas les mêmes effets sur le corps. Bien qu'il y ait de l'eau dans le café, il ne nous viendrait pas à l'idée de laver le plancher de la cuisine avec du café! Pour s'assurer que l'eau hydrate et nettoie au maximum notre organisme, il faut éviter de la boire déjà chargée de multiples substances nutritives ou non.

Une eau de qualité a un prix, comme un bon pain ou un bon légume. Développons notre conscience sur l'importance de l'eau dans le processus de la vie, et nous ne la gaspillerons plus aussi aveuglément. L'eau est une ressource naturelle renouvelable, mais elle a actuellement atteint ses limites d'épuration. Protégeons la vie en respectant nos cours d'eau[1]!

Soleil

Le soleil est lui aussi essentiel à la vie. L'énergie lumineuse (photons) qu'il nous transmet nous permet de vivre. Malheureusement, aujourd'hui les médias propagent la phobie du soleil. Parce qu'il y a recrudescence des cancers de la peau et amincissement de la couche d'ozone, nous faisons rapidement un lien entre l'exposition au soleil et le cancer. Il y a, par contre, d'autres facteurs intéressants à considérer, comme l'application de crème solaire. Il y aurait une plus grande progression du cancer de la peau dans les pays industrialisés qui utilisent le plus de crème solaire[2]! La population ayant aussi un taux plus élevé de radicaux libres dans leur organisme,

1. Consultez le merveilleux volume *L'Or bleu. L'eau, nouvel enjeu stratégique et commercial* de Maude Barlow et Tony Clarke aux Éditions Boréal, 2002.

2. *Le Soleil*, 26 mars 1995.

leur niveau d'oxydation s'élevant par le fait même, il en résulte une plus grande fragilité à développer un cancer. De plus, les expositions au soleil, qui sont statiques et limitées en surface (visage, épaules, mains...) augmentent la concentration des stérols à un point précis de la peau, rendant cette dernière plus sensible au cancer. Les surexpositions très concentrées au soleil, comme le voyage dans les pays chauds l'hiver, amènent aussi un vieillissement et une fragilité de la peau.

Les méfaits étant très connus, il est bon de préciser que le soleil est, malgré tout, bienfaisant. Il est bactéricide. Il désinfecte, il purifie et il revitalise. Il synchronise notre horloge biologique, active notre système glandulaire et apaise notre système nerveux. Il permet aussi la synthèse de la vitamine D, il protège donc contre le rachitisme[1]. Finalement, il apporte une énergie lumineuse encore mal évaluée aujourd'hui, mais qui n'en reste pas moins vitale.

Réapprenons à profiter du soleil intelligemment. Profitons du soleil levant, de la matinée et de la fin de l'après-midi. Évitons de nous exposer en plein zénith. Bougeons au lieu de nous faire rôtir à petit feu. Jardinons, jouons, pratiquons des sports. Optons pour des vêtements légers à la place d'une crème solaire, fut-elle naturelle. Découvrons le confort des visières et des chapeaux de paille. Bref, utilisons une crème solaire composée au maximum d'ingrédients naturels, mais évitons les applications inutiles, car la peau est un organe d'assimilation. Nous mangeons par notre peau! Notre corps assimile ce que nous lui offrons. Il y a une règle très simple à respecter pour savoir si un produit convient à notre peau. Si nous pouvons manger la crème ou la lotion sans inconvénient, c'est que nous pouvons l'utiliser sur notre peau! Ce principe nous incite à la prudence, n'est-ce pas?

1. Rachitisme : déformation variable des os, qui apparaît lors de la période de croissance de l'enfant, causée par une carence en vitamine D. Les cas de rachitisme sont excessivement rares dans notre société.

Alimentation naturelle

L'alimentation naturelle est le quatrième facteur naturel de santé que nous allons maintenant aborder.

Nous pouvons adopter de mauvaises habitudes alimentaires pendant un certain nombre d'années sans nous rendre compte de leurs effets néfastes sur le fonctionnement de notre corps. Bien sûr, ce dernier aura émis des signaux, mais notre oeil (ou conscience) peu averti ne les aura pas perçus. Bien des malaises seront normalisés, que ce soit la fatigue, les maux de tête, les rhumes, les douleurs diffuses, les sautes d'humeur, les déprimes récurrentes, l'insomnie, la nervosité et tant d'autres.

Nous ne savons plus ce que représente un état de santé optimal : vivre nos journées sans nous sentir épuisé en soirée, ne pas être maladif et souffreteux, conserver une apparence jeune, un poids santé, un corps ferme et musclé, un esprit vif et clair, tenir la forme finalement. C'est la différence entre les effets d'une alimentation adaptée à nos besoins véritables et celle qui est liée à une mode ou pire, qui fait vivre des industries et des compagnies. Ouvrons nos yeux! La majorité des aliments vendus sur les tablettes d'épiceries n'existent que pour enrichir ceux qui les produisent... Ce sont de véritables poisons pour notre organisme, à moyen et à long terme bien sûr, car il faut quand même garder la clientèle! Lisez les étiquettes et vous comprendrez.

Mais qui croire? Il y a tellement d'informations qui sont véhiculées de part et d'autre, officielles ou non. Il faut donc, encore une fois, aiguiser notre sens de l'observation, nous renseigner, confronter les théories et expérimenter sur soi la validité de nos choix. Laissons-nous guider par la nature, par le règne animal, par les autres mammifères que nous connaissons. Apprenons aussi par l'histoire des peuples et par celle de nos ancêtres. Rapidement, nous retrouverons le « gros bon sens », le fil directeur.

Pour simplifier vos recherches, je vous propose une synthèse des principes de l'alimentation saine et naturelle. Cependant, je vous invite fortement à consulter les livres en bibliographie pour parfaire vos connaissances dans ce domaine.

En fait, les grandes lignes sont très simples. Il suffit de manger vivant, vert et varié. Voyons dans les détails où cela nous conduit.

Étant donné la popularité du *guide alimentaire canadien*, nous allons partir de ce dernier pour comprendre les grandes bases de l'alimentation saine et vivante.

Les groupes alimentaires

1ER GROUPE
Les viandes et substituts

Ce groupe d'aliments fournit à l'organisme sa principale source de protéines et de matières grasses (lipides). Les protéines nous permettent de prendre forme et d'exister. Elles servent à la construction et à l'entretien de nos tissus, de nos organes et de nos cellules. Les protéines prennent part à la composition des enzymes[1] des anticorps[2] et de plusieurs hormones[3]. Une protéine est composée d'une chaîne d'acides aminés qui déterminera sa valeur nutritive.

1. Enzyme : substance à base de protéines qui est produite par les êtres vivants dans le but d'activer une réaction chimique précise. Par exemple, la pepsine est une enzyme digestive produite dans l'estomac pour digérer les protéines (les couper en plus petits fragments).
2. Anticorps : substance spécialisée produite par l'organisme et pouvant assurer la protection (l'immunité) contre un agresseur (antigène) précis afin d'éviter l'endommagement de nos tissus.
3. Hormones : sécrétions produites par nos glandes (thyroïde, ovaires, pancréas, surrénales, etc.) et déversées directement dans le courant sanguin afin de régulariser le fonctionnement de certaines structures ou de certains organes. Par exemple, l'insuline est sécrétée par certaines cellules spécialisées du pancréas et elle permet, entre autres, de faire pénétrer le sucre (glucose) dans les cellules.

Viandes et volailles

Inconvénients

Riches en gras saturés, augmentent les risques de maladies cardio-vasculaires. Renferment peu de gras polyinsaturés. Acidifient l'organisme, augmentent la déminéralisation et favorisent l'arthrose et l'arthrite. Contiennent certaines vitamines (B_2, B_3, B_6, B_9 et B_{12}) et certains minéraux (phosphore, magnésium, fer et zinc principalement). Ne contiennent pas de fibres alimentaires ni de glucides. Elles favorisent la constipation et la putréfaction du contenu de l'intestin. Il est difficile de trouver des viandes saines et biologiques. Elles peuvent contenir des résidus d'hormones, d'antibiotiques, de médicaments et de pesticides. Riche en acide arachidonique, la viande favorise la production des prostaglandines PGE2 qui augmentent l'inflammation et la formation de caillots sanguins dans l'organisme lorsqu'elles sont produites en excès.

Aliments à favoriser dans ce groupe

Les poissons sauvages venant des mers froides

Les poissons sont une excellente source de protéines très digestes. Ils contiennent très peu de collagène ce qui leur confère leur tendreté. Riches en gras polyinsaturés, ils sont une excellente source d'oméga 3. Ils renferment aussi des vitamines (B_3, B_6, B_8, B_{12} et vitamines D et E dans les poissons plus gras) et des minéraux (iode, fluor, sélénium, zinc, potassium, phosphore et le fer). Les poissons provenant des mers froides sont moins concentrés en métaux lourds ou en polluants de toutes sortes. Il est préférable de choisir de petits poissons qui sont au début de la chaîne alimentaire. Ils auront ainsi moins concentré de produits toxiques dans leur gras. Les poissons d'élevage industriel et nourris à la moulée n'ont pas la même valeur nutritive que les poissons sauvages. Ils n'auraient ainsi que très peu d'oméga 3 dans leur chair...

Protéines végétales comme les légumineuses (pois, fèves rouges, lentilles, soya...), les noix (amandes, avelines, noix de Grenoble, noix du Brésil...) et les graines (tournesol, sésame, citrouille...).

Ne contiennent aucun gras saturé. Riches en gras polyinsaturés. Contiennent beaucoup de vitamines, de minéraux, d'oligo-éléments et de fibres. Favorisent le transit intestinal, d'où une meilleure élimination des déchets. Coûtent beaucoup moins cher. On peut se procurer des produits biologiques facilement à coût abordable. Les protéines végétales ont l'inconvénient de ne pas contenir tous les acides aminés essentiels. Elles doivent donc être combinées entre elles (légumineuses et noix) ou avec des céréales ou sous-produits animaux.

Les œufs

Excellente source de protéines, ils contiennent peu de glucide et aucune trace de vitamine C. Renferment des vitamines (A, D, B_{12}) et certains minéraux (fer, phosphore). Le jaune (17,5 %) et le blanc (11 %) de l'œuf contiennent des protéines. Le gras se trouve uniquement dans le jaune sous forme de gras monosaturés (38 %), saturés (31 %) et polyinsaturés (13,5 %). Le jaune d'œuf est une grande source de cholestérol alimentaire, il en contient environ 215 mg. Par contre, il contient aussi de la lécithine qui va aider à solubiliser le cholestérol en autant que le jaune d'œuf soit consommé cru. Il est facile d'acheter des œufs de culture biologique pour assurer une meilleure qualité nutritive et pour encourager un élevage respectueux de l'environnement et des animaux.

2E GROUPE
Les produits laitiers

Ce groupe d'aliments fournit à l'organisme une excellente source de protéines et une grande quantité de lipides. Les produits laitiers contiennent aussi des minéraux dont le calcium, c'est bien médiatisé (!) ainsi que du zinc et du magnésium. Ils contiennent aussi certaines vitamines du complexe B comme la B_2 et la B_{12} ainsi que les vitamines A et D (la majeure partie de la vitamine D est ajouté artificiellement). Le rôle des protéines étant maintenant connu, nous allons découvrir l'action des *lipides* (gras) dans notre corps.

Les lipides servent à isoler et à protéger les organes comme le foie, le cœur et les nerfs en les enveloppant. Ils sont une excellente source de carburant ou d'énergie pour le corps, particulièrement dans les saisons froides et lors d'une dépense énergétique élevée. Ils sont précurseurs du cholestérol et des hormones sexuelles (stéroïdes). Ils entrent dans la composition des membranes cellulaires. Les lipides permettent le transport et l'absorption de certaines vitamines dites liposolubles[1] (vitamines A, D, E, K). Ils fournissent les acides gras essentiels (AGE). Ils aident au maintien de la température corporelle. Ils lubrifient l'appareil digestif et facilitent le transport du bol alimentaire. Ils aident à maintenir l'intégrité de la peau. Et finalement, les gras procurent la sensation de satiété tout en rehaussant la saveur et la texture des aliments, d'où l'abus des gras dans notre alimentation moderne.

Bien qu'il n'y ait pas de substitut officiel dans le groupe des produits laitiers selon le guide alimentaire canadien, nous allons découvrir des équivalents. Si on adhère entièrement aux énoncés de ce guide alimentaire, nous ne pouvons pas vivre sans consommer de produits laitiers, car ils forment un groupe fermé sur lui-même. Est-ce réaliste? Nous

1. Liposoluble : soluble dans les gras.

sommes des mammifères, et dans la nature, aucun mammifère n'ingère une autre source de lait animal que celui de sa mère. Serions-nous devenus une classe à part depuis un siècle? De plus, cette habitude de consommer tant de produits laitiers est propre à l'Amérique du Nord et à l'Europe. On ne retrouve pas cette dépendance aux produits laitiers en Asie ou en Afrique. Et la santé osseuse y est meilleure qu'ici. Les gens y développent moins de caries, moins de fractures de la hanche et moins d'ostéoporose que nous...!

Voyons de plus près les avantages et les inconvénients de cet aliment.

Lait et produits dérivés

Inconvénients

Les procédés de transformation, de pasteurisation et d'homogénéisation rendent le lait moins digeste et détruisent les vitamines naturelles de ce dernier ainsi que les enzymes. Le lait est un *aliment* et non une boisson. Étant très nourrissant, il amène un surplus de protéines et de gras non nécessaire pour la majorité des adultes. Il demande donc un travail supplémentaire pour le foie et les reins et souvent la peau réagira en devenant grasse et boutonneuse.

Le lait contient du lactose (sucre). Ce dernier se digère moins bien chez l'adulte, car nous fabriquons moins de lactase (enzyme) pour digérer ce sucre à partir de l'âge adulte. Cette insuffisance enzymatique provoquera des ballonnements, des maux de ventre, des gaz, des problèmes de peau, etc. Curieusement nous retrouvons maintenant sur le marché plusieurs compagnies qui vendent du lait sans lactose... comme s'il fallait absolument consommer l'aliment du bébé pour être en santé!

Le lait contient beaucoup de protéines complètes. Il ajoute un surplus à une alimentation excessive, d'où certains excès de poids. Les protéines étant aussi acidifiantes, le lait accentuera les douleurs articulaires et il provoquera les douleurs de croissance chez l'enfant.

Très bonne source de calcium, mais les quantités absorbées sont tellement grandes qu'il se forme des dépôts calciques dans les tissus mous. De plus, le calcium partageant le même site d'assimilation que le fer au niveau de l'intestin, il diminue les réserves de ce dernier. On verra apparaître une baisse de l'appétit, une fatigue, une tendance aux rhumes et aux infections chez le jeune enfant grand consommateur de produits laitiers.

Les produits laitiers sont aussi largement sucrés, ce qui est très indigeste pour l'organisme en plus de trop stimuler le pancréas. Nous nous retrouvons alors avec des enfants qui produisent beaucoup de mucus, ce qui prédisposent aux otites, aux rhumes à répétition, aux amygdalites, etc. Les petits fromages sucrés que l'on offre aux enfants à la place des yogourts sont à éviter en priorité...

Plus le calcium est présent en grande quantité au repas, moins il est absorbé, et l'excès est éliminé par les selles. L'adulte en santé absorbe 25 à 35 % du calcium alimentaire.

Plus la diète est riche en protéines, plus l'excrétion urinaire du calcium est augmentée.

Les gras saturés se lient au calcium pour former des « savons » insolubles qui ne s'assimilent pas.

Le lait n'est pas à l'abri des pollutions industrielles et médicales. On a déjà retrouvé dans le lait des résidus de bicarbonate de soude, d'acide borique, de bichromate de potasse, d'aldéhyde formique, d'antibiotiques et de sulfamides, de fluor, d'acide sulfurique, d'aldéhydes, de nitrates, de nitrites, de benzopyrène et de mercure. Il est impossible de connaître exactement la synergie de ces poisons dans l'organisme.

Le lait sert de base à la préparation d'une multitude de dérivés qui ne s'apparentent que de loin au produit d'origine. Lisez les étiquettes de votre contenant de crème glacée et vous comprendrez ou lisez encore les ingrédients des fameuses préparations de fromage fondu et vous constaterez qu'il y a de tout sauf du lait! Nous vivons actuellement à l'époque des *substances laitières modifiées* sans que nous en soyons informés ouvertement. Les conséquences? Une panoplie d'agents de remplissage, de goût et de conservation pour nous offrir un simili-produit laitier plus économique pour les compagnies et moins périssable. La définition de ce terme est très large et inclut tout et rien à la fois. Quelles en sont les conséquences pour notre santé? Nul ne saurait le dire. Ces substances laitières modifiées se retrouvent dans les yogourts, dans les fromages et dans les crèmes glacées et bien sûr dans la majorité des aliments industriels.

Aliments de remplacement

Lait cru biologique[1]

Beaucoup plus digeste et assimilable. Conserve tous ses nutriments intacts. Les vitamines naturelles s'assimilent mieux que les sources synthétiques. Vous trouverez facilement des fromages de lait cru ou encore des laits à pasteurisation minimum comme le Lait d'Antan. Le lait doit être consommé tel quel non sucré tout comme le yogourt et le fromage.

Eau pure

Le corps a besoin de s'hydrater, étant constitué de près de 70 % d'eau. L'eau pure permettra d'évacuer les déchets aisément et elle facilitera le travail des reins et de la peau.

1. Pour en savoir davantage sur les valeurs du lait cru, consulter le livre du Dr Carol Vachon : *Pour l'amour du bon lait* publié aux Éditions Convergent.

Yogourt nature, kéfir, filia, fromage

Les procédés naturels de fermentation entrant dans la fabrication du yogourt et du fromage permettent de digérer une bonne partie du lactose contenu dans le yogourt et presque tout le lactose du fromage. Le fromage est aussi plus digeste, la caséine étant prédigérée par la présure.

Viande, poisson, oeufs, légumineuses, noix et graines

Nous consommons déjà une très grande quantité de protéines dans les pays industrialisés.

Varech, amandes, levure de bière, persil, noix de Brésil, tofu avec sulfate de calcium[1] chou frisé, chou chinois, brocoli cru, graines de tournesol, graines de sésame, noix de Grenoble, etc.

Ces aliments contiennent du calcium sans contenir d'oxalate ou de phytate. L'acide oxalique contenu dans les épinards, la rhubarbe, les patates douces et les feuilles de betteraves réduit considérablement l'absorption du calcium de ces aliments dans l'intestin en formant de l'oxalate de calcium insoluble. Les phytates contenus dans les légumineuses ou les céréales réduisent l'absorption du calcium présent dans ces aliments, mais beaucoup moins que les oxalates. Les phytates des céréales sont neutralisés lorsqu'il y a fabrication de pain au levain et non à la levure.

Extrait de prêle, laitue, panais, asperges, feuilles de pissenlit, oignon, concombre, fraises, poireau, chou, graines de tournesol, artichaut, bettes à carde, citrouille, céleri, chou-fleur

1. Tofu : il existe des fèves de soya naturellement pauvres en phytate (30 mg/100 g) et d'autres riches en phytate (978 mg/100 g). Choisir la première catégorie lorsque c'est identifié.

Ces aliments contiennent un peu de calcium, mais ils contiennent surtout de la silice. Le professeur Louis Kervran, biophysicien français, a découvert qu'en présence de silice, le corps avait moins besoin de calcium pour se maintenir en santé. À la naissance, le nouveau-né possède beaucoup de silice. Ce taux diminue en vieillissant. C'est aussi par une alimentation riche en silice que les animaux maintiendraient une ossature en santé. La silice est donc très utile dans les cas de fractures, de problèmes osseux, dans le développement et l'entretien des ongles, des cheveux, des dents et dans le maintien de l'élasticité et de la résistance de la peau.

3E GROUPE
Les céréales

Cette catégorie d'aliment est peu consommée sous sa forme entière, non raffinée dans les sociétés industrielles. Par contre, les céréales ont toujours été la base de l'alimentation de tous les peuples (mis à part les Inuits). Nous devrions consommer des céréales complètes pour de multiples raisons. Elles sont une excellente source de glucides (hydrate de carbone ou sucre). Elles contiennent en moyenne 65 % d'amidon qui se décompose en sucre simple (glucose) de façon graduelle dans l'organisme. Les glucides sont la principale source d'énergie de notre corps. Le cerveau n'utilise que le glucose comme forme de carburant. Les glucides aident aussi au bon fonctionnement du foie. Ils permettent une meilleure utilisation des lipides par oxydation des gras. Ils favorisent l'absorption des protéines. Les glucides supportent aussi l'élimination intestinale, car la cellulose qu'on retrouve dans tous les aliments du règne végétal est composée en partie de glucose.

De plus, les céréales sont une bonne source de protéines. Elles contiennent jusqu'à 15 % de protéines, mais elles ne possèdent pas les huit acides aminés essentiels dont l'organisme a besoin. Les céréales sont pauvres en lysine.

On doit donc les associer à une légumineuse ou à des sous-produits animaux pour les compléter. Les céréales nous apportent également une très bonne source de vitamines B (excellentes pour le système nerveux) et de vitamine E (excellente pour la circulation sanguine et la fertilité), de même que des vitamines A et C, si elles sont germées. Elles contiennent aussi des minéraux dont le fer, le zinc et le magnésium ainsi que des oligo-éléments indispensables pour notre santé.

Farine blanche, pain blanc, céréales du matin prêtes à servir, riz blanc, orge perlée, pâtes alimentaires blanches

Inconvénients

La majorité de ces aliments sont faits à base de blé et ce dernier est raffiné. Le raffinage des céréales fait perdre le germe, le son, la majeure partie des vitamines, des minéraux et des fibres. Il reste de l'amidon (sucre) auquel on ajoute des vitamines B synthétiques et du fer pour ré-enrichir l'aliment. De plus, le blé a subi plusieurs modifications génétiques qui ont contribué à augmenter sa teneur en gluten de 16 % afin d'avoir des pâtisseries et des pains moins denses. Cette grande concentration de gluten génère des ballonnements et des inconforts digestifs chez plusieurs personnes.

L'élimination des fibres dans les céréales entraîne aussi la constipation.

Aliments de remplacement

Farine de kamut, farine d'épeautre, de sarrasin, de millet, d'orge, etc. Riz brun, orge mondé, pâtes alimentaires complètes et variées, etc. Choisir des céréales ou des farines biologiques.

Ces céréales complètes sont équilibrées et plus nourrissantes. Chaque céréale a des propriétés particulières[1] qui soutiennent l'organisme. L'énergie qu'on en retire est plus grande. Les céréales complètes aident à régulariser le taux de sucre sanguin, ce qui diminue les risques d'hypoglycémie et de diabète. Les céréales complètes nourrissent le système nerveux par les vitamines B qu'elles contiennent.

4E GROUPE
Les légumes et les fruits

Cette dernière catégorie d'aliments nous apporte des glucides ainsi qu'une grande quantité d'eau, de vitamines, de minéraux, d'oligo-éléments et de fibres. Pour obtenir le maximum de nutriments, il est préférable d'acheter des produits biologiques. Ces derniers étant cultivés dans des sols plus équilibrés, ils fourniront plus de nutriments aux légumes et aux fruits. De plus, ces aliments ne contiendront pas de résidus de pesticides, d'herbicides ou autres produits chimiques. Bien que beaucoup d'études prouvent ces faits depuis des années, notre goût ne s'y trompe pas. Pourquoi les carottes ou les tomates de belle-maman sont-elles si bonnes l'été? C'est que la plupart des gens cultivent leur petit jardin sans produit chimique et engraissent la terre avec du compost ou du fumier. Ce qui procure des aliments presque biologiques (les normes de certification sont assez sévères). Si on goûte la différence, c'est que leur composition aussi est différente. Par exemple, les engrais potassiques sont beaucoup utilisés en culture intensive, ce qui appauvrit le sol en magnésium. On retrouve donc sur le marché des légumes verts qui devraient normalement être riches en magnésium, mais qui ne le sont pas. En conséquence, une grande majorité de la population présente un taux de magnésium inférieur à la concentration normale. On se

1. Voir le volume *Accueillir son enfant naturellement* de la même auteure, annexe 1.

retrouve alors avec des problèmes de crampes, de nervosité, d'insomnie, de tension musculaire, etc.

Les *vitamines* apportées par le règne végétal sont des composés dont le corps a besoin en petites quantités pour maintenir sa croissance et ses fonctions. Elles sont fragiles à la lumière et à la chaleur. Les aliments crus les garderont intactes. Il existe des vitamines solubles dans les gras (liposolubles) : vitamines A, D, E, K. Nous devons alors consommer une certaine quantité de gras pour bien les assimiler. Les vitamines A et D sont emmagasinées au niveau du foie, il faut donc éviter leur excès. Bien que les vitamines soient apportées par les aliments, certaines d'entre elles, comme la vitamine K et la vitamine B_{12}, peuvent être produites par les bactéries intestinales. Les autres vitamines sont solubles dans l'eau (hydrosolubles). Elles sont absorbées dans le tube digestif en même temps que l'eau. Ce sont les vitamines du complexe B et la vitamine C. Chacune des vitamines a des fonctions différentes dans l'organisme.

Les *minéraux* (les cailloux, les roches) sont des composés inorganiques qui, lorsqu'ils sont métabolisés par le règne végétal, deviennent *organiques* donc assimilables par le corps humain. Ce qui n'est pas le cas des pierres qu'on ramasse sur la grève, même si elles sont riches en fer, en calcium ou n'importe quel autre minéral. Les minéraux composent 4 à 5 % de la masse corporelle. Les minéraux comme le calcium, le fer, le phosphore ou le magnésium sont nécessaires en plus grande quantité. Ils sont indispensables à la régulation de nombreux processus dans l'organisme.

Les *oligo-éléments* sont aussi des minéraux dont l'organisme a besoin en quantité infime. Ce sont le chrome, le cobalt, le cuivre, le zinc, la silice, etc. Ces oligo-éléments sont indispensables dans le corps par leur rôle de coenzyme. Ce sont des bio-catalyseurs. Ils régularisent les réactions physico-chimiques et ils permettent aussi de lutter contre la dégénération cellulaire et tissulaire. Bien qu'il faille environ 150 fois plus de sels minéraux dans le corps que d'oligo-éléments, les carences en oligo-éléments sont très fréquentes. Le sol en étant très appauvri, ce dernier ne peut pas donner à la plante ce qu'il n'a plus lui-même.

Légumes en conserve, légumes congelés, légumes surcuits

Inconvénients

Grande perte de vitamines, de minéraux, d'oligo-éléments, de fibres et de vitalité

Aliments de remplacement

Légumes frais et biologiques, crus ou cuits al dente à la vapeur

Conservent presque tous leurs nutriments intacts. Procurent des fibres qui facilitent l'élimination intestinale. Meilleurs au goût.

Germinations de toutes sortes : luzerne, tournesol, fenugrec, trèfle rouge, etc.

Potentialisent et augmentent la valeur nutritive des graines. Nourrissent plus à moindre coût. Apportent une grande quantité d'enzymes à l'organisme. Apporte une bonne source de vitamine C dans la saison hivernale.

Fruits en conserve, jus de fruits

Inconvénients

Grande perte de nutriments et de fibres. Le sucre du fruit entre très facilement dans le corps lorsqu'il est concentré sous forme de jus. Ce dernier peut accentuer les troubles reliés à la glycémie (hypoglycémie ou diabète).

Aliments de remplacement

Fruits frais biologiques si possible, mangés crus et boire de l'eau.

Conservent tous leurs nutriments et leurs fibres naturelles. Les fibres ralentissent la pénétration du sucre dans le corps; il y aura moins d'écart dans le taux de la glycémie.

Nous venons de passer en revue les rôles des grands groupes d'aliments. En comprenant mieux les besoins de notre corps, il devient plus facile de faire nos choix alimentaires. Nous savons que ce que nous mangeons doit servir à assurer notre croissance, notre entretien et nos fonctions organiques. Voyons ce que le supermarché nous offre en surplus ainsi que les effets néfastes que ces produits provoquent dans notre système.

Tout aliment qui crée une dépendance, un besoin quotidien, est nocif pour notre santé. Nous sommes des êtres libres. Comment se fait-il qu'un morceau de chocolat, une cigarette, un verre d'alcool, une pâtisserie nous rendent irritables lorsqu'ils nous manquent? Toute dépendance est une entrave à notre santé, à notre liberté, à notre autonomie.

Aliments dénaturés et inutiles

Gâteaux, biscuits et pâtisseries

Inconvénients

Fabriqués avec des ingrédients de basse qualité : farine raffinée, sucre blanc, gras saturés, gras hydrogénés, colorants, agents de conservation, aliments modifiés génétiquement, etc. Restent « frais » très longtemps! Ils ne contiennent que très peu de nutriments. Ils acidifient l'organisme par la grande quantité de sucre qu'ils contiennent. Ils encrassent nos artères par la présence des gras saturés et hydrogénés. Ils maintiennent la dépendance au sucre, ils fatiguent l'organisme, ils épuisent le pancréas et le foie. Ils font chuter le système immunitaire.

Aliments de remplacement

Desserts « maison » faits avec des farines variées et complètes, sucrés avec des sucres naturels (sucre brut, sirop d'érable, sirop de riz, d'orge, fruits séchés, etc.), auxquels on ajoute des gras de qualité (huiles de première pression à froid)

Ces aliments demeurent des gâteries non nécessaires à la santé, mais lorsqu'ils sont fabriqués avec de bons ingrédients, ils nourrissent quand même l'organisme. Il est nécessaire de sucrer ces aliments le moins possible et d'éviter d'en consommer à chaque repas.

Croustilles de toutes sortes

Inconvénients

Contiennent des huiles tropicales riches en gras saturés. Aliments souvent à teneur élevée en sel ce qui nous donne le goût d'y revenir! N'apportent aucun aliment nutritif. Fournissent beaucoup de calories superflues, ce qui prédispose à l'embonpoint. Encrassent l'organisme.

Aliments de remplacement

Noix et graines assaisonnées au tamari (sauce soya naturelle), maïs soufflé biologique, nature ou assaisonné avec des huiles de première pression, de la levure de bière, etc.

Ces aliments nourrissent l'organisme sans l'encrasser, mais faites attention aux excès et évitez de prendre l'habitude de manger entre les repas. Le système digestif a besoin de temps pour mener à bien sa tâche.

Friandises de toutes sortes

Inconvénients

Ne contiennent que du sucre raffiné et des produits chimiques inassimilables par le corps. Le sucre et les colorants irritent le système nerveux. Les innombrables colorants sont souvent source d'allergies chez les enfants.

Le sucre concentré fait chuter le système immunitaire. Les friandises contribuent au développement de la carie.

Aliments de remplacement

Aucun

Ce sont de mauvaises habitudes qui se prennent dès le jeune âge. Si on ne développe pas ce goût, l'enfant ne ressentira pas de manque. Les enfants ne mangeant pas de bonbons sont plus calmes. Leur seuil de tolérance au sucre sera aussi moins élevé, ils seront satisfaits plus rapidement s'ils en mangent à l'occasion.

Boissons gazeuses

Inconvénients

Les boissons à base de cola sont fabriquées à partir de la feuille de cocaïer et de noix de Kola. La première renferme des résidus de cocaïne et la deuxième des résidus de caféine. Ajoutez l'acide phosphorique et le sucre, vous avez tout ce qu'il faut pour créer une dépendance, irriter le système nerveux, induire de la fatigue et provoquer des caries et des troubles digestifs. Les autres boissons gazeuses sont aussi de véritables cocktails de produits chimiques. L'aspartame, si populaire comme succédané du sucre, peut occasionner des troubles de la vision et certains troubles cérébraux chez les habitués.

Aliments de remplacement

Eau pure, jus variés à l'occasion, tisanes, jus ou eau naturelle gazéifiée

Le but de la boisson est d'hydrater le corps, de lui apporter de l'eau et non de le polluer.

Café, thé, chocolat

Inconvénients

Ces produits sont dits overtoriens, en ce sens qu'ils pénètrent directement dans la cellule, ce qui a pour effet d'altérer ses fonctions.

La caféine contenue dans le café peut causer des maux de tête, de la nervosité, des troubles digestifs comme les brûlures d'estomac, les ulcères, de la diarrhée ou de la constipation, des troubles circulatoires et elle crée, finalement, de l'accoutumance. Le café décaféiné commercial contient des résidus chimiques dommageables pour la santé. Choisir un café décaféiné à l'eau (et non avec des solvants) ou choisir un pur Arabica biologique qui contient un taux minimum de caféine. Actuellement ce sont les enfants qui sont les plus gros consommateurs de caféine à travers leur consommation de chocolat, de boissons gazeuses et de boissons énergétiques!

Le thé contient aussi un alcaloïde similaire à la caféine qu'on nomme théine. Le chocolat contient deux alcaloïdes : la caféine et la théobromine. Cette dernière est un stimulant cardiaque, elle peut causer la haute pression, elle provoque des malaises gastro-intestinaux et elle est irritante pour le système nerveux.

Le cacao contient aussi de l'acide oxalique, ce qui diminue l'absorption du calcium. Étant peu sucré, il faut ajouter 57 à 82 % de sucre pour rendre le produit consommable. Tous les méfaits du sucre s'y trouvent associés. Le chocolat crée aussi de la dépendance.

Aliments de remplacement

Tisanes variées, café de céréales, poudre de caroube

Les tisanes apportent chacune leurs propriétés bénéfiques à l'organisme, tandis que le café de céréales est une boisson de remplacement moins nocive que le vrai café, mais sans véritable apport nutritif.

Lait au chocolat

Inconvénients

Le chocolat, par l'acide oxalique qu'il contient, nuit à l'assimilation du calcium. Le chocolat est un irritant pour le système nerveux de l'enfant, tout comme le sucre qui lui est ajouté.

Aliments de remplacement

Lait à la caroube

La caroube est le fruit d'un arbre poussant au Moyen-Orient. Elle ne contient aucun alcaloïde et elle n'est pas allergène. La poudre de caroube pure est naturellement plus sucrée que le cacao. Elle est riche en calcium, en phosphore, en magnésium, en fer et en silice. Elle contient de la vitamine B et des protéines. Riche en pectine, elle soulage les diarrhées occasionnelles.

Charcuteries[1] commerciales

Inconvénients

On transforme des morceaux de viande de basse qualité et des déchets inutilisables en appétissantes charcuteries d'apparence fraîche. Une gamme déconcertante de produits chimiques est utilisée pour donner du goût, lier, colorer, conserver et protéger de l'oxydation. Tout ça est possible grâce à l'industrie chimique, c'est tout dire! Noter que les viandes fumées n'ont, pour la plupart, jamais vu un fumoir. Il existe un produit nommé « goût fumé » qui se charge de nous le faire croire. Le plus grand inconvénient de ces aliments est leur concentration très élevée en nitrites et nitrates. Ces derniers se combinent à des protéines dans notre corps pour se transformer en nitrosamines, réputées cancérigènes. Ils perturbent également le transport de l'oxygène par l'hémoglobine sanguine.

Ne jamais en donner aux jeunes enfants qui peuvent développer des troubles respiratoires inexpliqués.

1. Charcuteries : des préparations à base de porc. On utilise actuellement plusieurs variétés de viandes pour faire les charcuteries.

Aliments de remplacement

Charcuteries maison élaborées à partir de viandes biologiques

Ne pas en abuser, car elles demeurent riches en gras saturés.

Huiles végétales commerciales

Inconvénients

Les huiles, les bons gras, sont des aliments indispensables. Les huiles et les gras que nous utilisons aujourd'hui sont devenus toxiques pour notre santé. Avant même l'extraction de l'huile, ces graines et fruits oléagineux ont été cultivés avec maints engrais, insecticides, herbicides, pesticides qui, pour la plupart, sont des poisons dangereux laissant des traces dans les graines. L'extraction de l'huile, qui était autrefois faite à froid avec une simple presse, se fait aujourd'hui à chaud avec une pression mécanique, mais combinée avec des solvants chimiques. La résultante, c'est un gras pur à 100 % qui a, par contre, perdu ses éléments nutritifs et son arôme naturel. Les bons gras sont devenus « trans » donc toxiques pour la santé. Leur action est identique aux gras saturés qui sont nocifs pour le système cardio-vasculaire[1]. Ce sont des calories supplémentaires sans apport nutritif, ce qui favorise l'excès de poids.

Aliments de remplacement

Huiles variées de première pression à froid, biologiques si possible

Ces huiles sont pour la plupart faites à partir de graines et de fruits oléagineux biologiques. Leur contenu nutritif est déjà supérieur et ils ne contiennent pas de résidus chimiques. Ils sont triés, car seuls les grains bien mûrs sont utilisés. Ils sont nettoyés et décortiqués, puis

1. Pour plus d'information, consultez *Le guide des bons gras*, de Renée Frappier et Danielle Gosselin, Éditions Asclépiades inc.

pressés lentement à basse température. On filtre sur un tissu buvard et on embouteille dans des contenants de verre foncé, car les huiles sont fragiles à la lumière. Nous avons alors un gras pur à 100 % ayant un goût et une odeur caractéristiques des graines utilisées. Ces huiles contiendront des traces de minéraux, des pigments comme le carotène et la chlorophylle, des phospholipides comme la lécithine, de la vitamine E et des acides gras dits essentiels. Ces derniers ont de nombreuses propriétés. Pour n'en nommer que quelques-unes : ils supportent le bon fonctionnement du système immunitaire, ils entrent dans la structure de la membrane cellulaire, d'où une meilleure qualité des échanges, ils sont précurseurs des prostaglandines, ce qui diminue les problèmes d'allergies, d'asthme, d'affection de la peau. Ils participent aussi au transport de l'excès de cholestérol tout en régularisant la tension artérielle. Bref, il est essentiel d'en consommer tous les jours, du plus petit au plus grand. Les grands consommateurs de noix et de graines entières devraient limiter leur consommation d'huile afin d'éviter les excès car la modération a toujours sa place.

Alimentation saine

L'alimentation saine et naturelle est accessible à tous. La clé du succès repose sur des changements progressifs :

— Lisez attentivement les étiquettes et évitez le maximum de produits chimiques.

— Réduisez la consommation de sucre sous toutes ses formes.

— Augmentez la consommation de légumes et de fruits frais.

— Buvez l'eau pure, évitez l'eau chlorée et fluorée.

— Réduisez votre consommation d'excitants (café, thé, chocolat, coke).

— Réduisez votre consommation d'alcool sur semaine.

— Évitez le grignotage entre les repas sauf la collation de fruits vers 16 heures.

— Évitez les mélanges explosifs au repas, comme le sucre avec les protéines, plusieurs sortes de protéines en même temps, trop d'amidons avec les protéines et vice versa.

— Consommez tous les jours des noix et des graines ou des huiles de première pression à froid. Changez de variété pour aller chercher le maximum de leurs qualités ou choisissez des mélanges déjà équilibrés comme l'huile Bio alpha de la compagnie Orphée.

— Mastiquez longuement chaque bouchée (20 à 30 mastications par bouchée!) afin de bien insaliver et ainsi prédigérer vos aliments.

— Intégrez la germination dans votre assiette.

— Choisissez des aliments biologiques lorsqu'ils sont disponibles.

— Achetez du pain de céréales entières biologiques, au levain de préférence. Préférez le kamut, l'épeautre, le seigle à la place du blé.

— Diminuez votre consommation de viande, ajoutez du poisson et des légumineuses à vos repas.

— Prenez le temps de manger dans une atmosphère paisible et détendue.

— Évitez d'être dogmatique dans vos courants alimentaires. Il est bon de s'inspirer de théories (régime Montignac, régime selon les groupes sanguins, régimes végétarien, végétalien, crudivoriste, macrobiotique, etc.) mais nous devons toujours les personnaliser et ce qui nous convient ne convient pas nécessairement à notre voisin!

— Et finalement, mangez en ayant conscience des merveilles de la nutrition. Les aliments s'offrent à nous pour nourrir chacune des parcelles de notre Être : physique, énergétique et spirituel. Apprenez à rendre grâce à nouveau pour cette Vie qui vous est offerte.

Pourquoi avons-nous perdu l'usage du bénédicité? À manger à toutes heures du jour et dans une si grande abondance, aurions-nous perdu la joie de nourrir notre corps? Pourquoi, lorsque la nourriture ne manque plus, en diminuons-nous l'importance et la grandeur? Se nourrir sainement nous permet de renouer avec le sacré dans nos vies. Sacré, non pas en référence à une religion précise, mais sacré dans le sens de respect absolu. Oui, je remercie maintenant notre terre-mère de sa grande générosité et je prie afin que je puisse partager, à mon tour, la lumière et la force qu'elle me transmet. N'est-ce pas la moindre des choses?

L'activité physique

L'activité physique est nécessaire pour maintenir notre corps en bon état. Auparavant, la survie de tous les jours exigeait que le corps bouge, marche, travaille. Ces efforts physiques ont été le lot de la majorité des gens jusqu'au début du siècle. Avec l'ère de la bureaucratie et du modernisme, les tâches physiques ont été facilitées par différents appareils, de plus en plus performants. Notons que les gens de la classe dirigeante, les aristocrates, ont joui de ces privilèges depuis toujours, mais ils étaient minoritaires. Aujourd'hui, la minorité des gens font un travail demandant un effort physique soutenu. Tous les autres doivent se motiver à bouger en dehors de leurs heures de travail. Les différents sports reprennent de la popularité et les centres d'activité physique et de mise en forme poussent comme des champignons. Nous devons réapprendre à faire bouger nos muscles pour découvrir les bienfaits d'une bonne forme physique. On pourrait penser que ces efforts sont réservés à la classe adulte puisque les enfants bougent naturellement, pensons-nous. Erreur!

La télévision, le cinéma, les jeux vidéo et les ordinateurs encouragent la sédentarité. Une récente étude américaine[1] a même démontré le lien direct entre la consommation de fast food, l'écoute de la télévision et l'obésité. Les chiffres au Canada sont alarmants : 33 % des garçons âgés entre 7 et 13 ans font de l'embonpoint et 10 % sont atteints d'obésité. Même tendance chez les jeunes filles, 27 % souffrent d'embonpoint et 9 % sont atteintes d'obésité pour le même groupe d'âge[2].

L'activité physique nous permet de dépenser les calories superflues que nous avons accumulées, nous aidant donc à garder un poids santé. Le mouvement permet au sang de mieux circuler dans notre corps. Pensons au besoin que nous ressentons de nous étirer au petit matin après une nuit de repos. Si le sang circule mieux, il nourrit mieux les organes et les cellules. Il élimine plus rapidement les déchets, d'où un meilleur rendement pour notre mieux-être. Des muscles fermes soutiennent mieux les organes, évitant aussi toutes les descentes inimaginables (ptoses). Des muscles fermes et bien nourris donnent au corps une apparence plus jeune.

L'activité physique intense, celle qui permet l'essoufflement, nous aide à vider l'air résiduel de nos poumons. De cette façon, nous éliminons du CO_2 (dioxyde de carbone), ce qui alcalinise notre corps. Il faut donc encourager la pratique des sports extérieurs, surtout pour les enfants et les adolescents qui se nourrissent moins bien. L'oxygénation en profondeur permet de réduire le niveau d'oxydation dans l'organisme. L'oxydation est souvent causée par l'abus d'aliments dénaturés.

Être actifs physiquement, c'est choisir consciemment de fermer le poste de télévision. C'est de redécouvrir la joie des randonnées pédestres avec nos enfants, faire des randonnées de vélo à leur mesure, jouer au ballon avec eux, faire du patin,

1. *« Fast food » et télévision triplent les risques d'obésité.* Le Soleil, lundi 10 mars 2003.

2. *Initiation à la nutrition. Comment contrer le marketing des multinationales de l'alimentation.* Le Soleil, samedi 1er mars 2003.

etc. Pour le parent, c'est choisir d'utiliser une pelle au lieu de la souffleuse pour déblayer son entrée dans la saison hivernale (doser l'activité selon ses capacités), c'est opter pour l'escalier à la place de l'ascenseur, c'est marcher jusqu'au dépanneur au lieu de prendre la voiture, c'est jardiner ou passer la tondeuse soi-même au lieu de le donner à contrat, c'est découvrir un sport individuel ou d'équipe que nous aimons pratiquer, c'est s'adonner aux arts martiaux, au tai-chi, au yoga, à l'antigymnastique, à la gymnastique sur table, à des exercices au sol ou sur appareils. Plus on commence jeune, plus c'est facile. Encourageons donc nos enfants à bouger en leur donnant l'exemple!

L'activité physique permet une meilleure utilisation de nos sucres. Elle aide donc à régulariser les problèmes de diabète ou d'hypoglycémie, d'où une humeur plus stable. Elle permet aussi de remonter le moral aux déprimés. Elle permet une bonne évacuation du stress. Elle favorise chez l'enfant le développement de l'estime de soi et plus encore.

Bref, le mouvement est fondamental. C'est le muscle qui nous donne notre forme corporelle (ou notre graisse!). Exerçons notre libre arbitre et choisissons-nous un beau corps, car comme nous le dit si bien l'adage populaire :

« Un esprit sain dans un corps sain ».

Récupération–repos

Notre corps est conçu pour bouger, nous en sommes maintenant convaincus. Mais il ne doit pas se rendre jusqu'à l'épuisement.

Autrefois, le repos était facilité, car les gens vivaient selon le rythme du jour et des saisons. N'ayant pas d'électricité ni de gaz, les soirées ne s'éternisaient pas. La vie sociale était moins exigeante. Après une grande journée à travailler au grand air, le corps était fourbu et il ne demandait qu'à récupérer.

Aujourd'hui, nous nous dépensons moins physiquement. Après notre journée au bureau, les soirées n'en finissent plus d'être garnies par des cours, par des activités sociales, par des rendez-vous tous aussi variés les uns que les autres. Nous pouvons compter sur les doigts d'une main, les soirées où nous nous sommes couchés peu après le coucher du soleil. Nous devions être épuisés ou très malades! Et combien de personnes se lèvent avec le lever du soleil? Elles ne sont pas très nombreuses. La plupart le font seulement si leur travail l'exige, sinon elles s'en passeraient! Et pourtant, ce sont nos rythmes naturels. Nos grands-mères nous disaient que le sommeil avant minuit était plus profitable. Elles avaient bien raison. Je l'ai expérimenté moi-même avec succès et d'autres le font aussi. Le Dr Goerg Alfred Tienes, médecin allemand, a étudié le sommeil naturel. Ses patients guérissaient plus vite s'ils se couchaient tôt (20 h, 20 h 30) et s'ils se levaient tôt (4 ou 5 heures du matin). Le système nerveux semble récupérer mieux si le sommeil est pris entre 19 heures et minuit. À voir le nombre de gens qui ont le système nerveux à fleur de peau, je crois qu'une cure de sommeil naturel nous serait plus que bénéfique.

De plus, c'est souvent la télévision ou l'ordinateur qui occupe les gens pendant la soirée. Les ondes électromagnétiques dégagées par ces appareils nous vident véritablement de nos énergies, ce qui n'arrange rien.

Le sommeil permet au corps de compléter ses cycles d'assimilation des nutriments et d'élimination des déchets. Il est aussi vital d'éliminer nos toxines que de nourrir le corps avec les aliments. C'est aussi pendant le sommeil que l'enfant produit ses hormones de croissance.

Le sommeil sera favorisé par une période de détente le précédant. On peut faire une relaxation, du yoga, du reiki, écouter de la musique douce, faire de la méditation, se faire masser ou marcher. Nous devons découvrir ce qui nous détend. La visualisation peut être aussi d'un grand soutien.

Ce que nous devons éviter avant de nous coucher? Ce que tout le monde fait ou presque! Écouter les nouvelles, visionner un film violent, se disputer, lire des documents qui se rapportent à notre travail, parler de nos problèmes financiers ou personnels, manger une grosse collation (plusieurs personnes dorment mieux avec une petite collation, même si ce n'est pas encore l'idéal) ou dormir dans un lit où nous avons passé la soirée à regarder la télévision tout en grignotant. Et la liste des mauvaises habitudes pourrait s'allonger encore.

Le sommeil est un temps sacré, non une perte de temps comme pourraient le croire les bourreaux de travail. Pendant notre sommeil, notre Âme en profite pour refaire le plein. Notre esprit liquide les tensions, il résout les conflits, il cherche des solutions. Nous pouvons nous découvrir par nos rêves. Ils nous enseignent, nous guident, afin que nous vivions mieux nos périodes d'éveil. Nous pouvons demander à nos rêves de nous donner des réponses à des sujets précis. Plusieurs grands esprits ont eu l'inspiration de leur chef-d'œuvre dans leurs songes, car ils avaient accès à une banque de savoir plus vaste. Ne sous-estimez plus le potentiel du sommeil et des rêves, car l'esprit ne dort jamais[1].

Le sommeil nous permet donc de récupérer, mais nos attitudes dans les périodes de veille vont faire toute la différence. Les tensions que nous vivons viennent souvent de notre perception de l'événement, et non pas de l'événement lui-même. Afin de diminuer les sources de stress qui sont suscitées par des événements ou des personnes, nous devons mettre un espace entre nous et les émotions que nous vivons. Nous ne sommes pas nos émotions. Les émotions sont comme les vagues sur l'océan. La mer, c'est nous. Les émotions vont et viennent, tantôt petites et belles, tantôt grandes et violentes, comme les vagues qui se dressent à la surface de la mer. Afin

1. Pour en connaître plus sur le sujet, consultez *L'Art de rêver ou Les rêves spirituels*, de Nicole Gratton, publiés aux Éditions Stanké, Collection Parcours.

de moins nous épuiser, il faut apprendre à nous mettre en retrait de nos émotions afin de contacter l'Être véritable qui vit à l'intérieur de nous. La seule façon d'y arriver, c'est de redécouvrir la grande richesse du Silence intérieur, dans lequel le mental cesse de nous diriger, de faire des scénarios, d'inventer. C'est souvent le mental qui nous épuise, et non les tâches quotidiennes que nous avons à accomplir.

La peur aussi épuise nos forces. La peur n'a pas d'existence tangible. C'est une perception de notre mental face à un événement réel ou imaginaire. La peur est une émotion qui nous traverse, qui augmente notre rythme cardiaque, notre respiration, notre tension artérielle. Combien de fois affligeons-nous volontairement notre corps avec de telles émotions en vivant ce qui ne nous appartient pas, en visionnant des films de violence, en lisant des livres de suspense, en nous nourrissant de la violence véhiculée par les médias. Notre cerveau ne fait pas la différence entre le réel et le virtuel! Notre corps est ainsi affecté par des événements extérieurs « facultatifs »! Que dire de nos enfants? Nous savons maintenant que « les enfants exposés à la violence à la télé deviennent des adultes plus agressifs[1] » et que la violence à la télévision ravive les traumatismes[2]. Il n'est alors plus étonnant de constater ces sorties d'agressivité que nous observons chez certains jeunes et moins jeunes...

Prendre conscience de ces pièges, les éviter aussi souvent que possible (et les faire éviter à nos enfants), reprendre contact avec notre Silence intérieur, c'est ainsi que nous éviterons un épuisement inutile.

Si le calme reprend sa place dans notre quotidien, il nous permettra de nous coucher moins tendus, plus paisibles, et le sommeil viendra facilement. Durant la nuit, notre corps se nettoiera, il récupérera de sa journée, il fera les réparations

1. Résultat d'une étude publiée dans le quotidien Le Soleil, lundi le 10 mars 2003, p. A-5.

2. Le Soleil, lundi le 5 avril 2002.

qui s'avèrent nécessaires. Il nous offrira un corps frais et dispos au lever, afin de commencer une nouvelle journée remplie d'espoirs renouvelés.

Hygiène de l'Âme

Que vient faire l'Âme dans les facteurs naturels de santé? Et le mot hygiène n'est-il pas ici un peu exagéré? Mais non... et vous allez sûrement comprendre le sens et l'importance de ce septième et dernier facteur naturel de santé.

Le mot hygiène veut dire tout simplement « ensemble des principes et des pratiques tendant à préserver, à améliorer la santé ». Donc, l'hygiène de l'Âme se rapporte à des principes et à des pratiques qui favoriseront l'unité entre nos actions et les valeurs inhérentes à notre Âme, afin de favoriser notre santé dans toute sa globalité.

La maladie apparaît lorsque le « mal a dit », lorsque le mal veut nous livrer un message. La maladie, nous le verrons dans les prochaines parties de ce volume, est la résultante d'un déséquilibre physique, mais aussi d'un déséquilibre psychique et spirituel. L'un ne va pas sans l'autre. L'hygiène de l'Âme nous aidera à renforcer notre immunité. Elle a pour but d'harmoniser notre vécu avec nos valeurs profondes.

Lorsque des parents sont en harmonie dans leur esprit et dans leur corps, les enfants le ressentent. Leur santé, de même que leurs comportements, vont en être influencés. Prendre soin de notre équilibre intérieur n'est pas un luxe ni un désir égoïste. C'est un service que nous rendons d'abord à nous-mêmes, mais aussi à notre famille et à notre entourage. Cela exige du temps, du silence et une capacité d'introspection. Des lectures inspirantes peuvent nous aider à voir plus clair en nous. Des amis ou des personnes sur notre route peuvent allumer l'étincelle qui nous permet d'aller plus loin. Un effort quotidien est nécessaire, comme pour les autres facteurs naturels de santé. Il est souhaitable de se donner cinq à dix minutes régulièrement pour s'arrêter et faire le vide en soi afin de mieux saisir notre Essence. C'est l'art de la méditation finalement, art que nous avons tous avantage à développer. Le mot « méditation » peut faire peur à des gens. Par contre, certaines personnes pratiquent la méditation sans le savoir. Méditer, ce n'est pas toujours être assis, les yeux fermés, en position du lotus. Nous sommes méditants lorsque nous faisons un avec la mélodie que nous chantons. Nous sommes méditants lorsque nous admirons le coucher de soleil et que nous faisons un avec sa beauté sans l'analyser. Nous sommes méditants lorsque nous laissons la musique nous pénétrer, sans juger. Méditer, c'est faire un avec l'instant présent sans laisser notre mental interférer. La méditation nous aide à percevoir la grandeur et la beauté de tout ce qui nous entoure. Elle favorise l'élévation au-dessus de la grisaille pour apercevoir la Lumière. Méditer, c'est permettre à notre Âme de s'exprimer. La méditation développe l'harmonie. Un état intérieur plus harmonieux se reflétera sur le corps. Nous sommes alors moins réceptifs à la maladie, notre système de défense est plus efficace. Ces données sont prouvées scientifiquement à l'heure actuelle. Alors, mettons toutes les chances de notre côté en développant tous les aspects de notre Être.

L'hygiène de l'Âme, c'est aussi cultiver l'Amour en soi. L'Amour est cette force de cohésion, d'équilibre et d'harmonie qui nous amène au dépassement des limites que l'on se crée. L'Amour est la pièce maîtresse du couple, mais aussi de la vie familiale et de la vie dans notre communauté. L'Amour nous ouvre au respect de la différence. L'Amour inconditionnel nous permettra de laisser nos enfants vivre leur propre vie selon leurs choix. L'Amour permet enfin de nous pardonner et il permet ensuite de pardonner à ceux qui nous ont blessés. Nous en parlons tant depuis 2000 ans, mais nous l'actualisons si peu dans nos vies. C'est pourtant l'Amour qui guérira nos sociétés malades et permettra à nos enfants de s'épanouir dans un milieu de vie digne des Êtres qu'ils sont.

L'hygiène de l'Âme, c'est aussi reconquérir la joie, le rire, la légèreté, comme le jeune enfant sait si bien le faire. C'est cesser de tout prendre au sérieux, au tragique, à commencer par nous-mêmes. C'est nous donner la chance de côtoyer des gens heureux, savoir nous entourer de « belles » personnes. Découvrons les cœurs d'Or qui nous côtoient et délaissons ceux qui s'acharnent à rester dans l'ombre. Prions pour eux, mais ne les laissons plus éteindre notre flamme, notre Vie.

L'hygiène de l'Âme nous conduit, au-delà de nos responsabilités quotidiennes, à la reconquête de notre liberté, liberté de choisir, d'être, de vibrer à la vie ou de s'y laisser sombrer. L'hygiène de l'Âme doit être enseignée à nos enfants par notre exemple. C'est un pas qui changera la valeur de notre vie. Cette démarche n'éliminera pas les souffrances ni les difficultés, mais elles auront désormais un sens, ce qui allégera leurs poids, ce qui nous permettra de mieux guérir nos plaies et d'en ressortir grandis.

La vie terrestre est un terrain d'expérimentation. À nous de choisir ce que nous voulons vivre et de comprendre le sens de nos expériences. Vivrons-nous dans la joie et la confiance ou nous laisserons-nous modeler et écraser par la peur et les doutes? Les résultats seront forts différents! Et surtout, que désirons-nous pour nos enfants?

Deuxième partie

Comprendre la maladie

La maladie! Ce mot évoque bien des peurs. Ces peurs qui nous minent, ces peurs qui nous viennent de l'inconnu. Autrefois, la maladie faisait partie du courant de la vie. Elle venait et partait, emportant parfois sur son passage des êtres aimés. Ayant peu de moyens pour faire face à la maladie, on la laissait suivre son cours. Le déroulement de la maladie pouvait être bref lorsqu'on la laissait s'exprimer. Elle pouvait emporter le malade si les soins n'étaient pas appropriés.

La vision de la maladie et du malade est relative à chaque culture. Dans notre société industrielle, la maladie est une ennemie à combattre. Elle traduit un déséquilibre énergétique du yin et du yang en médecine chinoise, en médecine hindoue, elle reflète un déséquilibre de l'âme. Selon le point de vue, la maladie prend un sens et un aspect différents. Il est grand temps d'enlever nos oeillères et de percevoir le sens de la maladie en dehors de tout dogme ou *a priori*. La maladie ne découle pas du hasard. Elle n'est pas une malédiction venue du ciel, et encore moins un châtiment ou une punition. La maladie porte en elle un sens qu'il nous faut découvrir si nous désirons obtenir la clé de la guérison. La maladie est personnelle et le traitement se devra aussi d'être individualisé. Il est terminé ce temps où nous remettions notre corps (médecine) et notre Âme (religion) entre les mains de quelqu'un d'autre afin de recevoir la guérison ou le salut.

L'état providence s'écroule. Il ne peut plus subvenir aux besoins de tous, et comme toute crise a un sens, celle-ci nous permettra de nous responsabiliser à nouveau avec tous les effets bénéfiques qui en découleront. Ce n'est que de cette manière, lorsque les « vivres sont coupés », que nous révisons notre façon de faire, de penser et d'agir. Cette crise économique, qui ne finit plus, nous amène à revoir nos habitudes de vie. La maladie devient moins anodine, moins attirante lorsque le système de santé est moins accessible et moins efficace. Ce contexte nous permet, enfin, un juste retour aux sources. La prévention et la promotion de la santé prennent peu à peu leur place. Si nous démontrons plus d'ouverture, le désir de mieux connaître le fonctionnement de notre corps sera plus grand. Beaucoup de gens souhaitent réapprendre les soins à donner en cas de maladie. Davantage de parents ou d'adultes veulent se soigner eux-mêmes lorsque c'est possible. Ils ne veulent plus consulter le médecin au moindre petit malaise. Ce tournant est positif, car le médecin pourra enfin accorder tout le temps requis aux grands malades qui nécessitent son expertise. Ainsi, les coûts relatifs au budget de la santé diminueront grandement.

Afin d'amorcer ce virage dans l'harmonie, nous avons à retourner sur les bancs d'école avec le désir d'apprendre et de parfaire un nouvel apprentissage. Cela exige l'effort de lire, de réfléchir, d'écouter, d'observer, d'expérimenter et de changer. Nous avons à reprendre confiance dans notre capacité d'auto-guérison et dans notre capacité de soignant. Les bienfaits ne se limitent pas qu'à la santé pour nous-mêmes et nos proches. Cette démarche nous permet de gagner en autonomie et en indépendance. Un sentiment de liberté émerge dans notre cœur. Cette force et cette discipline que nous développons à travers cet apprentissage se répandent aux autres aspects de notre vie. Lorsque nous abaissons une barrière, nous gagnons en confiance. Toutes les autres barrières que nous avons érigées au fil des années deviennent plus évidentes, donc plus faciles à faire tomber.

Je vous invite à bien lire et relire cette deuxième partie du volume. Dans un premier temps, je vous propose une version imagée du système immunitaire et, pour ceux qui aiment jongler avec des mots nouveaux, je complète avec une description plus réaliste de notre immunité, sans entrer toutefois dans les méandres de sa grande complexité. Prenez maintenant plaisir à laisser tomber les vieux dogmes et découvrez **une nouvelle compréhension** de la maladie afin de jouir d'une meilleure santé dans les années à venir.

Chapitre 1
Les défenses naturelles du corps

Description imagée de l'immunité
Description réaliste de l'immunité
Acquisition de la résistance immunitaire

Description imagée de l'immunité

Notre corps peut se comparer à un pays. Un pays qui possède des frontières très précises (la peau, les muqueuses) surveillées par une équipe de douaniers vigilants (pH de la peau et des muqueuses) qui ne laissent généralement rien passer. Mais il se peut que des postes de douaniers soient abolis pour de multiples raisons (blessures et irritations de la peau et des muqueuses). La surveillance étant moins grande, les terroristes (virus, bactéries = antigènes) peuvent entrer plus facilement au pays (dans le corps). Si les terroristes déjouent les douaniers, ils peuvent quand même être interceptés par les agents de sécurité du poste de douane (des cellules spécialisées situées dans les couches plus profondes de la peau prennent la relève pour neutraliser les bactéries et les virus qui ont franchi la barrière cutanée).

Les terroristes étant de mieux en mieux équipés, quelques-uns réussissent à passer le poste de douane pour entrer au pays. Dans le système de défense, tout est prévu. Les intrus devront maintenant faire face à des forces de l'ordre plus organisées. Les corps policiers arrêteront tous ceux qui revêtent une apparence suspecte. Les policiers circulent partout. Ils peuvent arrêter qui que ce soit étranger au pays (c'est le rôle des macrophages avec la phagocytose). Un bon corps policier peut faire un travail exceptionnel.

Un pays regroupe évidemment plusieurs villes et villages qui ont chacun leur corps policier. Le terroriste aura peut-être réussi à déjouer le service de police d'une ou de plusieurs villes mais, tôt ou tard, il sera découvert par d'autres policiers (ce sont tous les éléments de l'immunité non spécifique). Les policiers sont responsables de la plus grande partie de la protection publique. Par contre, dans les cas où ils sont débordés, par exemple lors d'une émeute, ils feront appel à l'armée. Cette dernière est très bien équipée pour accomplir des missions de tous genres (l'immunité non spécifique est plus perfectionnée : l'interféron, les interleukines, les cytokines et les lysozymes sont en action). Avec l'intervention de l'armée, la majorité des crises se règleront, même si les terroristes sont très bien organisés et puissants (l'immunité non spécifique combat toutes les maladies). Une fois les terroristes interceptés, ils sont identifiés car on ne veut plus qu'ils perturbent l'équilibre du pays. Si un terroriste s'évadait, il serait si bien codé et connu que les services secrets s'empresseraient de l'arrêter.

Les services secrets (anticorps) sont une autre force de l'ordre, ultra-spécialisée cette fois-ci. Ils ne travaillent que sur le commandement très précis de leur patron. Pas question pour eux de s'improviser ou d'arrêter le petit voleur du coin de la rue. Leur mission est toujours préparée à l'avance. Ils connaissent très bien leurs ennemis (nous parlons de l'immunité spécifique avec l'action des antigènes et des anticorps). Ils seront très efficaces, tant et aussi longtemps que les ennemis (antigènes) garderont leurs mêmes caractéristiques initiales. Mais l'ennemi est redoutable, il possède un pouvoir d'adaptation extraordinaire. Il peut modifier son apparence, changer de vêtements, de couleur de cheveux, et malheureusement, il échappe ainsi à l'agent secret qui avait une autre description de l'intrus. L'agent spécialisé ne peut arrêter que l'ennemi qu'il connaît (anticorps/antigène).

La maladie permet de former des agents secrets ultra-spécialisés afin que le corps puisse mieux se défendre contre un nouvel assaut. La vaccination est aussi donnée dans ce but. En stimulant, à petites doses, le système immunitaire par rapport à une maladie donnée, on permet au corps de construire ses défenses tout en ne développant pas la maladie (théoriquement). Cependant, de nos jours, le corps médical stimule outrageusement l'immunité en injectant de plus en plus de vaccins, toute la vie durant. La vaccination n'est plus réservée à la période de la petite enfance, les médecins proposent une grande quantité de vaccins, même pour les adultes. Ils forment donc une quantité incroyable d'agents secrets pour combattre des attaques **hypothétiques** (microbes) car l'ennemi n'est pas encore entré au pays (votre corps). Cet ennemi a été identifié sur d'autres continents ou dans d'autres pays, pour la plupart très éloignés. Rien ne peut vous garantir que vous allez être en contact avec la maladie contre laquelle on désire vous protéger. Ce n'est qu'une hypothèse, qu'une probabilité. Par cette action, le corps médical met en doute l'efficacité de notre système de défense. Les médecins ne font plus confiance ni aux douaniers, ni aux agents de sécurité, ni aux policiers, ni à l'armée (ils ne tiennent plus compte de la première barrière immunitaire finalement). À quoi servent les vaccins alors? Est-ce que la vaccination est la bonne solution quand nous constatons le nombre effarant de cancers, de maladies dégénératives, de maladies auto-immunes et d'allergies qui se développent actuellement? Ces dernières sont, en fait, le reflet de l'effondrement de l'immunité. Quelle est la stratégie naturelle de notre organisme pour se défendre? Il se défend contre des attaques réelles (bactéries, virus), non contre des attaques imaginaires. La vaccination prépare tellement le corps à combattre des maladies hypothétiques que ce dernier perd le contrôle de son immunité (pensons à la recrudescence des allergies ou encore à l'apparition du sida)!

Investir dans la formation d'agents superspécialisés coûte une fortune à l'État (exige une grande dépense de notre force vitale). Selon le point de vue de l'industrie biotechnologique, les vaccins devront être de plus en plus nombreux, étant donné la prolifération des virus et des bactéries engendrés par l'effet de serre, par la pollution alimentaire et environnementale. Le pays (notre santé, notre corps) est en crise. Toutes les protections sont débordées ou dysfonctionnelles, et des luttes ultimes voient le jour (virus du Nil, pneumonie atypique appelée SRAS, syndrome de la vache folle, etc.).

La question que nous sommes en droit de nous poser concerne les priorités gouvernementales (médicales). Est-ce que la recherche et le financement sont investis au bon endroit? Ne devrions-nous pas consacrer la plus grande partie de notre budget à l'engagement de douaniers, de meilleurs corps policiers, à grossir nos armées (immunité non spécifique)? Versatiles, ces défenses possèdent un large spectre d'action (cette orientation correspond au développement de notre immunité naturelle par un mode de vie sain et par des soins appropriés qui ne causent pas de maladie iatrogène[1]). Pourquoi ne chercher à former que des agents superspécialisés rapidement déjoués par de nouveaux intrus? La communauté scientifique[2] affirme que nous sommes à l'aube de nouvelles maladies, qu'il y aura profusion de nouveaux virus, de bactéries, de formes mutantes. Ils affirment aussi que nous réagissons toujours à retardement. Les virus et les bactéries doivent d'abord exister, être reconnus puis isolés. Par la suite seulement, la recherche développe le vaccin en conséquence.

1. Maladie iatrogène : maladie causée par les effets secondaires des traitements médicaux : chirurgie, médication, radiothérapie, chimiothérapie.
2. Voir la revue Science et Vie du mois de juillet 1995 portant sur l'invasion des mutants.

Ce processus demande généralement quelques années. Pendant ce temps, des millions de personnes attendent passivement cette forme de protection, ne sachant que faire, et la maladie fait ses ravages.

Fortifier son immunité naturelle nous donne la garantie que nous combattrons les intrus au meilleur de nos capacités. En aucun temps, nous ne pouvons affirmer que nous ne développerons jamais de maladies. Bien au contraire, la maladie se justifie actuellement par notre façon de penser, d'agir et de vivre. Comprendre ce processus nous amène à modifier nos comportements. Gardons en tête que la vie est toujours triomphante, sous une forme ou sous une autre, sinon il y a belle lurette que la vie aurait disparu de la planète! Les virus et les bactéries sont une condition *sine qua non* de la vie. Le défi de l'humanité est de vivre en symbiose avec ces formes de vie comme nous le faisons déjà depuis des milliers d'années.

Description réaliste de l'immunité

Notre système immunitaire (ou de défense) est très complexe. À ce jour et malgré les progrès de la science, tous les mystères de ce système ne sont pas élucidés. Dans le but de mieux comprendre la finalité de la maladie, nous allons passer en revue les grandes caractéristiques régissant notre immunité.

Lorsque nous pensons « immunité », donc protection contre les maladies, nous pensons rapidement à la vaccination. Cette dernière nous amène à concevoir la protection immunitaire selon le concept antigène/anticorps. À un microbe ou virus donné (antigène), il existe un anticorps spécifique. Cette vision de notre immunité est vraie mais incomplète en soi. Car le phénomène antigène anticorps se situe à la deuxième barrière de notre système de défense. Le corps n'a recours à cette forme de protection qu'après plusieurs jours d'exposition à un nouvel agent agressant ou par l'introduction dans le corps d'un agent vaccinal. Que se passe-t-il entre le jour « J » de « l'attaque » et l'apparition ultime des anticorps? C'est ici que repose toute la force de la médecine naturelle, car elle favorisera l'intégrité des premières lignes de défense afin d'éviter que le corps n'ait toujours recours aux anticorps spécifiques. Nous constaterons, dans les prochaines pages, que ce ne sont pas les maladies combattues tout au long de notre vie qui font appel abusivement à cette deuxième barrière, mais bien l'introduction répétée, dans l'organisme, de vaccins, combinés ou non, et ce, sur une brève période de temps (0-5 ans chez l'enfant).

Notre système de défense possède plus d'une corde à son arc. Il dispose de plusieurs moyens pour combattre les envahisseurs. Il est bon de préciser que bien que le système immunitaire soit abordé, dans ce chapitre, sous l'angle de la maladie venant de l'extérieur, ce dernier joue un rôle de premier plan pour maintenir l'équilibre (homéostasie) de l'organisme.

Notre système immunitaire maintient l'harmonie dans notre corps en éliminant, entre autres, les éléments cellulaires endommagés. Quand ce mécanisme se brise, le système immunitaire se dérègle. Il perd sa spécificité immunologique. Il attaque et détruit ses propres cellules; c'est ce qui se produit dans les maladies auto-immunes (lupus, arthrite rhumatoïde, anémie hémolytique, etc.).

En plus de l'homéostasie, le système immunitaire assure la surveillance de l'organisme. Cette surveillance comprend la reconnaissance et l'élimination de cellules cancéreuses pour empêcher l'apparition de tumeurs. Il joue donc un rôle actif dans la plupart des maladies, des rhumes de l'enfance jusqu'aux troubles dégénératifs de la vieillesse. Voilà bien des raisons pour lesquelles nous devons apprendre à le connaître afin de l'aider à nous soutenir.

Je n'ai pas la prétention de vous livrer tous les secrets de l'immunité puisque ni moi ni personne n'en possédons toutes les clés. Par contre, nous en découvrirons assez pour savoir que nous sommes intelligemment protégés.

L'immunité non spécifique (première barrière)

La première ligne de défense de notre corps sera assurée par l'**intégrité de la peau et des muqueuses**. La continuité des tissus (ou l'absence de blessure sur la peau et les muqueuses) sera le premier élément de la défense immunitaire. Ce mur, lorsqu'il est sain, est pratiquement infranchissable par les bactéries et les virus. La majorité des indésirables y seront neutralisés. Si des micro-organismes réussissent à pénétrer la peau, cette dernière opposera une résistance par son action chimique. La plupart du temps, le pH acide du derme[1] qui est aux environs de 3,5, fera obstacle aux envahisseurs. Sinon, les kératinocytes[2] et les cellules de Langerhans[3] sécréteront au contact des agresseurs (antigènes) des interleukines 1 qui activeront les lymphocytes[4] présents dans le derme cutané. Ces derniers sont désormais capables de reconnaître l'envahisseur et de le détruire. De plus, les sécrétions naturelles de la peau, élaborées par les glandes sudoripares (sueur) et sébacées (sébum), repoussent aussi vers l'extérieur des micro-organismes en même temps que leurs sécrétions. Ces dernières sont acides et contiennent des acides gras qui ont une action anti-microbienne.

Quant aux muqueuses[5] elles protègent les voies d'entrées de l'organisme par leur continuité et par leurs sécrétions qui, en

1. Derme : couche profonde de la peau formée de tissu conjonctif dense, située entre l'épiderme et l'hypoderme.
2. Kératinocytes : nom des cellules formant les différentes couches de l'épiderme.
3. Cellules de Langerhans : cellules spécialisées situées entre l'épiderme et le derme, et qui sécrètent de l'interleukine 1 (l'interleukine entre dans la famille des cytokines).
4. Lymphocytes : variété de globules blancs formés dans les organes lymphoïdes : thymus, rate, ganglions, amygdales, appendice, moelle osseuse, plaques de Payer, formations lymphoïdes accolées au système respiratoire, comme les végétations.
5. Muqueuses : ce sont des cellules humides, dites « épithéliales », qui tapissent les voies digestives, respiratoires, urinaires et reproductrices.

piégeant les agresseurs, les repoussent vers l'extérieur via les écoulements (toux, sécrétions nasales, pertes vaginales...). Certaines muqueuses, comme celles recouvrant les voies respiratoires, sont munies de cils vibratiles qui balaient littéralement les indésirables vers l'extérieur (la fumée de cigarette et les inhalants chimiques détruisent peu à peu ces cils vibratiles). Leur pH respectif empêche généralement la prolifération de germes nocifs.

De plus, les muqueuses sont habitées par des bactéries ou des micro-organismes amis. Nous les appelons aussi « flore commensale ». Ces bonnes bactéries empêchent l'implantation ou ralentissent la prolifération de micro-organismes indésirables venus de l'extérieur. On a découvert que ces commensaux sécrètent des antibiotiques naturels qui protègent l'organisme.

Lorsque la première ligne de défense a été vaincue (peau, muqueuse), le microbe doit faire face aux spécialistes de la phagocytose[1].

Nous retrouvons, dans le tissu conjonctif[2], des macrophages et des granulocytes[3] qui fixent, absorbent et digèrent les germes étrangers à l'organisme. Si certaines bactéries échappent à leur vigilance, le système lymphatique prend la relève en transportant ces bactéries des capillaires lymphatiques aux vaisseaux lymphatiques pour aboutir dans les ganglions lymphatiques (lieu de production et de stockage des lymphocytes). Elles sont alors détruites par les phagocytes, surtout des macrophages ou encore par des lymphocytes qui stimulent la production d'anticorps spécifiques au microbe qui a été reconnu. Il est intéressant de noter que la phagocytose requiert la présence des ions **calcium** et **magnésium**. Ceux-ci, par leurs

1. Phagocytose : ingestion de particules solides ou de cellules étrangères par d'autres cellules.
2. Tissu conjonctif : tissu fondamental de soutien présent dans tout l'organisme. Ses formes et ses fonctions sont très variées.
3. Granulocytes ou polynucléaires : globules blancs issus de la moelle osseuse, à noyau lobé, qui participent spécifiquement à la phagocytose.

forces électrostatiques, permettent le contact entre la surface du phagocyte et le microbe.

À cette étape, les mécanismes de défense débordent de la première barrière (immunité non spécifique) pour aller plus en profondeur. La deuxième barrière entre en action. C'est l'éveil de la réaction dite humorale et de l'immunité spécifique dont nous traiterons plus loin dans ce chapitre.

Les réactions immunitaires non spécifiques sont donc indépendantes de la nature de l'agresseur. Nous avons constaté qu'une peau ou des muqueuses saines pouvaient très bien se protéger. S'il y a blessure, nous remarquerons une **réaction inflammatoire** (rougeur, chaleur, enflure, douleur). Cette inflammation a pour but d'augmenter l'apport de sang, ce qui permet aux globules blancs (leucocytes et granulocytes) du sang de se diffuser à travers la paroi artérielle pour prêter main forte aux macrophages déjà présents dans le tissu environnant.

Plusieurs éléments font partie des réactions immunitaires non spécifiques, dont la **fièvre**. Cette dernière agit particulièrement à l'égard des bactéries et des virus. Lorsqu'il y a une attaque, les cellules phagocytaires augmentent leurs activités à l'aide de substances pyrogènes[1] nommées *interleukine 1*. Cette substance est véhiculée par le sang jusqu'à l'hypothalamus qui stimule alors la production de prostaglandine E2 (PGE2) qui fera monter la température corporelle. L'action de l'interleukine 1 sur l'hypothalamus va induire le sommeil, ce qui permettra la conservation de l'énergie pour soutenir la lutte qui se vit à l'intérieur du corps. Au niveau des muscles, l'interleukine 1 va aussi provoquer la libération de PGE2 qui stimulera alors la destruction de protéine dans les tissus musculaires squelettiques afin de fournir les acides aminés nécessaires à la synthèse rapide des anticorps inhérents au système de défense. Cette nourriture apportée par l'intérieur

1. Pyrogène : qui élève la température

aura pour conséquence de diminuer l'appétit chez le malade tout en favorisant les douleurs musculaires propres à cet état. À partir de 37,5° C (99,5° F), le système digestif ralenti ses activités d'où le jeune spontané que nous observons chez les animaux malades ou encore chez nos jeunes enfants. Si nous stimulons l'enfant à manger, nous allons à l'encontre du mécanisme de protection qui a été prévu par la nature. Ces aliments fatigueront l'organisme, la digestion sera incomplète et la charge toxémique du corps s'élèvera détournant partiellement le corps de sa lutte première. Une élévation de deux ou trois degrés rend les virus inactifs tout en ralentissant considérablement le taux de croissance des bactéries. La fièvre permet aussi de stimuler la production de globules blancs, elle renforce le pouvoir phagocytaire des neutrophiles (variété de granulocytes) tout en stimulant la production d'interférons. La fièvre est donc souhaitable tant qu'elle demeure tolérable. La fièvre a fait l'objet d'études très poussées[1]. On sait actuellement qu'une température inférieure à 41,1° C (106° F) n'est pas dangereuse et qu'elle ne cause pas de dommages permanents, ni au cerveau ni à d'autres organes. Le plus grand danger de la fièvre est relié au risque de déshydratation et au déséquilibre électrolytique qui peut s'en suivre. Nous verrons dans la troisième partie du volume comment assister notre enfant lorsqu'il fait de la fièvre.

Nous avons entrevu qu'il y a production d'interférons par l'organisme. L'*interféron* est tout simplement un médiateur chimique[2] (cytokine). Il a été découvert en 1957. L'interféron est une protéine antivirale produite par les cellules infectées. Sa présence *interfère* dans le mécanisme de multiplication des virus, les empêchant de se reproduire et d'envahir l'organisme. La cellule qui a reçu le « message » de l'interféron ne meurt

1. Source : Dr Jean Labbé, pédiatre. Information publiée dans le Bulletin pédiatrique de la faculté de médecine de l'Université Laval.
2. Médiateur chimique : substance qui envoie un message à d'autres cellules ou organes.

pas et maintient son activité. La production d'interférons par la cellule se fait très rapidement, et ce, bien avant la production d'anticorps, qui n'apparaissent que 5 à 6 jours après l'arrivée de l'agresseur. On a découvert, à ce jour, trois catégories d'interférons : les alpha (α), les bêta (β) et les gamma (γ). Chaque famille d'interférons possède une spécialité d'actions selon les cellules qui les ont produites. Mais, en plus de leurs rôles spécifiques, les interférons stimulent les macrophages. La phagocytose qui en découle stimule les lymphocytes et la production d'**interleukine** 1. Cette dernière fait aussi partie des cytokines[1], tout comme les trois classes d'interférons et les huit interleukines connues à ce jour. L'interleukine 1 est sécrétée par les macrophages, les cellules de Langerhans (peau) et par certains lymphocytes. Sa fonction est de stimuler d'autres cellules intervenant dans la réponse immunitaire.

Dans la catégorie « réaction immunitaire non spécifique », nous retrouvons aussi le lysozyme et la properdine. Le **lysozyme** est une enzyme sécrétée par les macrophages, présente dans la salive, les larmes, le lait maternel et dans les sécrétions produites par les muqueuses. Cette enzyme permet de détruire (hydrolyser) certaines composantes de la paroi des bactéries. Tandis que la **properdine** est une protéine présente dans le sang qui agit comme une enzyme capable de détruire certaines bactéries et d'inactiver certains virus. La properdine n'exerce son activité bactérienne qu'accompagnée d'ions *magnésium* et du complément. Son action permet l'activation en chaîne des autres facteurs du complément.

Le **système du complément** est le dernier élément des réactions immunitaires non spécifiques. On l'appelle ainsi en raison de son effet *complémentaire* sur certaines réactions

1. Cytokines : les cytokines sont « l'ensemble des substances produites par les cellules du système immunitaire qui servent à la fois de messagers et d'agents toxiques vis-à-vis l'envahisseur » *Les carences du système immunitaire*, de J.-F. Olivier, Éditions Vie Naturelle.

immunes. Ce sont, en fait, des protéines (pro enzymes) circulant dans le sang (sérum) qui, lorsqu'elles sont activées en cascade (il y en a plus de 20), jouent un rôle important dans la défense anti-infectieuse.

Une fois que l'anticorps a réagi avec l'antigène, il n'agit plus. L'anticorps seul est un moyen relativement inefficace de résistance. Par contre, en se fixant sur l'antigène, il fournit un site pour amorcer les réactions du système du complément. Bien que le complément puisse détruire directement les micro-organismes sans que la phagocytose ne soit nécessaire, l'activité de dissolution du complément (phagocytose des envahisseurs) se produit surtout lorsque les antigènes (structures cellulaires ou virales) sont recouverts d'anticorps. Le système du complément représente donc l'ultime barrière de notre système de défense connue à ce jour, bien qu'il soit non spécifique.

L'immunité spécifique (deuxième barrière)

Les micro-organismes qui ont vaincu les mécanismes de résistance de la première barrière de l'hôte font alors face à un mécanisme de résistance acquise. La réponse spécifique de l'immunité dépend des caractéristiques de l'agresseur. Elle peut être de trois natures : réactions humorales, réactions cellulaires ou réactions mixtes (un mélange des deux) le plus souvent.

Réactions humorales : quand les anticorps apparaissent dans la circulation à la suite d'agressions (antigènes) microbiennes à développement extra-cellulaire.

Assurées par les lymphocytes B, caractérisées par la production d'anticorps ou immunoglobulines (IgA, IgM, IgG, IgE, IgD). Certains macrophages et les lymphocytes T interviennent dans l'activation des lymphocytes B.

Réactions cellulaires : quand les anticorps sont dirigés vers le rejet du « non-soi cellulaire » : cellules parasitées par des virus, greffes venant d'un autre corps que le sien (allogreffe), cellules tumorales, allergies cutanées de type herbe à puce.

Assurées principalement par les lymphocytes T, bien que les cellules K (Killer), les cellules NK (Natural Killer) et certains macrophages puissent jouer ce rôle.

Réactions mixtes : si l'antigène (agresseur) est introduit dans le corps par voie sous-cutanée ou intramusculaire, il est transporté vers le ganglion lymphatique le plus près et la réponse est généralement mixte. Si l'introduction est intraveineuse, l'antigène est transporté à la rate et la réaction est essentiellement humorale.

Les lymphocytes sont à la base de l'immunité spécifique. Sans verser dans la complexité, nous préciserons davantage leurs rôles, ce qui nous permettra de mieux comprendre certaines maladies.

Les **lymphocytes T** sont soumis à une période de maturation dans le **t**hymus (« **T** » pour **T**hymus). Les lymphocytes T sont au centre de toutes les réponses immunitaires.

Le thymus est une petite glande située sous le sternum. Il est en fait le « général en chef » de nos défenses immunitaires. Il se développe très tôt au cours de la vie fœtale pour atteindre son maximum juste avant la puberté. Ensuite, il régresse progressivement sans jamais disparaître totalement. C'est le thymus qui, en cas de nécessité, c'est-à-dire d'agression bactérienne ou autre, mobilise nos lymphocytes et les incite à produire des anticorps spécifiques contre les bactéries, les virus, les agents cancérigènes, etc. L'enchaînement est simple : pas de thymus = pas de lymphocytes = pas d'anticorps = moins de défense contre les infections.

Il existe plusieurs types de lymphocytes :

Les **lymphocytes T – aidants** (T4) commencent leur processus de production quand l'interleukine 1 est libérée par un macrophage. À leur tour, les lymphocytes T – aidants produisent de l'interféron et une interleukine qui activent d'autres lymphocytes. Il semblerait que le virus HIV, dans le cas du SIDA, colonise les lymphocytes T4 et les empêche de remplir leur rôle d'activation des lymphocytes B. En conséquence, la réaction immunitaire acquise est insuffisante ou inexistante;

Les **lymphocytes T – tueurs** (Killer) reconnaissent et détruisent les cellules cancéreuses ou les cellules infectées par des virus;

Les **lymphocytes T – suppresseurs** (T8) assurent la régulation des lymphocytes B et des autres groupes de lymphocytes T. Ils permettent donc au corps de cesser la réaction immunitaire après que l'envahisseur ait été supprimé. Ils aident aussi à empêcher que le corps ne s'attaque lui-même (processus auto-immun);

Les **lymphocytes B** sont issus des cellules souches de la moelle osseuse (Bone-marrow). Lorsqu'il y a un agresseur, les macrophages reconnaissent l'antigène et le présentent aux lymphocytes T, lesquels (T4) stimulent les lymphocytes B. Après cette stimulation, les lymphocytes B se différencient soit en cellules mémoires afin de réagir rapidement à la prochaine attaque ou bien en plasmocytes sécréteurs d'anticorps. Ces derniers éliminent alors l'agresseur.

Il existe plusieurs sortes d'anticorps[1]ou **immunoglobulines** :

IgM : ces immunoglobulines sont surtout présentes dans le sang. Elles représentent environ 10 % de tous les Ig.

1. Anticorps : ce sont des substances (de nature protéique), synthétisées par des plasmocytes (lymphocyte B différencié) en réponse à un agresseur (antigène) particulier capable de se combiner **uniquement** avec lui pour le neutraliser. Les anticorps ou cellules mémoires induites par la maladie sont présents pour la vie entière tandis que les anticorps stimulés par la vaccination ont une durée limitée dans le temps (5, 10, 15 ans, on ne le sait pas précisément, d'où les rappels réguliers).

Ce sont donc les premiers anticorps à apparaître lors d'une maladie. Elles apparaissent dès le 3ᵉ jour et atteignent leur concentration maximale entre le 5ᵉ et le 6ᵉ jour. Elles disparaissent au bout de 10 jours. Leur présence dans le sang témoigne d'une infection récente. Elles apportent une immunité spécifique antibactérienne (forte) ou antivirale (faible). Ce sont les premières à atteindre rapidement une valeur équivalente à celle de l'adulte chez le nouveau-né. Ces anticorps ne traversent pas la barrière placentaire. De toutes les immunoglobulines, ce sont les IgM qui fixent le plus efficacement le système du complément.

IgG : ces immunoglobulines (anticorps) apparaissent plus rapidement lorsque le premier contact avec l'agresseur a déjà été fait (réponse secondaire). Ces immunoglobulines se développent en plus grand nombre lors des rappels vaccinaux. Elles représentent 70 à 80 % de toutes les immunoglobulines. Elles traversent la barrière placentaire. Grâce à leur présence, le bébé est immunisé contre les mêmes maladies que la mère, jusqu'à plusieurs mois après la naissance. Cette protection est prolongée si le bébé est allaité, car la mère continue de passer ses IgG par le lait maternel. Elles constituent donc la première ligne de défense du nouveau-né. Finalement, les IgG fixent et activent le système du complément. L'immunité induite par ces immunoglobulines est spécifiquement antivirale ou bactérienne.

IgA : ces immunoglobulines représentent environ 15 % des Ig sériques (dans le sang). Cette portion d'IgA n'équivaut en réalité qu'à 40 % des IgA totaux. L'autre 60 % est réparti dans les sécrétions et les liquides biologiques. Nous les retrouvons donc dans le colostrum[1] et le lait, les larmes, la salive, le mucus des voies respiratoires

1. Colostrum : liquide d'aspect jaunâtre produit par les glandes mammaires à la fin de la grossesse et sécrété au maximum avant la montée de lait. Le colostrum contient un potentiel de protection immunitaire inestimable pour le nouveau-né.

et digestives, le liquide séminal[1] et finalement dans les sécrétions vaginales. Ces anticorps participent à la première ligne de défense anti-infectieuse. Les IgA offrent un moyen de défense efficace contre les bactéries, mais plus encore contre les virus.

IgE : ces immunoglobulines ne forment environ que 0,004 % des Ig sériques. Elles n'interviennent pas dans la défense anti-infectieuse. Elles jouent un rôle dans les réactions allergiques immédiates, comme le choc anaphylactique[2], le rhume des foins, l'asthme ou l'urticaire.

IgD : elles représentent moins de 1 % de toutes les immunoglobulines. Encore aujourd'hui, leur rôle est hypothétique. Elles pourraient intervenir dans la différenciation des lymphocytes B. On croit qu'elles pourraient déclencher des réactions humorales. Nous les retrouvons à la surface de certains lymphocytes T.

Acquisition de la résistance immunitaire

Quand l'organisme réussit à se défendre contre l'agresseur, il développe un état réfractaire à la maladie. Il existe plusieurs moyens pour acquérir cette résistance. Quoi qu'il en soit, le degré de résistance est dépendant du **terrain** de l'individu. Plusieurs facteurs interviendront, comme l'âge, l'hérédité, l'état physiologique, l'alimentation, l'état d'âme, etc.

Nous développons donc notre immunité selon deux modes : naturel ou acquis.

Naturel : se dit de l'immunité innée que nous recevons par notre hérédité, notre race et notre espèce.

1. Liquide séminal : produit par les vésicules séminales chez l'homme. Ce liquide visqueux contribue à la formation du sperme.
2. Choc anaphylactique : hypersensibilité de l'organisme à une substance étrangère (antigène) avec réactions graves, telle qu'une chute de tension sévère accompagnée d'une constriction rapide des bronches et des bronchioles. Le traitement doit être rapide sinon l'issue risque d'être fatale.

Acquis : l'immunité acquise est spécifique à l'agent infectieux, elle s'acquiert au courant de la vie.

L'immunité **acquise** se distingue en deux grands groupes : immunité acquise activement et immunité acquise passivement. Ces grands groupes se scinderont à leur tour en deux sous-groupes.

Immunité acquise activement (I.a.a.) : le corps réagit lui-même pour créer ses propres anticorps.

a) I.a.a. *naturellement* : immunité contractée à la suite d'une infection naturelle. Elle protège généralement pour la vie (varicelle, rougeole, oreillons, etc.).

b) I.a.a. *artificiellement* : immunité produite par l'inoculation artificielle d'un micro-organisme ou du produit qu'il sécrète (vaccin). Cette immunité protège pour un temps variable selon les individus.

Immunité acquise passivement (I.a.p.) : le corps reçoit des anticorps déjà fonctionnels et non métabolisés par lui-même. Cette immunité est temporaire et ponctuelle.

a) I.a.p. *naturellement* : c'est essentiellement l'immunité transmise par la mère à son bébé lors de la grossesse (passage trans-placentaire) ou pendant l'allaitement.

b) I.a.p. *artificiellement* : c'est l'injection artificielle d'un sérum (contenant des immunoglobulines) provenant d'un sujet (humain ou animal) préalablement immunisé (sérothérapie). Cette protection est immédiate mais temporaire.

Depuis près de 50 ans, la médecine allopathique favorise la vaccination comme mode principal d'acquisition de l'immunité,

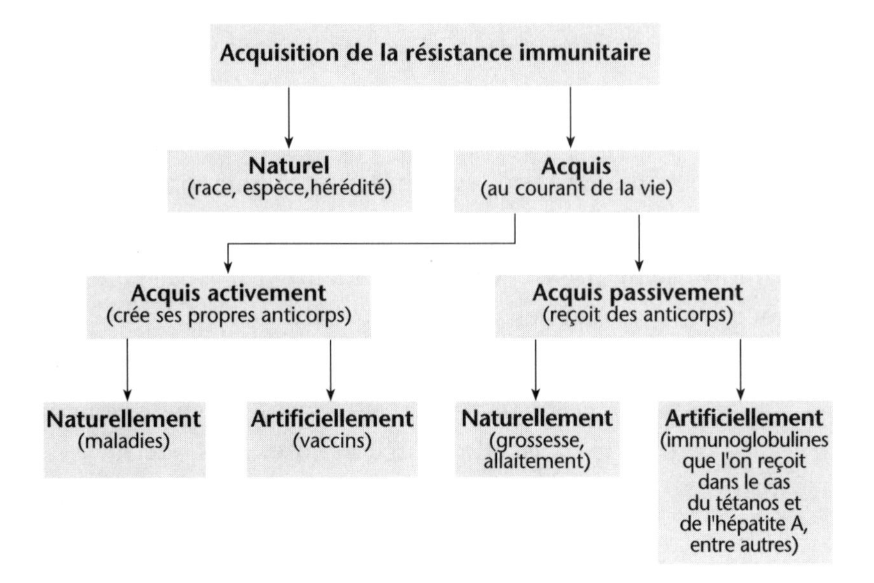

cette dernière étant acquise activement, mais de façon artificielle. Il semble que ce ne soit plus la mode ni de bon goût, de développer une immunité acquise naturellement. Nos enfants ne sont plus dans le bon contexte pour vivre leurs maladies, car peu d'enfants vivent à la maison avec leur mère. Les petites maladies dérangent. Elles doivent être évitées au maximum afin de ne pas perturber les horaires de travail des parents. Ce choix de vie n'est pas sans conséquence sur l'état de santé de nos enfants. La grande question est de savoir si nous faisons confiance au pouvoir d'autoguérison de notre corps? Et alors, a-t-il en sa possession tous les nutriments nécessaires à son bon fonctionnement?

Chapitre 2
Qu'est-ce que la maladie?

Qu'est-ce que la maladie? Selon la définition du *Petit Robert*, la maladie est une altération organique ou fonctionnelle considérée dans son évolution. Le dictionnaire médical Maloine va un peu plus loin en affirmant que la maladie est un « processus morbide[1] envisagé depuis sa cause initiale jusqu'à ses conséquences dernières ». Les maladies sont actuellement cataloguées, répertoriées. Pour la médecine allopathique, la maladie est localisée à un endroit précis, elle est identifiable. De là découlent les formes de traitements médicaux qui consistent essentiellement à enlever cette partie malade, soit par la chirurgie ou encore par une approche médicamenteuse qui fera taire le signal que le corps envoie.

Parce que nous ne considérons pas le corps dans son ensemble, nous ne guérissons que très rarement de nos maladies. Nous repoussons généralement à plus tard le processus morbide. Ce dernier réapparaît alors, plus tenace, plus profond et souvent plus sournois.

Parce que nous n'accordons pas d'importance aux émotions que vivent les malades ni aux tensions qu'ils subissent dans leurs contextes social et culturel, nous ignorons les éléments déclencheurs de leurs maladies. S'il n'est pas désamorcé, ce

1. Morbide : relatif à la maladie.

détonateur restera en place afin de déclencher d'autres désordres. C'est ainsi que le dossier médical s'épaissit de mois en mois, d'année en année.

Parce que nous nions l'existence même de notre Âme, parce que nous nous dissocions de la nature et de l'univers, parce que nous ne nous souvenons plus que notre vie a un sens qui va au-delà de notre vie actuelle, parce que nous oublions que nous nous sommes incarnés pour régler, pour guérir et pour pardonner certaines blessures, parce que nous limitons notre vie à la seule existence de notre corps physique, nous amputons notre Être de ce qu'il a de plus beau, de plus grand, et par le fait même, nous créons le chaos. Cette dysharmonie se reflète alors par des malaises tantôt psychologiques, tantôt physiques, et la ronde ne se termine jamais.

La clé d'une guérison véritable repose dans la compréhension profonde de la maladie que nous actualisons. Si nous nous efforcions de guérir notre Âme malade avant tout, si nous cultivions l'Unité en notre Être, alors notre corps refléterait, jour après jour, cette harmonie.

La maladie, le « mal-a-dit », vient plus souvent qu'autrement de l'intérieur (Âme) pour s'incruster à l'extérieur (corps).

Il semble que nous accordons bien peu d'estime aux êtres vivants et habités d'Amour que nous sommes, car nous nous plaisons à surcharger notre corps physique de poisons, tous plus subtils les uns que les autres. Ces erreurs comportementales auront comme conséquence de créer très rapidement la maladie.

En plus de négliger notre Être intérieur, nous bafouons notre corps physique. Il n'est alors pas étonnant que la maladie vienne handicaper des êtres de plus en plus jeunes. Le handicap n'est pas nécessairement physique. Il peut être une dépendance alimentaire ou médicamenteuse. Dépendre de son café, de sa cigarette, de son dessert ou de son lait, est un réel handicap. La dépendance médicamenteuse porte aussi un lourd tribut. Pensons aux pompes inhalatrices des asthmatiques, aux antidépresseurs, aux somnifères, aux anti-inflammatoires, aux extraits thyroïdiens, aux antibiotiques, aux analgésiques, etc. Dépendre d'un aliment ou d'un médicament pour vivre, c'est un handicap réel, bien qu'insidieux, qui vient saper notre autonomie et notre liberté.

En naturopathie, la maladie dans son expression physique n'est pas évaluée selon les mêmes critères qu'en médecine courante (ou allopathie). La maladie est une tentative de retour à l'équilibre. C'est la **résultante d'un épuisement de la force vitale et d'une surcharge organique**. Le naturopathe cherchera à isoler les causes afin de restaurer l'énergie vitale et amener une libération de la charge toxémique. Il évaluera l'application de chacun des facteurs naturels de santé dans la vie de son client, tout en estimant la qualité de fonctionnement des voies d'élimination (émonctoires) de l'organisme.

Le corps est une « machine » très complexe qui fonctionne selon des lois très précises. Le corps doit être entretenu et très bien nourri. Il doit bien éliminer ses déchets. Les déchets proviennent de la nourriture qu'il absorbe et de l'environnement, mais aussi de son propre métabolisme cellulaire. Découlant de ces observations, nous classerons la maladie selon deux catégories.

Maladies de carences : le corps manque de certains nutriments pour bien fonctionner (vitamines, minéraux, oligo-éléments, fibres, protéines, glucides, lipides, etc.). Nous nous retrouverons donc avec des problèmes d'anémie, de constipation, de rachitisme, de déminéralisation, etc.

Maladies de surcharge : le corps ne suffit plus à métaboliser tout ce qui entre, soit parce qu'il y en a trop ou encore parce que la composition du produit n'est pas compatible avec le vivant (pesticides, herbicides, colorants... tous les produits chimiques synthétisés par la main de l'homme). La surcharge peut survenir aussi d'un ralentissement des portes de sortie, des organes d'élimination (intestins, reins, peau, poumons, foie, muqueuses). Les déchets sont alors refoulés vers l'intérieur. Pensons au diabète, à l'obésité, à l'arthrite, aux maladies cardiovasculaires, aux cancers, etc.

La maladie se situe aussi dans le temps, car elle peut être de nature aiguë ou chronique.

Maladies aiguës : ces maladies se retrouvent surtout chez les enfants. Plus la force vitale est puissante, plus la réaction de l'organisme sera forte. Les maladies infectieuses comme la varicelle, la rougeole ou la scarlatine sont des maladies aiguës. De même que l'otite, l'amygdalite, la bronchite sont généralement des maladies aiguës. Ce sont des accidents de parcours. Parce que le corps est plus fatigué, parce que l'esprit est perturbé émotivement, parce que l'immunité est moins forte, une bactérie ou un virus traverse nos premières barrières immunitaires et nous amène à combattre plus sérieusement.

Maladies chroniques : ces dernières apparaissent avec le temps et la répétition. Elles sont habituellement le lot des adultes et des vieillards. Par contre, aujourd'hui, même de jeunes enfants évoluent rapidement vers la chronicité. Les otites, les amygdalites, les bronchites à répétition dénotent une diminution de la force vitale et amènent l'enfant sur le terrain de la chronicité. Le corps doit maintenant être bien assisté afin de faire marche arrière, afin de regagner la vitalité qu'il a perdue. Quant à l'adulte, il sera aux prises avec des rhumatismes, de l'arthrite, du diabète, des bronchites à répétition, des troubles digestifs persistants, de l'hypertension, etc.

La maladie peut aussi se classifier selon le niveau de l'atteinte. Elle peut être fonctionnelle ou lésionnelle.

Maladies fonctionnelles : ce sont des malaises qui indisposent. L'individu ressent du mal-être, mais les tests de laboratoire ou les examens physiques traditionnels ne démontrent rien. Les gens qui se promènent d'un médecin à l'autre, sans trouver de solution à leur mal, souffrent pour la plupart de troubles fonctionnels. C'est l'ajustement de la « machine » qui est défectueux et ce, pour de multiples raisons. C'est ici que peut intervenir la naturopathie avec d'excellents résultats. La guérison reposera sur la correction des carences et des excès, sur une meilleure application des facteurs naturels de santé, sur une bonne gestion du stress et des émotions.

Maladies organiques ou lésionnelles : ces maladies provoquent des malaises et des symptômes qui se reflètent dans les tests de laboratoire ou à l'examen physique. C'est un stade plus avancé de l'atteinte. Le naturopathe pourra encore intervenir efficacement dans certains cas moins avancés, en parallèle avec la médecine courante. C'est à ce stade qu'intervient souvent la chirurgie. Nous pouvons passer directement à ce niveau de maladie lorsqu'il y a un accident. La médecine, telle que nous la connaissons, prend alors toute son importance.

La promotion de la santé permet la prévention de la maladie.

L'adage populaire nous dit « mieux vaut prévenir que guérir ». Je préfère remonter plus haut et choisir d'emblée de **promouvoir la santé**. La promotion de la santé, c'est l'art d'encourager les gens à opter pour des comportements ou des habitudes saines pour leur mieux-être, avant même qu'il n'y ait un malaise.

Promouvoir la santé, c'est :

— S'assurer de l'intégrité de notre **peau**, en la respectant, en ne se savonnant pas à outrance, en choisissant un savon qui respecte le pH acide (entre 3,2 et 5,2) de notre peau, en désinfectant et en soignant nos blessures et nos écorchures, puis en la nourrissant de l'intérieur avant d'utiliser des crèmes.

— Respecter nos **muqueuses** en évitant la fumée, la pollution de l'air et la poussière pour nos poumons, en éliminant les rince-bouche commerciaux, les pâtes à dents « chimiques » et l'eau chlorée pour les muqueuses de notre tube digestif, en évitant aussi les excès d'épices, de sucre, de gras, de même que les irritants comme le café, le thé et l'alcool, pour nos muqueuses digestives.

— Fournir à notre corps tous les **nutriments essentiels** à son bon fonctionnement par une alimentation vivante et variée.

— Permettre à notre corps d'éliminer ses **déchets** en favorisant un bon transit intestinal, en buvant de l'eau pure pour faciliter le travail de nos reins, en suant à la suite d'exercices appropriés (ne pas boucher les pores de la peau avec des déodorants à base d'hydroxyde d'aluminium), en jeûnant à l'occasion.

— Donner à notre corps toute l'**oxygénation** nécessaire au fonctionnement optimal de son métabolisme par des respirations profondes, de l'exercice au quotidien ainsi que des bouffées d'air pur le plus souvent possible.

— S'accorder du **repos**, de la détente, tous les jours, afin que notre corps puisse travailler « l'Âme en paix ».

— Cultiver des **pensées harmonieuses**, car la pensée précède la matière. La qualité de la graine sera toujours un facteur déterminant de la qualité de la récolte.

— **Agir** dès aujourd'hui, lentement mais sûrement.

Chapitre 3
La vaccination, son origine, ses applications et ses incohérences

L'origine de la vaccination
Pasteur, un point tournant
Les applications de la vaccination
Les incohérences de la vaccination

La vaccination est une pratique généralisée et fort bien orchestrée depuis plus de 60 ans. Est-il possible ou acceptable d'oser mettre en doute cette mesure prophylactique[1]? Certains journalistes écrivent à l'occasion un entrefilet dans les journaux locaux en osant poser des questions plus que judicieuses[2]. Pour d'aucuns le dénie entourant les effets secondaires reliés à la vaccination s'inscrit dans le même alignement que le silence qui entoure les erreurs médicales... Nous pouvons le penser, mais qui osera le dire publiquement si ce n'est des biologistes, des chercheurs ou quelques médecins à la retraite, bien sûr!

Les médias sont omniprésents depuis plus de 50 ans pour le meilleur et pour le pire... Ils nous ont convaincus qu'il était relaxant de fumer, que nous pouvions manger des sucreries à

1. Prophylactique : qui prévient la maladie.
2. Quotidien Le Soleil, *Vaccins attention, tabou*, 01 décembre 2002. p.D-3.

profusion sans aucun problème, que le cola désaltérait, que les *hot dogs* et les *hamburgers* étaient des repas nutritifs et équilibrés lorsqu'ils sont combinés aux frites (patate = légume), à la laitue et aux tomates (légumes), garnis d'une tranche de fromage préparé (produits laitiers de synthèse)! Nous les croyons sans sourciller pendant que le cancer du poumon fait ses victimes, qu'une personne sur trois est obèse aux États-Unis, que l'hypoglycémie et le diabète font des ravages, que les états dépressifs et l'agressivité se généralisent!

Se pourrait-il que la publicité, voire la propagande, qui entoure la vaccination nous ait obnubilés à un point tel que nous la croyons parfaite et sans risque? Pose-t-on un choix éclairé sur l'acte vaccinal ou accepte-t-on ce rituel social les yeux fermés? Qu'en est-il des effets secondaires et des accidents vaccinaux, car ils existent bel et bien. Sont-ils répertoriés et considérés?

Je n'ai pas la prétention de traiter à fond ce sujet en un seul chapitre. Le but ici est de soulever suffisamment d'éléments contradictoires afin que vous osiez réévaluer cette pratique devenue trop anodine. Afin aussi que ce geste devienne conscient et qu'il reflète véritablement votre **position personnelle**. J'ai l'habitude de dire aux gens qui me consulte que la peur est mauvais juge. Que si les autorités désirent nous imposer un autre vaccin, comme c'est régulièrement le cas, qu'ils nous donnent des arguments intelligibles, qu'ils respectent notre intelligence et notre capacité de réflexion. Des arguments uniquement fondés sur la peur de la mort ou des complications sont un non-sens. Ce sont des faits dont nous avons besoin pour faire un choix éclairé. Quelles sont les informations véritables? Nombre de cas, modes de transmission réels, qui développe cette maladie, quelles sont les alternatives pour les soigner, qu'observons-nous dans les autres pays par rapport à cette maladie, quels sont les effets secondaires reliés à ce nouveau vaccin, etc.?

Il existe une quantité de publications très sérieuses sur le sujet. Vous retrouverez une bibliographie spécifique à la vaccination à la fin de cette partie. J'invite le lecteur à s'informer, à lire, à mieux écouter, à observer et à questionner. Jusqu'au XVe siècle, on croyait que la terre était plate. Galilée a été emprisonné pour ses croyances. Il affirmait que la terre était ronde! Le temps lui a donné raison. Se pourrait-il, qu'encore aujourd'hui, nos esprits soient enfermés dans des *a priori* et des dogmes qui, en fait, n'ont aucune raison d'être? Les Mendelsohn, Delarue, Quentin, Shär-Manzoli, Chèvrefils, Lanctôt, Berthoud, Bon de Brouwer, Wakefield… seraient-ils les « Galilée » de nos temps modernes?

Il est bon de nous rappeler que la « chasse aux sorcières » n'est pas terminée aujourd'hui. On traîne des médecins et des non-médecins en justice parce qu'ils ont osé penser et agir différemment. On les condamne, non pas en se basant sur le résultat de leurs soins (très positifs dans la plupart des cas), mais plutôt sur la pensée qui les anime et sur les traitements non conventionnels qu'ils ont osé appliquer pour le bien-être de leurs patients.

Pendant ce temps, des erreurs médicales, de la plus anodine à la plus grave, sont passées sous silence sans compensation pour les malades qui les ont subies. Voilà où nous en sommes encore en ce début de millénaire…

L'origine de la vaccination

L'histoire de la vaccination débuta il y a fort longtemps, soit il y a plus de deux siècles. C'était l'époque de la variole ou petite vérole. Cette maladie infectieuse était très répandue. Elle pouvait être bénigne ou mortelle. L'éruption cutanée boutonneuse était très caractéristique, elle laissait fréquemment des cicatrices sur le corps.

De part et d'autre, on voulait se protéger de cette terrible maladie. Il en découla deux interventions : certains médecins eurent l'idée d'inoculer des croûtes de cicatrisation de personnes ayant la variole, ce fut le début de la variolisation. Ils croyaient qu'en provoquant une forme bénigne de la variole, les malades seraient protégés contre la forme la plus grave. D'autres médecins, dont le médecin anglais Edward Jenner, prétendirent que les vachers qui contractaient la cow-pox, maladie dont les vaches étaient atteintes et qui provoquait des pustules comme la variole, étaient protégés de la variole. Ils décidèrent d'inoculer aux bien-portants du pus des pustules qu'ils prélevaient sur les vaches afin qu'ils développent eux aussi la même protection qui était conférée aux vachers. Nous sommes en 1796 (ou 1797 selon les sources). Cette prévention hypothétique se nomma **vaccination** (du latin vacca = vache). On affirmait déjà qu'une seule inoculation protégerait pour la vie entière!

Alors, volontairement, ils infectèrent adultes et enfants avec ce pus pour enrayer la maladie. Par contre, ils se rendirent vite à l'évidence qu'une seule inoculation était insuffisante, des rappels étant nécessaires. Le manque d'hygiène de l'époque rendait ces manipulations très dangereuses, car le pus était aussi infecté par la syphilis et bien d'autres microbes.

Les épidémies persistaient tant chez les vaccinés que les non vaccinés. Les décès étaient si nombreux après les inoculations que des médecins se regroupèrent pour faire cesser cette pratique. La première *Ligue des antivaccinateurs* était née, dès le début du XIXe siècle. Malgré cette opposition, la vaccination Jennérienne devint obligatoire quelques années plus tard dans la plupart des pays européens. Une seule inoculation était nécessaire chez les bébés, sauf en France où l'on imposa trois injections (1 an, 10 ans et 20 ans) et en Allemagne où l'on en imposa deux (bébé et 12 ans). La variole finit par disparaître de l'Europe au fur et à mesure qu'on installa **des réseaux d'égouts et d'aqueduc**, tout comme le choléra, qui faisait aussi rage à l'époque, et qui disparut sans qu'on utilise la vaccination.

En 1966, l'O.M.S.[1] lança une campagne mondiale de vaccination contre la variole, car elle sévissait toujours en Inde et en Afrique (où les conditions d'hygiène laissaient à désirer). Les rapports de l'O.M.S. de l'époque font état que la maladie touchait encore des populations vaccinées à 90 % et recevant un rappel aux six mois.

Le vaccin fut donné au Québec de 1919 à 1971. Ce n'est qu'en 1971 et 1972 que les ministres de la Santé des États-Unis et du Canada condamnèrent la vaccination antivariolique. Ils lui reprochèrent son inefficacité et, entre autres, de graves séquelles neurologiques ainsi que de multiples cas d'encéphalite post-vaccinale (Nous recevions ce vaccin avant notre entrée à l'école primaire, c'est celui qui nous a laissé une si jolie cicatrice sur la face externe de notre bras).

En 1978, l'O.M.S. déclara que la variole avait été complètement éradiquée de la planète. Le dernier cas connu remontait à 1977. À cette époque, l'O.M.S. avait fait savoir que les vaccinations de masse avaient échoué[2] et qu'il fallait au contraire interdire la vaccination antivariolique. Il avait été prouvé que la contamination par la variole pouvait s'étendre à des populations parfaitement vaccinées. La stratégie fut changée, la vaccination fut remplacée par la surveillance et la maîtrise du mal. Par contre, quelques années plus tard, les conclusions officielles furent changées et l'OMS a attribué à la vaccination le mérite d'avoir fait disparaître la variole. Nous savons que la population doit être vaccinée à un taux minimum de 90 % pour qu'il y ait vraiment une barrière vaccinale et ce, en permanence. L'OMS avait évalué à l'époque que le vaccin de la

1. O.M.S. : Organisation mondiale de la santé.
2. « Éradication de la variole. Rapport d'un groupe de scientifiques de l'O.M.S. »(*Rapport technique O.M.S.*, n° 393 ;1968). « Comité O.M.S. d'experts de l'éradication de la variole. Deuxième rapport »(*Rapport technique O.M.S.*, n° 493;1972). « L'Éradication mondiale de la variole. Rapport final de la commission mondiale pour la certification de l'éradication de la variole » (décembre 1979).

variole avait une validité de trois ans[1] seulement, ce qui imposait des rappels réguliers pour éradiquer la maladie par la vaccination. La couverture vaccinale optimal (90 %) n'a jamais été obtenue simultanément dans toute la population afin d'interrompre la libre circulation du virus.

Un à un, les pays retirèrent cette vaccination de leur programme régulier d'immunisation. Les derniers à le faire furent la France en 1982 et l'Allemagne en 1983. Il est bon de savoir que l'Académie de médecine française était la conseillère de ces politiques et qu'elle était propriétaire de l'Institut de la vaccine où l'on fabriquait le vaccin…

Malgré toutes ces irrégularités « scientifiques », la disparition de la variole est devenue, à tort, l'emblème de l'efficacité absolue des vaccinations, et a légitimé le concept discutable d'éradication d'une maladie[2]. D'où les multiples vaccinations avec l'espérance qu'une autre maladie disparaîtra du sol de notre planète. À quel prix?

Pasteur, un point tournant

En retournant dans le temps, nous découvrons que la vaccination reçut sa consécration officielle grâce à un non-médecin nommé Louis Pasteur. Ce dernier fut reçu, à l'âge de 23 ans, docteur ès Sciences en présentant des thèses de physique et de chimie. En 1857, il démontra la possibilité de détruire les ferments étrangers (bactéries) par le chauffage. La pasteurisation venait de naître. Pasteur se fit davantage connaître avec ses recherches sur le charbon[3]. En 1881, il prépara ses vaccins contre le charbon. L'expérimentation sur des animaux eut lieu en juillet de la même année à Pouilly-Le-Fort. Le succès fut spectaculaire, mais seul Pasteur détenait la recette secrète. Les tentatives de reproduire son vaccin selon les

1. *Vaccinations : le droit de choisir*, du Dr François Choffat, éditons Jouvence, 2002, p.72.
2. Michel Georget, *Vaccinations. Les vérités indésirables*, p. 190-195.
3. Charbon : maladie infectieuse commune à l'homme et aux animaux.

méthodes habituelles échouèrent. L'Italie, l'Allemagne, la Russie et l'Argentine essuyèrent un échec total en voulant reproduire le vaccin de Pasteur. Ce n'est que deux ans plus tard qu'on découvrit que Pasteur avait ajouté du bichromate de potassium à sa préparation vaccinale. Ce subterfuge fut noté dans les comptes-rendus de l'Académie des Sciences de 1885. L'analyse bioélectronique de ce produit nous révéla, par la suite, son potentiel acide et très oxydant. Le bichromate de potassium est opposé au milieu alcalin et réducteur dans lequel évoluent les bactéries. Nous reprendrons un peu plus loin la compréhension de la bioélectronique du professeur Louis-Claude Vincent en regard des vaccins. Ce qu'il faut retenir, c'est que seule l'action du bichromate de potassium a permis de protéger les animaux contre la fièvre charbonneuse en modifiant les coordonnées de leur terrain. Les vaccins qui avaient été conçus uniquement avec la bactérie charbonneuse ont décimé les troupeaux qui les avaient reçus...

Par la suite, en 1885, Pasteur mit au point son vaccin contre la rage. Il cultiva le virus de la rage sur le lapin, se servant de la moelle épinière pour fabriquer le vaccin. Il le mit à l'essai sur des chiens qui devinrent réfractaires à la rage (de quel type?). Il se servit du lapin, qui développe la **rage paralytique**, pour protéger les hommes et les chiens de la **rage furieuse des carnassiers**. Les résultats de ce traitement? En 1885, année antérieure à la commercialisation du vaccin, les statistiques déclarèrent 19 décès dus à la rage pour une population de 36 millions d'habitants. En 1886, les chiffres révélèrent 33 morts de la rage après le traitement de Pasteur et 17 morts sans traitement. En 1887, le nombre de morts connu après avoir reçu le vaccin de la rage s'éleva à 71...

La commercialisation du vaccin de la rage commença officiellement en 1888, après la création de l'Institut vaccinal contre la rage. L'Académie des sciences de Paris soutint ce projet après avoir entendu la communication du 26 octobre 1885 concernant la guérison spectaculaire du petit berger alsacien, Joseph

Meister. Ce dernier fut mordu à plusieurs reprises par un chien devenu enragé. On supposa que le chien avait la rage (aucune analyse n'a été faite) et on amena l'enfant chez Pasteur afin que celui-ci le traite. L'enfant reçut 13 inoculations en 10 jours de traitement. Il survécut sans avoir la rage. On en déduisit que le vaccin protégeait de la rage, même après la morsure de l'animal. Cette victoire consacra la notoriété de Pasteur. Ce que l'histoire officielle ne dit pas (le Dr Lutaud relata ces faits dans un volume aujourd'hui épuisé), c'est que ce jour-là, le propriétaire du chien, M. Vone, fut mordu par son chien de même que cinq autres personnes. Aucune d'elles ne contracta la rage, et ce, sans vaccin...

Pasteur mourut en 1895. Peu avant sa mort, il avouait au professeur Renon qui le veillait : « (Claude) Bernard avait raison, le microbe n'est rien, le terrain est tout. »

Les applications de la vaccination

Actuellement, tous les espoirs sont mis dans la vaccination. À chaque maladie, on croit pouvoir fabriquer un vaccin efficace pour la combattre. L'industrie du vaccin travaille actuellement sur la création de plusieurs vaccins dont un contre le sida, un autre contre le cancer du sein, des ovaires et du côlon, un contre les caries dentaires, un autre contre les otites, et la liste n'en finit plus. Le vaccin contre la varicelle est très bien commercialisé. Les pédiatres commencent à proposer ce vaccin même si la varicelle évolue positivement dans la majorité des cas. Ceci dans le but de « protéger » les enfants qui présentent aujourd'hui une déficience de leur immunité. Ils seraient de plus en plus nombreux à souffrir de ce mal! Le marché de la vaccination représente aujourd'hui un chiffre d'affaires de plus de 7 milliards de dollars canadiens. On estime qu'il devrait doubler d'ici 8 ans. Mais dans les faits, qu'en est-il?

Le vaccin est une culture microbienne ou une toxine à virulence atténuée que l'on inocule à un individu afin de l'immuniser contre une infection microbienne. Il en résulte une immunité active, acquise artificiellement.

L'administration du vaccin peut se faire par voie buccale, sous-cutanée, intradermique ou intramusculaire. L'injection d'un vaccin entraîne une production d'anticorps et de cellules mémoires qui activeront la réponse immunitaire au prochain contact avec le même type de microbes (antigène). Des rappels sont souvent nécessaires pour stimuler la réponse immunitaire. On effectue ces rappels rapprochés dans le jeune âge, car le bébé est en partie protégé par les anticorps de sa mère. Ultérieurement, on pourra répéter des doses, car le taux d'anticorps (la protection) tend à diminuer avec les années, contrairement à l'immunité acquise par la véritable maladie. Des recherches tendent actuellement à démontrer que le taux d'anticorps dans le sang n'est pas une garantie de protection contre la maladie. Des malades sont décédés même s'ils avaient un taux d'anticorps élevé tandis que d'autres ont survécu avec un faible taux d'anticorps...

Les vaccins ne sont pas tous préparés de la même façon. On les divise en cinq groupes :

1. Vaccins préparés à partir d'organismes vivants ou atténués

Poliomyélite (Sabin) 1963[1]- (Salk) 1957-
(origine virale)

Tuberculose (B.C.G.) 1949-1976
(origine bactérienne)

Rougeole (MMR ou RRO) 1970-
(origine virale)

Rubéole (MMR ou RRO) 1971-
(origine virale)

Oreillons (MMR ou RRO) 1976-
(origine virale)

1. Les dates font référence à l'année d'intégration des vaccins au Québec.

Fièvre jaune
(origine virale)

Typhoïde oral (Vivotif Berna)
(origine bactérienne)

Choléra oral
(origine bactérienne)

Varicelle (Varivax II, Varivax III, Varilrix) 1999-
(origine virale)

2) Vaccins préparés à partir d'organismes morts ou inactivés

Coqueluche 1946-
(origine bactérienne)

Poliomyélite (Salk) 1955-
(origine virale)

Antigrippaux (Influenza) 1975-
(origine virale)

Rage (VCDH) 1980-
(origine virale)

Peste
(origine bactérienne)

Typhoïde (Typhim VI)
(origine bactérienne)

Choléra
(origine bactérienne)

Hépatite A (HAVRIX et UAQTA) 1994-
(origine virale)

Encéphalite japonaise (JE-VaX)
(origine virale)

3) Vaccins à base de protéines purifiées

Tétanos 1949-
(toxine d'origine bactérienne)

Diphtérie 1931-
(toxine d'origine bactérienne)

Hépatite B (Engerix-B ou Recombivax-HB)
1983- pour certains groupes d'individus,
1994- pour les enfants de 4e année du primaire.
(origine virale)

4. Vaccins à base de polysaccharides

Méningocoque A et C (campagne massive de vaccination de 1993 et 2001)
(origine bactérienne)

Pneumocoque (Prevnar) 2001-
(origine bactérienne)

5. Vaccins conjugués (polysaccharides et protéines)

Haemophilus influenza type B 1988-,
dès l'âge de 2 mois 1992-
(origine bactérienne)

Méningocoque C 2001-
(origine bactérienne)

Vaccins polyvalents

Ils s'obtiennent en combinant dans un même vecteur plusieurs agents infectieux.

Pentavalent *(une injection)*	Diphtérie Coqueluche Tétanos Poliomyélite (Salk) Haemophilus influenza type B (ce dernier est ajouté aux 4 autres vaccins juste avant l'injection)
Trivalent *(une injection)*	Rougeole Rubéole Oreillons
Bivalent *(une injection)*	Diphtérie Tétanos

La majorité des vaccins sont donnés à l'intérieur d'un calendrier d'immunisation bien précis, selon les provinces, les États ou les pays. Chaque ministère de la Santé finalise son calendrier de vaccination selon ses croyances, tout en tenant compte des recommandations de l'Organisation mondiale de la santé (O.M.S.). Il s'ajoute régulièrement des vaccinations de masse, imprévues, selon les cycles de certaines maladies. Finalement, le voyageur international se fera aussi vacciner en fonction des pays où il séjournera. Sans trop nous en rendre compte, la vaccination est omniprésente dans nos vies. Par contre, nous ignorons toujours les conséquences réelles de cette surstimulation de notre système immunitaire.

Voici le calendrier actuel de l'immunisation au Québec.

Âge	Vaccins recommandés		Vaccins optionnels
2 mois	Pentavalent *(une injection)*	Diphtérie Coqueluche Tétanos Poliomyélite (Salk) Méningite HIB[1]	Prevnar[2] (pneumocoque)
4 mois *Rappel*	Pentavalent *(une injection)*	Diphtérie Coqueluche Tétanos Poliomyélite (Salk) Méningite HIB	Prevnar (pneumocoque)
6 mois *Rappel*	Pentavalent *(une injection)*	Diphtérie Coqueluche Tétanos Poliomyélite (Salk) Méningite HIB	Prevnar (pneumocoque)

1. Méningite HIB : Haemophilus influenza type B.
2. Si vous débutez le Prevnar après 7 mois, deux rappels seront nécessaires (à deux mois d'intervalle). Si vous débutez le Prevnar à 12 mois, un seul rappel sera nécessaire deux mois plus tard.

Âge	Vaccins recommandés		Vaccins optionnels
12 mois	Trivalent (RRO) *(une injection)*	Rougeole Rubéole Oreillons	Prevnar (pneumocoque) Varivax III ou Varilrix (varicelle)
	(une injection)	Méningocoque C	
18 mois *Rappel*	Pentavalent *(une injection)*	Diphtérie Coqueluche Tétanos Poliomyélite (Salk) Méningite HIB(1)	
Rappel exigé depuis 1996	Trivalent (RRO) *(une injection)*	Rougeole Rubéole Oreillons	
4 à 6 ans *Dernier rappel*	Quadravalent *(une injection)*	Diphtérie Coqueluche Tétanos Poliomyélite (Salk)	
9 à 10 ans *4e année du primaire* *1 mois plus tard : rappel* *6 mois plus tard : autre rappel*		Hépatite B *(une injection)*	
14 à 16 ans *3e année du secondaire* *À répéter tous les 10 ans de votre vie*	Bivalent *(une injection)*	Diphtérie Tétanos	

Votre enfant reçoit donc, de sa naissance à 14 ans, 34 **vaccins-doses** en 12 injections pour 10 maladies différentes! À cela s'ajoutent les vaccins optionnels... Si vous les choisissez tous, vous aurez un total de 39 vaccins-doses en 17 injections pour 12 maladies différentes! Et vous aurez tout le loisir d'ajouter les vaccins internationaux comme la fièvre jaune, l'hépatite A, la typhoïde, le BCG (tuberculose), le choléra et la méningite à méningocoque, selon les pays où vous désirez vous rendre. Les travailleurs œuvrant dans le domaine de la santé (médecin, infirmière, dentiste, hygiéniste dentaire) reçoivent aussi une mise à jour de tous les vaccins pendant leur formation.

« La Société canadienne de pédiatrie, le Comité consultatif national de l'immunisation et tous les ministères de la Santé provinciaux recommandent **avec insistance** l'immunisation systématique[1]. »

Ces associations la recommandent avec insistance, mais la vaccination demeurera toujours un geste libre malgré les contraintes et les lois imposées dans plusieurs pays. On ne peut pas exiger d'une personne d'accepter qu'on lui injecte, directement dans le sang, différentes toxines dans le but de la protéger contre des maladies hypothétiques. On ne pourra jamais prévoir si l'individu devra combattre réellement telle maladie. La vaccination demeure une assurance temporaire vers un avenir inconnu. Quoi qu'il en soit, la vaccination est libre au Québec depuis le 21 mai 1972. Elle avait été obligatoire depuis 1901. Bien qu'il y ait des lois pour l'obligation vaccinale ou des pressions incitatives, nous pourrons toujours faire appel à la Charte des droits de l'homme de l'Organisation mondiale de la santé (O.M.S.). Cette charte prévoit trois possibilités d'exemptions :

1re décision médicale (allergies sévères, maladies auto-immunes);

2e opinion religieuse;

3e raisons personnelles.

1. Extrait du dépliant *Faites vacciner votre enfant*, de la Société canadienne de pédiatrie.

Là où les lois « l'exigent », si l'individu ne reçoit pas de vaccins par choix personnel, il pourra se faire interdire l'entrée dans les garderies et les écoles publiques. On ne peut forcer l'individu à se faire vacciner, mais on peut lui rendre la vie difficile en lui coupant l'accès aux services publics. Ces contraintes amènent les parents et les regroupements anti-vaccinaux à créer des services privés parallèles (garderies, écoles).

Lorsqu'on fait le choix volontaire et en toute connaissance de cause (et non par pression) de faire vacciner notre enfant, il est primordial de noter le jour, l'heure de la vaccination, la personne qui a injecté le vaccin, quel était le numéro de lot du vaccin, advenant l'apparition de complications. De plus, selon la vision naturopathique, on ne doit jamais vacciner un enfant malade (rhume, nez embarrassé, fièvre...) ou sous antibiothérapie. Dans ces conditions, il est préférable de décaler les vaccins (votre enfant est déjà occupé à se déffendre) sans que cela n'interfère dans ladite protection.

Par contre, la vision médicale est tout autre. Selon le Protocole d'immunisation du Québec (PIQ), **ne sont pas des contre-indications** à l'immunisation, les éléments suivants :

1. Les réactions suivantes à la suite d'une dose antérieure de DCT : douleur, rougeur ou gonflement à proximité du site d'injection, fièvre, pleurs incessants et cris aigus.

2. Une infection bénigne comme le rhume ou une diarrhée bénigne chez un individu par ailleurs en bonne santé.

3. La prise d'antibiotiques ou une maladie en phase de convalescence.

4. La prématurité. L'enfant né prématurément suivra le calendrier régulier et la posologie régulière. La réponse immunitaire varie en fonction de l'âge après la naissance et non de l'âge gestationnel.

5. La grossesse chez la mère du sujet (enfant vacciné) ou chez tout autre contact (personne que l'enfant côtoie).

6. Le sujet récemment en contact avec une maladie infectieuse.

7. L'allaitement. Le seul virus vaccinal qui a été isolé du lait maternel est celui de la rubéole. Cependant, il n'y a pas de preuve que son excrétion dans le lait constitue un risque pour la santé du nourrisson.

8. Une histoire d'allergie non spécifique chez le sujet ou une histoire d'allergie dans la famille.

9. Une histoire d'allergie aux antibiotiques contenus dans le produit biologique, sauf s'il s'agit d'une allergie de type anaphylactique.

10. Une histoire d'allergie au poulet ou aux plumes de poulet (des vaccins sont fabriqués à partir d'embryons de poulet).

11. Une histoire familiale de convulsions dans le contexte d'une vaccination avec DCT ou contre la rougeole.

12. Une histoire familiale de mort subite du nourrisson dans le contexte d'une vaccination avec DCT.

13. Une histoire familiale de réactions défavorables à la vaccination sans relation avec une immunosuppression.

14. L'administration concomitante d'injections de désensibilisation (contre les allergies).

15. L'administration du Sabin en présence de diarrhée ou candidose buccale (muguet) traitée ou non (vaccin vivant qui doit s'activer dans l'intestin).

16. L'administration d'un vaccin inactivé chez les personnes atteintes d'immunosuppression.

17. Rien n'indique ni ne justifie actuellement qu'il faille retarder la vaccination chez les personnes atteintes de sclérose

en plaques ou de toute autre maladie auto-immune, lorsque l'indication est présente.

Il est évident que pour les autorités en place, les vaccins semblent indiqués pour tout le monde, en tout temps... Nous laissons le soin au lecteur d'amorcer sa réflexion.

Bien qu'il existe des formulaires à remplir pour les accidents vaccinaux, très peu de médecins les remplissent, et lorsqu'ils le font, ils aboutissent encore trop souvent dans le fond d'un tiroir. Mis à part la non-fiabilité de la paperasse, la grande difficulté réside dans l'interprétation des effets secondaires reliés à la vaccination. À moins que votre enfant ne convulse dans le bureau du médecin peu après l'injection, il est peu probable que vos observations soient considérées. Même lorsque les enfants réagissent fortement en soirée ou dans les jours qui suivent, les autorités en place ne remettent que très rarement en question l'acte vaccinal. Les effets secondaires reliés à la vaccination n'étant pas toujours spectaculaires, on ne tiendra pas compte des « petites réactions cumulatives », comme l'eczéma, l'asthme, les allergies, les toux chroniques, la fatigue, les rhumes à répétition, les bronchiolites, etc. Ces problèmes sont anodins pour la médecine, mais non pour les parents et l'enfant qui les subissent...

Les incohérences de la vaccination

Voyons d'abord ce qu'on nous dit à propos des vaccins dans un livre, en faveur de la vaccination, portant sur le système immunitaire.

> « En général, un vaccin devrait conférer une **protection durable, sinon définitive**. Il devrait être **efficace à faible dose**, facile d'administration et **stable pour conserver son activité**. Il devrait enfin être **dépourvu d'effets défavorables pour le vacciné**. On ne doit pas oublier que **l'efficacité d'un vaccin dépend aussi** d'un certain nombre de

> facteurs relevant du **sujet vacciné, de la qualité du vaccin et de son mode d'injection. L'efficacité de la vaccination dépend notamment de l'âge, de l'état physiologique et de la capacité de l'individu à fournir une réaction immunitaire.** C'est pourquoi on dit d'abord **qu'elle dépend du sujet vacciné**[1]. »

Le vaccin répond-il à cette description? Reprenons les affirmations une à une.

« Le vaccin devrait conférer une protection durable, sinon définitive. »

Aucun vaccin ne développe une immunité définitive. Le vaccin seul est insuffisant. On impose presque toujours des rappels afin de s'assurer d'une certaine réponse immunitaire. On ne prend jamais la peine de doser vos anticorps avant le rappel. Par exemple, le rappel de la rougeole, en 1996, voulait rejoindre les **10 %**[2] de vaccinés qui n'auraient pas développé suffisamment d'anticorps à la suite de l'injection reçue à 12 mois. On a donc vacciné 90 % des enfants sans raison puisque, selon les statistiques, ils étaient protégés. On a aussi dépensé 90 % de la somme totale sans raison valable. Même chose pour l'ajout, dans le calendrier vaccinal, d'un rappel du RRO (Trivalent) à 18 mois.

On nous affirme, cette fois-ci dans les documents officiels, que **95 %**[3] des enfants sont protégés dès le premier vaccin contre la rougeole, 90 % contre les oreillons et 98 % contre la rubéole. On applique donc un deuxième rappel systématique pour 5 % de la population enfantine, selon leurs dires, mais il en coûte 100 % au Trésor public! Comment peut-il y avoir

1. Extrait du volume *Agression et défense du corps humain*, p. 396-397.
2. Ce sont les chiffres publiés par la Direction générale de la santé publique dans le dépliant officiel *Adieu la rougeole*.
3. Ces données sont publiées par la Société canadienne de pédiatrie dans le dépliant *Faites vacciner votre enfant*.

des épidémies lorsque 95 % des enfants sont vaccinés? C'est impossible statistiquement, et pourtant, la réalité est tout autre. Si le vaccin était si efficace, ce ne serait pas les 5 % de non-immunisés qui contamineraient les autres puisqu'ils sont (théoriquement) protégés.

La science médicale nous affirme que la présence d'anticorps dans le sang égale protection immunitaire. Or, plusieurs études démentent cette affirmation. Voici ce que nous révèle Simone Delarue dans le volume *Mythe et réalité*. « Des décès par tétanos ont été rapportés chez des malades présentant un taux élevé d'anticorps[1]». Une épidémie de rougeole toucha 47 enfants à Sett City, Kansas (États-Unis); 89 % des enfants malades possédaient des anticorps, 15 de ces enfants étaient vaccinés. Le 31 janvier 1987, au congrès de Niamy consacré au Programme élargi des vaccinations (P.E.V.) pour le tiers-monde, le Dr Jacques Drucker constate amèrement : « On n'avait encore jamais pu observer de manière aussi nette un tel décalage entre la protection sérologique (anticorps) qu'on croyait assurée et la réalité clinique. » Merklen et Berthaux avaient déjà publié dans « Heures de France », en 1967, ces observations : « ***On peut observer, dans l'organisme infecté, des germes et leur action pathogène malgré un taux élevé d'anticorps. Alors qu'une infection naturelle peut établir l'immunité avec un taux faible d'anticorps, l'introduction artificielle de l'antigène bactérien correspondant peut faire apparaître un taux élevé d'anticorps sans que s'établisse l'immunité...*** »

Les spécialistes de l'immunité, qu'on nomme immunologistes, ne sont pas tous d'accord sur l'importance et le rôle des anticorps dans l'organisme. Certains adhèrent à l'idée que les anticorps ne sont que les témoins d'une agression, que leurs fonctions s'apparenteraient plutôt à un rôle de nettoyage des

1. Selon les études publiées par Pasetchnik, 1983; Janont et coll., 1984; Veronesi et coll., 1981.

antigènes circulants. Ces spécialistes s'entendent cependant sur un point : le rôle des anticorps est mal connu!

« Il devrait être efficace à faible dose. »
Pourrait-on nous préciser le sens de faible dose? Quatre injections de Pentavalent, de 0 à 18 mois, est-ce une faible dose? Trois injections du vaccin de l'hépatite B en six mois, est-ce une faible dose? Comment se fait-il que l'on doive marteler le corps avec ces injections pour qu'il comprenne le message alors que la maladie développe une immunité pour la vie? On ne tient pas compte de l'histoire médicale de l'enfant, à moins qu'elle ne soit très lourde (cancer, maladies auto-immunes, etc.), ni de son poids. C'est la même dose pour tous.

« Stable pour conserver son activité. »
Comme consommateur, nous n'avons aucune idée de ce qui peut entrer dans la composition d'un vaccin et encore moins de savoir s'il a été bien fabriqué et conservé. Dans ce domaine, nous offrons une confiance **aveugle** à une infirmière ou à un médecin qui, auparavant, a voué une confiance **aveugle** au représentant de la compagnie qui, lui, pour vendre son produit a fait de même envers ses patrons. Le patron connaît ce que son équipe de chercheurs fabrique, il le commande. Le patron possède une industrie privée à but lucratif. Pourtant, c'est lui qui recommande les vaccins qui devraient être administrés. Ah bon!

Nous n'avons d'autres choix que de regarder l'histoire pour évaluer cette affirmation, à savoir si les vaccins sont stables.

En 1960, deux chercheurs américains, Sweet et Hilleman, ont découvert la présence du virus simien SV40 dans les cultures de cellules rénales de singes rhésus utilisées pour la fabrication du vaccin antipolio à virus vivants. En 1981, des chercheurs allemands de Heidelberg retrouvèrent le SV40 dans 25 % des tumeurs cérébrales humaines. Dès 1967 il était reconnu que le SV40 avait la capacité de déclencher le cancer. L'épuration du vaccin avec le formaldéhyde (reconnu cancérigène) ne tue pas le SV40. Plus de cinquante variétés de virus simiens (SV), inoffensifs pour les primates, ont été découverts dans les cultures de reins de singes. Mais nous savons actuellement que ce qui est inoffensif pour une espèce peut déclencher des maladies graves lorsque ces virus sont introduits dans une autre espèce. On ne peut éliminer d'une culture ce qu'on ne connaît pas. Il existe encore aujourd'hui des virus et des rétrovirus dont on ignore complètement l'existence!

Le Dr Louis Bon de Brouwer[1] affirme que « les vaccins inoculés à des humains possèdent la capacité non seulement de se recombiner entre eux, mais également de se recombiner avec des virus ou des rétrovirus spécifiques de l'espèce humaine demeurés « muets » jusque là, par suite d'une adaptation réciproque du virus et de l'organisme. »

Une expérience, dans ce sens, a été menée en 1986 par deux chercheurs du département de microbiologie et d'immunologie de l'Université de Los Angeles. Ils ont conclu que deux virus **non virulents** d'herpès simplex injectés **ensemble** dans un organisme vivant se recombinent pour engendrer des combinaisons mortelles. Les souris qui ont reçu la même souche de virus d'herpès simplex survécurent, même si la dose était 100 fois plus forte. Lorsqu'ils ont combiné les deux virus inoffensifs dans une même injection, 62 % des souris sont mortes. C'était la première fois que la preuve était faite que, lors d'une inoculation à un animal de deux virus **non virulents**, ceux-ci peuvent interagir de façon à produire une maladie.

Alors, comment les autorités peuvent-elles nous affirmer, entre autres, que le Pentavalent ou le Trivalent est stable lorsqu'il combine non pas des virus inoffensifs, mais bien des virus très virulents! Il n'y a pas **2 souches** dans le vaccin, mais bien **5 souches** pour le Pentavalent et **3 souches** pour le Trivalent. À l'âge de 18 mois, votre enfant aura reçu **8 vaccins**

1. Lire le volume : *Sida, le vertige*.

(donc virus différents) en même temps! Comment peut-on prévoir les réactions à court terme et à long terme d'un organisme vivant devant cet assaut?

Le docteur en Sciences, Daniel Andler, affirma en octobre 1979 que « le procédé qui consiste à mutiler les virus, à les rendre incapables de se répliquer, entraîne deux complications :

— La première est que ces modifications peuvent sensiblement renforcer le caractère pathogène du virus.

— La seconde est que les virus se portent volontiers au secours d'un des leurs et lui fournissent parfois de quoi se refaire une santé »...

C'était un bref aperçu du potentiel de stabilité des vaccins.

« Le vaccin devrait être dépourvu d'effets défavorables pour le vacciné. »

Auparavant on nous affirmait sans hésitation, qu'il n'y avait aucun effet secondaire pour le vacciné. La réalité étant différente et les gens un peu plus attentifs, on prend garde maintenant de nous décrire les effets secondaires possibles à court terme. On ajoute qu'il est très rare de ressentir des effets secondaires ou encore que les avantages du vaccin dépassent de beaucoup les risques qu'il présente. **La grande difficulté réside dans l'observation et l'acceptation de l'existence possible d'effets secondaires**. Nous allons constater que les modes de réactions sont subtils, étalés dans le temps et différents d'une personne à une autre.

En **1995**, le laboratoire Pasteur-Mérieux a adressé une lettre aux médecins français au sujet du vaccin de l'hépatite B dans laquelle on pouvait lire qu' « aucune réaction d'intolérance grave n'a été rapportée ». Or, quelques semaines auparavant, la Commission nationale de pharmacovigilance française émettait le rapport suivant « entre 1981 et 1994, il a été recensé 241 accidents neurologiques à la suite de la vaccination contre l'hépatite B. On y observait des paralysies faciales, d'autres types de paralysies (polyradiculonévrites) plus ou moins sévères, des troubles de la sensibilité, des syndromes méningés et des cas de sclérose en plaques[1]»... En plus de ces accidents sévères, les vaccinés signalèrent aussi l'apparition de crises de foie, de nausées récidivantes, de vertiges, de troubles de la vision, de crises d'eczéma, d'urticaire, de fatigue générale pendant des mois, etc.

On nous fait croire que la vaccination a fait disparaître les maladies pour lesquelles elle a été conçue, mais en réalité, bien des études[2] prouvent que la vaccination ne fait que modifier l'aspect des maladies. On a observé, depuis l'introduction du vaccin de la polio (appelée aussi paralysie infantile), l'apparition des syndromes paralytiques chinois, des syndromes de Guillain-Barré, des scléroses en plaques (SEP) et toutes sortes de maladies démyélinisantes comme la sclérose latérale amyotrophique qui est aussi fréquente que la sclérose en plaques.

De plus, on prétend que la poliomyélite a disparu grâce à la vaccination. Cependant, depuis 1957, l'O.M.S. ne recense, dans les statistiques, que les formes paralytiques de la polio, alors qu'avant la vaccination, toutes les formes de poliomyélite étaient considérées. Cette astuce en faveur de la vaccination a été dévoilée, entre autres, par le professeur Greenberg de l'Université de North Carolina, États-Unis. Avant 1955, les tests de laboratoire n'étaient pas nécessaires pour porter un diagnostic de poliomyélite, ni la persistance de la paralysie. Un malade était considéré comme atteint de polio s'il avait été examiné une fois et s'il avait encore des symptômes classiques 24 heures après. Depuis l'apparition du vaccin, tous les cas dont les paralysies ont duré plus de 24 heures, mais moins

1. Ces faits sont relatés dans le journal *L'impatient* hors série de juin 1996, n° 11.
2. Des études dans ce sens ont été notamment publiées dans *Le Lancet*, du 8 octobre 1994, et dans *Le Panorama du médecin*, en octobre 1995.

de 60 jours, ne sont plus inclus dans les statistiques de la polio!

Un des nombreux reproches que l'on peut porter à la vaccination, et vous serez à même de le constater, c'est la détérioration du terrain de nos enfants, ce qui favorise les allergies. Questionnez vos grands-parents et vous constaterez que très peu de gens, dans leur jeunesse, étaient allergiques à des aliments ou des animaux. Aujourd'hui, c'est devenu un fléau. Une multitude d'enfants développent des allergies, et ce, de plus en plus jeunes. Les allergies sont une réponse exagérée du système immunitaire face à un antigène. Il ne sait plus réagir adéquatement. On annonçait récemment que des chercheurs anglais reliaient le développement de l'asthme aux abus de la vaccination. Depuis 20 ans, aux États-Unis, le nombre d'enfants asthmatiques a augmenté de 50 %!

Comment se fait-il qu'il y ait tant d'enfants hyperactifs, avec ou sans déficit de l'attention? Beaucoup de questions demeurent encore sans réponse aujourd'hui. Cherchons-nous la cause au bon endroit?

Des documents et des livres entiers sont consacrés aux méfaits de la vaccination. Nous vous invitons à les consulter. Ces faits sont-il biaisés par des intérêts quelconques? Nous n'en voyons aucun, si ce n'est le souci de la vérité. Plusieurs auteurs de ces documents ont dû publier personnellement leurs travaux parce que leurs conclusions dérangeaient les autorités en place. Plusieurs de ces médecins et chercheurs ont perdu leur emploi parce qu'ils ont osé dire la vérité. Les intérêts dans cet immense dossier sont menés par la soif du pouvoir et de l'argent. Et qui, selon vous, récolte pouvoir et argent de la vaccination? Les gouvernements? Non, du moins pas directement, parce qu'ils paient la note avec notre argent. Ce sont les multinationales, fabricants de vaccins, qui récoltent actuellement 7 milliards de dollars l'an! On comprend facilement les raisons qui les poussent à se payer des lobbies auprès de nos dirigeants.

« L'efficacité de la vaccination dépend aussi de la qualité du vaccin. »

En tant que consommateurs, nous ignorons tout de la qualité du vaccin qu'on inocule à notre enfant. Nous ne vérifions jamais les dates de péremption et nous ignorons si le mode de conservation a été approprié. La plupart des vaccins doivent être conservés au froid, à une température maintenue constante entre 2° C et 8° C. Si la chaîne de froid est interrompue, la qualité du vaccin sera altérée. Dans les pays industrialisés, donc fort bien équipés, il est facile de penser que ces règles sont observées, à moins de rares exceptions. Mais qu'en est-il des pays pauvres où la vaccination est sous la responsabilité d'un membre de la communauté, où le matériel fourni est très rudimentaire? Il est impossible de bien vérifier la qualité du mode de conservation des vaccins dans ces pays. Comment savoir si le vaccin est altéré? L'observation à l'œil nu est-elle suffisante quand on est conscient de tout ce qui se joue au niveau microscopique? Des milliers de personnes se font vacciner dans la complète ignorance, chaque jour, dans les pays en voie de développement.

« L'efficacité du vaccin dépend de son mode (et de son lieu) d'injection. »

Les vaccins peuvent être administrés de quatre façons différentes. Le mode d'injection qui nous est le plus familier est la voie **sous-cutanée**. On injecte la solution à un angle de 45° ou 90° dans le bras au niveau du deltoïde ou dans la région externe de la cuisse. L'absorption sera lente. On utilise aussi l'injection **intradermique** lorsque la quantité de liquide à administrer est minime (0,01ml à 0,1 ml). Avec un angle de 15°, on injecte le vaccin sous la peau. L'absorption sera lente et localisée. Le BCG est administré selon ce mode.

L'**injection intra musculaire** permet une absorption rapide du produit biologique injecté. On atteint le muscle en procédant avec une aiguille plus longue, à un angle de 90°. Ce mode d'injection est utilisé pour administrer les immunoglobulines (sérothérapie = immunité passive) ainsi que pour administrer les vaccins chez les jeunes enfants (la cuisse sera alors utilisée). Le dernier mode d'administration, qui n'est plus utilisé maintenant, est la **voie buccale**. Le vaccin Sabin était donné de cette façon.

Dans le protocole d'immunisation du Québec, on ne conseille pas de faire deux injections dans la même région corporelle, et ce, quel que soit le mode d'injection. On veut ainsi éviter que les effets secondaires locaux (chaleur, rougeur, enflure) ne s'additionnent, et aussi éviter « la possibilité que les vaccins puissent se diffuser dans les tissus conjonctifs environnants et **interagissent** »!? Interagir à quel niveau? Localement ou de façon systémique? Tôt ou tard, le vaccin atteindra la circulation sanguine puisque c'est le but visé. Qu'on injecte dans un bras ou dans l'autre, la circulation sanguine fait le tour complet de l'organisme en plus ou moins une minute. Tôt ou tard, les vaccins seront en contact les uns avec les autres, bien avant la formation des anticorps. Rappelons-nous qu'à 18 mois, l'enfant reçoit le Pentavalent sur un bras (5 vaccins en une injection) et le Trivalent sur la cuisse (3 vaccins en une injection), à moins d'une minute d'intervalle... Les vaccinalistes peuvent-ils prévoir tous les aléas d'une synergie **inévitable** entre ces liquides biologiques (vaccins) et le milieu vivant (in vivo) du corps **humain**? Nous savons que les expérimentations sont faites sur les animaux, et qu'il est faux de croire qu'ils réagissent vraiment comme nous. Chaque espèce vit en harmonie avec ses virus et ses bactéries. C'est un fragile écosystème qui peut se dérégler si on vient jouer directement dans cet équilibre comme on le fait si bien avec la vaccination.

Très peu d'études ont été faites pour évaluer le pourcentage d'efficacité de tel mode ou tel site d'injection en comparaison de chaque vaccin administré.

En 1985, Oradell publie dans Diagnosis (USA) que « le vaccin de l'Hépatite B produit une réponse plus élevée d'anticorps lorsqu'il est injecté dans le bras (88 %) plutôt que dans la fesse (73 %). » Il affirme que « le lieu d'injection du vaccin contre l'Hépatite B joue un rôle déterminant dans la production d'anticorps. » A-t-on découvert le meilleur site d'injection de chacun des vaccins selon des études précises? Aucune recommandation en ce sens n'apparaît dans le Protocole d'immunisation du Québec... La seule façon de le savoir serait de faire l'expérimentation sur les humains avant la commercialisation du produit.

« L'efficacité de la vaccination dépend notamment, de l'âge, de l'état physiologique et de la capacité de l'individu à fournir une réaction immunitaire. C'est pourquoi on dit d'abord qu'elle dépend du sujet vacciné. »

Nous pourrions répéter la même affirmation pour l'issue d'une maladie. Dépendamment de l'âge, de l'état physiologique et de la capacité de l'individu à fournir une réaction immunitaire, la guérison se fera rapidement ou non, avec ou sans séquelle. En naturopathie, nous disons qu'elle dépend du terrain de l'individu.

Finalement, il est très clair que jamais personne ne pourra garantir l'effet d'un vaccin sur le corps parce que chaque personne est unique. En fait, les autorités et nous-mêmes ignorons complètement les effets réels de toutes ces substances injectées directement dans l'organisme humain en passant outre son système de défense naturelle. Dans la vie de tous les jours, le microbe, quel qu'il soit, imprègne chacune des étapes de la défense immunitaire avant de faire agir la deuxième barrière avec la formation des anticorps. Le vaccin passe outre toutes les barrières naturelles. Il entre dans le quartier général de l'organisme sans aucun avertissement préalable. Est-ce un procédé honnête et sans conséquence?

Lors des campagnes de masse qui ont lieu dans les écoles, avez-vous remarqué que les critères pour appliquer la vaccination sont plus larges? Habituellement, on ne vaccine pas un enfant qui a la grippe ou qui fait de la fièvre. Ce sont les règles qui prévalent dans les cabinets privés et au C.L.S.C.[1]. Par contre, lorsqu'on se retrouve aux prises avec une vaccination de masse, à une date précise, ces critères n'ont plus lieu d'être. Les enfants sont vaccinés même s'ils ont un rhume ou la grippe. On ne tient pas compte de leur état général, à moins qu'ils ne soient vraiment mal en point. On ne leur demande pas s'ils sont sur antibiothérapie ou encore s'ils relèvent d'une « gastro ». La vaccination dans les écoles est stratégique. On s'assure d'aller chercher la majorité sans difficulté, car bien peu de gens sauront résister à la pression du milieu. Le langage de la peur, qu'entretiennent les autorités, a le ferment nécessaire pour se développer dans l'ignorance de la masse. Et les enfants non vaccinés deviennent alors des menaces aux dires des vaccinalistes. Ce qui est faux, car si 95 % des enfants sont vaccinés, il n'y en aurait que 5 % qui pourraient développer la maladie. Les épidémies persistent parce que la maladie atteint même les vaccinés. C'est une absurdité de vouloir éradiquer un virus ou une bactérie de la planète. Pour chaque virus disparu, des mutants voient le jour. D'un point de vue biologique, un monde sans maladie infectieuse est une utopie. Cela signifierait des êtres complètement aseptisés et maîtrisant tous les microbes, ce qui dépasse tous les rêves de la fiction.

Nous ferons-nous vacciner pour chaque adversaire qui sera découvert[2]? Oui, les maladies ont des cycles naturels. Oui,

1. Centre local de services communautaires.

2. L'avènement de la résistance aux antibiotiques est réél et pris au sérieux par la communauté scientifique. La solution envisagée par l'industrie de la bio-technologie est l'élaboration de nouveaux vaccins (ex. : *Prevnar*, contre la bactérie pneumocoque). Près de 200 nouveaux vaccins sont en attente d'être approuvés par la Food and Drug Administration américaine!

beaucoup de maladies infectieuses ont diminué, mais elles diminuent dans les pays dont le niveau de vie augmente, qu'on y pratique ou non des vaccinations. Mais elles persistent aussi dans les pays pauvres en dépit des campagnes massives de vaccination. L'aveuglement mène malheureusement à des abus ayant des conséquences désastreuses pour la santé de nos enfants qui seront les adultes de demain. Malgré le développement de la recherche, de la sacro-sainte science médicale, le cancer, toutes formes confondues, a augmenté de 30 % depuis 20 ans!

Nous avons vu que les vaccins étaient créés à partir de virus vivants inactivés, atténués ou tués, ou encore à base d'anatoxines, de germes tués, de bacilles atténués, tués et de protéines. Encore aujourd'hui, on ajoute des adjuvants comme à l'époque de Pasteur qui avait ajouté le bichromate de potassium à son vaccin contre la maladie charbonneuse. On les définit comme étant des molécules de synthèse destinées à amplifier l'effet des vaccins. On se retrouve alors avec des traces d'hydroxyde d'aluminium, de thimerosal (un dérivé de l'éthylmercure) de phosphate de calcium, de chlorure de benzéhonium, de formol, de chlorure de sodium et de bêta-propiolactone. Plusieurs de ces produits ont été reconnus cancérigènes...

Comment se fait-il qu'au 21e siècle nous soyons aux prises avec tant de maladies dégénératives, de cancers, de mycoses (champignons), de leucémies, de maladies virales? Le professeur Louis-Claude Vincent, père de la bioélectronique (voir p.48), nous éclaire sur ce mystère.

Nous avons appris antérieurement qu'il était possible d'analyser des substances biologiques selon leur niveau de pH (acidité/alcalinité), de rh_2 (degré d'oxydation), de rô (résistivité ou concentration en électrolytes) et que nous pouvions reporter le tout sur un graphique (bioélectronigramme).

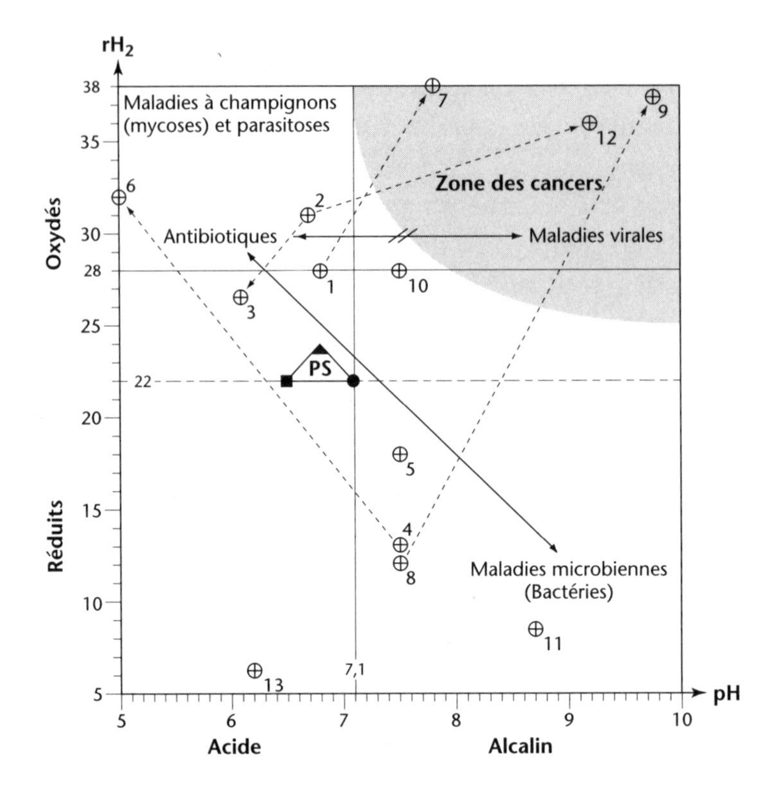

PS Mesure reflétant la zone de parfaite santé (jeune adulte).

1 Tuberculose : rH_2 : 28
2 Poliomyélite : rH_2 : 31
3 Chlorure de magnésium : rH_2 : 26,5
4 Peste bovine : rH_2 : 13,5
5 Thyphoïde : rH_2 : 18
6 Bichromate de potassium : rH_2 : 32
7 BCG (vaccin) : rH_2 : 38
8 Variole : rH_2 : 12
9 Vaccin anti-variolique : rH_2 : 37
10 Anovulant : rH_2 : 28
11 Choléra : rH_2 : 8,5
12 Vaccin anti-polio : rH_2 : 36
13 Pain au levain : rH_2 : 12,5

Nous comprenons ici l'efficacité des vaccins anti-microbiens mais ils ont pour effet de nous parachuter dans le terrain des maladies virales. Que choisissons-nous? Combattre l'insalubrité et la malnutrition pour enrayer les maladies microbiennes ou vacciner à outrance et se défendre contre les virus et les cancers?

Sur ce tableau, nous situons certains éléments selon leurs coordonnées. La bioélectronique de Vincent nous confirme que la vie est mouvement. Elle appuie les thèses de Béchamp et de Tissot (collègues de Pasteur) qui défendaient le principe du polymorphisme microbien. Tout comme Gaston Nassens aujourd'hui, ils démontrèrent qu'une cellule noble à l'origine peut devenir pathogène selon les modifications du milieu. La vie se développe dans un terrain acide-réducteur. Quand ce terrain évolue vers la zone alcaline-réductrice (par des eaux polluées entre autres), la cellule noble se transforme en microbe. Si le terrain continue d'évoluer cette fois-ci vers le terrain alcalin-oxydé (par une alimentation dénaturée, des médicaments, des vaccins...), la métamorphose de la cellule atteint la phase du virus. Ces mesures ont été maintes fois vérifiées depuis presque 50 ans maintenant. Par contre, la théorie de polymorphisme microbien est à l'opposé des théories défendues par Pasteur. Ces dernières sont la base de la pratique médicale actuelle.

Théorie pasteurienne

— *Panspermie atmosphérique* : Pasteur a déclaré que le danger provient des microbes de l'atmosphère et que c'est par les micro-organismes transportés par l'air que proviennent les maladies (d'où la croyance généralisée qu'on attrape les maladies au lieu de les développer).

— *Monomorphisme microbien* : Pasteur affirme encore une fois que les formes microbiennes ou bacillaires sont immuables. Elles se reproduisent indéfiniment, pourvues des mêmes propriétés (la vie égale mouvement et évolution. Le statique, c'est la mort ...).

— *Asepsie des êtres vivants* : ce principe se confond avec celui de la panspermie atmosphérique. À la suite de l'expérience de fermentation du jus de raisin, Pasteur a toujours soutenu que le ferment (provoquant la fermentation) était contenu dans l'air. Que ce dernier, venant se déposer à la surface des grains de raisin, permettait la fermentation alcoolique du jus. Il affirmait donc que le corps des animaux est fermé à l'introduction des germes des êtres inférieurs. Il estimait que le sang, le lait et l'urine étaient stériles et qu'ils ne pouvaient être souillés que par les germes atmosphériques.

Or, nous savons très bien aujourd'hui que les ferments sont en fait des enzymes, élaborées par la matière vivante, capables d'activer une réaction chimique définie. Ils ne viennent pas de l'extérieur. La science médicale a intégré, elle aussi, cette découverte. Par contre, elle n'appuie aucunement les découvertes de Gaston Nassens qui prouvent aujourd'hui le cycle évolutif des microbes.

La bioélectronique confirme aussi que les bactéries et les virus appartiennent à un type unique de germe vital qui se transforme, se modifie et devient virulent en fonction de l'environnement, donc du terrain de l'individu.

La preuve est sous nos yeux, mais nous refusons de la voir. Si on adhère à la théorie de Pasteur, selon laquelle les microbes viennent de l'extérieur, comment se fait-il que, lors des grandes épidémies, il y a toujours une partie de la population qui ne tombe pas malade? Vous me direz que ces gens n'ont pas été en contact avec le microbe. Peut-être. Mais alors, comment se fait-il que même **avant l'avènement** de la vaccination, des milliers de personnes ont porté secours aux malades, dans le cadre d'une épidémie, sans développer elles-mêmes la maladie? La réponse est si simple, trop pour être enfin comprise. Ces personnes soignantes ne développaient pas la maladie parce qu'elles avaient un bon terrain, parce que leurs liquides corporels étaient suffisamment équilibrés pour être réfractaires à l'agent pathogène. Si nous adhérions **réellement** à la théorie de Pasteur, nous serions tous morts il y a belle lurette! Et pourtant, les fervents de la vaccination se reposent entièrement sur cette prémisse, que la maladie vient de l'extérieur et qu'il suffit d'un contact pour la développer.

Sur le prochain graphique sont inscrites d'autres données qui nous permettent de comprendre pourquoi nous avons passé, dans le monde industriel, de l'ère des maladies à microbes à celle des maladies virales et des cancers.

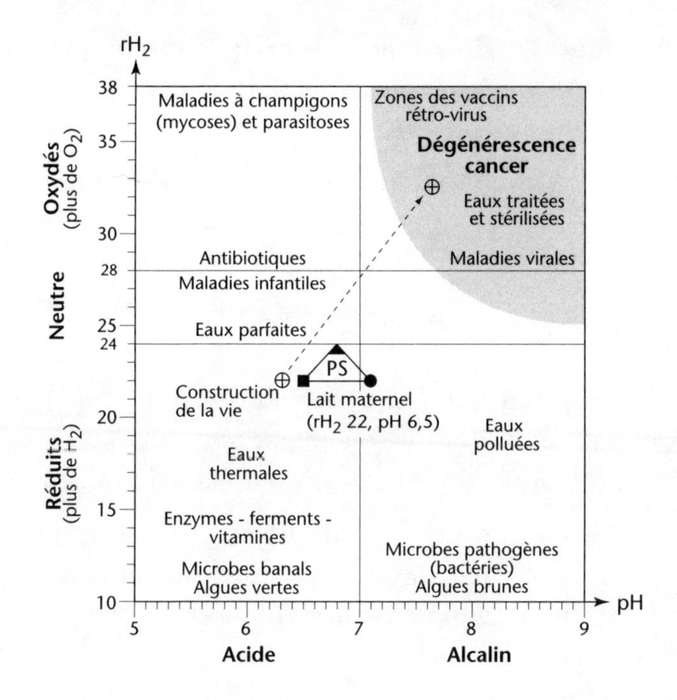

Le Dr Guy de Thé, de l'Institut Pasteur (fabricant de vaccins...), annonçait, en avril 1995, le « péril viral » pour le troisième millénaire. On promet une panoplie de vaccins, mais nous venons de constater que plus on vaccine, plus les virus se développent et mutent, sans parler des maladies de dégénérescence et des cancers (Statistique Canada vient de dévoiler qu'il y a actuellement 35 % plus de cancers dans notre pays qu'il y a 10 ans...).

Aux dires de nombreux chercheurs, la science sera toujours en retard sur la nature qui s'adapte à une vitesse phénoménale. Pensons à la résistance aux antibiotiques, qui est un problème de taille aujourd'hui. L'antibiotique a été conçu, à l'origine, pour détruire la paroi cellulaire de la bactérie (inefficace contre les virus). Les bactéries, détenant un pouvoir d'adaptation propre à toutes formes de vie, se reproduisent maintenant *sans* paroi cellulaire. Leur enveloppe externe ne possède plus d'unité de structure solidifiante, ce qui déjoue l'antibiotique. On doit donc utiliser des antibiotiques de plus en plus puissants pour des affections qui demeurent bénignes (pensons aux otites).

Les temps ne sont plus à l'attente ni à l'inaction. Si nous désirons nous maintenir en santé, il faut agir et vite. Les épidémies ont des cycles. Pensons à la grippe asiatique de 1958, qui a fait des milliers de morts et à la grippe espagnole de 1918, qui a été des plus dévastatrices.

Que devons-nous faire? Sombrer dans la peur et la panique? Surtout pas! Nous devons seulement nous réapproprier notre corps, notre santé. Nous devons vivre selon les lois de la VIE.

Le premier pas à faire, c'est de boire une eau la plus pure possible, non chlorée, non traitée, non fluorée. Puis, de manger vivant : beaucoup de germinations et de crudités. Enfin, cesser de s'empoisonner avec des aliments carencés et chimiques, juste pour le plaisir du palais. Redécouvrons le plaisir de manger des aliments sains. Cessons de prendre des médicaments pour tout et rien[1]. Accordons à notre corps le repos nécessaire. Donnons-lui l'air pur qu'il est en droit de respirer. Offrons-lui la paix de l'esprit au lieu de la tourmente. Assistons notre corps dans sa guérison au lieu de vouloir le mater à tout prix. Rappelons-nous qu'au-delà de l'orgueil humain, les lois de la vie sont immuables. Exigeons qu'une véritable réflexion soit faite sur la vaccination et ce, en dehors de tout a priori ou allégeances politiques et pharmaceutiques afin d'offrir le meilleur à nos enfants.

1. Il est parfois nécessaire de prendre des médicaments. Plusieurs ont sauvé des vies, mais la majorité nous empoisonnent aujourd'hui. Nous avons à faire un choix éclairé.

Bibliographie spécifique à la vaccination

BERTHOUD, Dr Françoise. *Vacciner nos enfants?, Le point de vue de trois médecins*. Éditions Soleil, 1985.

BERTHOUD, Dr Françoise. *Mon enfant et les vaccins, Des informations essentielles pour protéger la santé de vos enfants*, Éditions École Santé Soleil, 1994.

CHAITOW, Leon. *Vaccination and immunization, dangers, delusions and alternatives*, Ed. C.W. Daniel, 1988.

CHÈVREFILS, Dr Paul-Émile. *Les vaccins racket et poisons?*, Éditions P.-É. Chèvrefils, 1965.

CHÈVREFILS, Dr Paul-Émile. *Le leurre médical*, Éditions DesNeiges Enr, 1982.

Note sur l'auteur : Diplômé en Médecine allopathique de l'Université de Montréal en 1947. Volontairement dissocié de la Corporation des médecins du Québec en 1979. Diplômé en Chiropratique du Palmer Chiropractic College, Davenport, IOWA, en 1947. Diplômé du Health Naturopathic College, Guadalajara, Mexique en 1971. A été membre de l'international Drugless Practitioners, Londres, Angleterre.

CHOFFAT, Dr François. *Vaccinations : le droit de choisir*, Éditions Jouvence, 2001.

Note sur l'auteur : Formation médicale classique en Suisse romande. Au début de sa pratique médecin généraliste dans les zones défavorisées du sud marocain. Homéopathe depuis plus de 20 ans, il se consacre depuis 1995 à la réalisation d'un Centre de santé holistique sur la rive sud du lac Neufchâtel. Il travaille toujours comme médecin de famille.

CLOUTIER, Harris, et Barbara LOEFISHER. *A shot in the dark*, Ed. Avery publishing group, 1991.

DE BROUWER, Dr Louis, et Dr Milly, SCHÄR-MANZOLI. *Sida : le vertige*, Éditions Limav-AG STG, 1995.

DE BROUWER, Dr. Louis. *Vaccination : erreur médicale du siècle*, Québec, Canada, Éditions Louise Courteau, 1997.

Note sur l'auteur : Docteur en médecine, spécialiste en biologie moléculaire et en homéopathie. Il est aussi titulaire d'un certificat international en biologie humaine. Le Dr Louis De Brouwer est conférencier international, il est l'auteur de 12 ouvrages scientifiques.

DELARUE, Fernand. *Les Nouveaux parias*, Éditions Ligue nationale pour la liberté des vaccinations, 1971.

DELARUE, Simone. *Les vaccinations dans la vie quotidienne*, Éditions Ligue nationale pour la liberté des vaccinations, 1991.

DELARUE, Simone. *La Rançon des vaccinations*, Éditions Ligue nationale pour la liberté des vaccinations, 1992.

DELARUE, Simone. *Vaccination/protection. Mythe ou réalité?*, Éditions Ligue nationale pour la liberté des vaccinations, 1992.

Note sur l'auteure : Mme Delarue est présidente d'honneur de la Ligue nationale pour la liberté des Vaccinations.

DEXTREIT, Raymond. *Comment bien se défendre contre les maladies à virus*, Éditions Vivre en Harmonie, Collection La santé dans ma poche, 1984.

DEXTREIT, Raymond. *Des vaccinations... pourquoi?*, Éditions Vivre en Harmonie, Collection La santé dans ma poche, 1986.

DONNATINI, Dr Bruno. *Les vaccinations Les risques-Vos besoins-Vos droits*, France, Éditions M.I.F., 1988.

DONNATINI, Dr Bruno. *L'intox, quelques vérités sur vos médicaments*, France, Éditions M.I.F., 1997.

Note sur l'auteur : L'auteur est médecin gastro-entérologue et cancérologue. Il travaille depuis sept ans dans l'industrie pharmaceutique en pharmacovigilance, en épidémiologie et en pharmacoéconomie.

GALLAND, Dr Leo. *Superimmunity for kids*, Ed. Dutton, 1988.

GEORGET, Michel. *Vaccinations Les vérités indésirables*, Éditions Dangles, 2000.

Note sur l'auteur : M. Georget est diplômé de la faculté des Sciences de Poitiers, obtenant les certificats de S.P.C.N., botanique, zoologie et géologie. Il réussit le concours de l'Agrégation de sciences naturelles en 1957 et complète sa formation avec le certificat de physiologie animale. Professeur, il enseigne successivement la physiologie et la biologie. Parallèlement à son enseignement, il est appelé à participer pendant quatre ans au jury national du CAPES (Certificat d'aptitude au professorat de l'enseignement secondaire) de Sciences naturelles.

HOFFET, Frédéric. *Le petit manteau rouge ou la mort d'un enfant*, Éditions Ligue nationale pour la liberté des vaccinations, 1965.

JOSEPH, Jean-Pierre. *Les radis de la colère*, Éditions Louise Courteau, Québec, 1999.

Note sur l'auteur : L'auteur est avocat au barreau de Grenoble. Il a défendu la communauté agraire de Horus contre un complot venant des autorités en place pour taire leurs découvertes en agriculture.

MENDELSOHN, Dr Robert. *Des enfants sains... même sans médecin*, Éditions Soleil, 1989.

Note sur l'auteur : Le docteur Robert S. Mendelsohn s'est affirmé comme tête de file des critiques de la médecine moderne aux U.S.A.. Auteur de plusieurs ouvrages, dont le best seller *Confession of a medical heretic*, médecin-pédiatre, professeur de pédiatrie et de médecine préventive dans plusieurs universités, il s'appuie sur trente ans d'expérience pour dénoncer les abus de la médecine technologique actuelle.

MEUROIS-GIVAUDAN, Anne. *Celui qui vient Tome 2*, Éditions Amrita, 1996.

NEVEU, Dr A. *Prévenir et guérir la poliomyélite*, Éditions Ligue nationale pour la liberté des vaccinations, 1983.

O'MARA, Peggy. *Vaccinations the rest of the story*, Mothering special edition, 1992.

QUENTIN, Marie-Thérèse. *Les vaccinations, prévention ou agression*, Éditions Vivez Soleil, 1995.

SCHAR-MANZOLI, Milly. *Le tabou des vaccinations*, Éditions ATRA-AGSTG, 1996.

Note sur l'auteure : L'auteure est docteure en Sciences économiques, écrivaine et journaliste scientifique. Elle a reçu la médaille Albert Schweitzer.

SCHEIBNER, Dr Viera. *Vaccination*, Édité par l'auteur, 1993.

SIMON, Sylvie. *La dictature médico-scientifique ou l'emprise des lobbies financiers dans le domaine de la santé*, Éditions Filipacchi, 1997.

SIMON, Sylvie. *Vaccination, l'overdose. Désinformation, Scandales financiers, Imposture scientifique*, Édition Déjà, 1999.

SIMON, Sylvie. Collectif. *Déjà vacciné?* Éditions Déjà, 1999.

SIMON, Sylvie. Collectif. *Faut-il avoir peur des vaccinations?* Éditions Déjà, 2000.

Note sur l'auteure : Mme Sylvie Simon est journaliste et écrivaine, spécialisée dans les thèmes de la santé.

Troisième partie

Assister nos enfants dans leurs maladies

Cette troisième partie s'adresse à votre sens pratique. Elle vous permettra d'offrir les soins de base à vos enfants tout en comprenant davantage le sens de leurs malaises ou de leurs maladies. Les conseils énumérés ne sont pas exhaustifs. Peut-être connaissez-vous d'autres soins naturels très efficaces. Si c'est le cas, conservez vos méthodes, car vous les avez éprouvées. Il ne s'agit pas d'essayer des recettes-miracles, mais plutôt d'offrir au corps les outils et le repos nécessaires afin qu'il puisse procéder à sa guérison. Dans le cas de doute ou d'insuccès lors de vos soins, consultez un spécialiste de la santé, que ce soit votre médecin, votre naturopathe ou tout autre thérapeute en qui vous avez confiance. Lorsque vous doutez de la pertinence des soins qui vous sont conseillés, référez-vous à un autre thérapeute de la même discipline afin d'y voir clair et de pouvoir apporter les soins les plus appropriés.

Ayez confiance en votre petite voix intérieure; c'est vous qui connaissez le mieux votre enfant. Il est possible qu'un jour vous pressentiez un mal-être chez votre enfant et que votre médecin ne décèle rien d'anormal. Si vos observations et votre intuition entretiennent toujours le doute, n'hésitez pas, frappez à une autre porte jusqu'à ce que la source du mal-être soit découverte. Trop d'enfants souffrent encore des conséquences de mauvais diagnostics.

Il y a de plus en plus de médecins ouverts ou tolérants à l'égard des soins naturels. Informez-vous immédiatement des ressources disponibles près de chez vous. Choisissez celles qui conviendraient le mieux si votre enfant était malade.

Si vous avez mis en pratique les soins qui sont décrits pour un problème donné et que vous n'avez pas obtenu les résultats escomptés, n'hésitez pas à consulter votre naturopathe. Il suffira souvent de quelques ajustements supplémentaires pour finaliser la guérison.

Les soins naturels exigent plus de temps et d'attention, mais vous serez rapidement fiers de vos habiletés. Gardez en mémoire qu'en utilisant ces méthodes, vous aidez le corps à se fortifier, à développer son immunité. Si un jour vous deviez avoir recours à un antibiotique pour une raison ou une autre, ne le voyez pas comme un échec, mais plutôt comme la possibilité d'avoir recours à des médicaments qui ont leur utilité dans un temps donné. Par la suite, renforcissez l'organisme de votre enfant en conséquence. Ce n'est pas l'exception qui affaiblit le terrain, mais bien les assauts répétés dans le quotidien.

La majorité des enfants sont très réceptifs aux soins naturels surtout s'ils sont appliqués dès leur jeune âge. Il n'est pas rare de connaître des enfants réfractaires à la prise de médicaments (antibiotiques, comprimés, gouttes, etc.) qui deviennent coopérants et pro-actifs lorsqu'il s'agit de soins naturels (gouttes, comprimés, friction, cataplasme, etc.).

Beaucoup d'enfants sont naturellement guidés vers ce qui est bon pour eux. Même les changements alimentaires seront mieux acceptés lorsqu'un thérapeute leur en explique l'importance (les enfants remettent souvent en cause l'expérience parentale, c'est bien connu des parents!). Alors n'hésitez pas à utiliser un intermédiare si vous avez des difficultés à obtenir la collaboration de votre enfant.

Chapitre1

Les maux de tous les jours

Allergie

Les enfants d'aujourd'hui souffrent de plus en plus d'allergies. Officiellement les causes sont inconnues. Des hypothèses ont été émises en regard de la pollution versus les allergies respiratoires et l'asthme. Pour ce qui touche les allergies alimentaires, on en ignore la cause. Par contre, statistiquement parlant, nous savons que 70 à 80 % des enfants nés de parents allergiques souffriront eux aussi d'allergies. Au Québec, actuellement, on estime que 2 à 6 % de la population est victime d'allergies alimentaires. Or, ce sont les enfants qui sont les plus touchés avec un taux de 6 à 8 %, en 2003 pour le Québec.

Il est intéressant de constater que nos grands-parents souffraient que très rarement d'allergies tandis qu'aujourd'hui nous retrouvons, dans chacune des classes à l'école, des enfants ayant des allergies. Beaucoup d'enfant doivent porter sur eux de l'Épipen ou l'Ana kit[1] afin d'être prêts à parer à toute éventualité. Lorsque nous regardons les statistiques, nous constatons que le plus fort taux d'allergies se situe entre 1 et

1. Seringue auto injectable contenant de l'adrénaline recommandée dans les traitements d'urgence de réactions allergiques sévères (anaphylactique).

3 ans chez l'enfant. *Il serait plus que pertinent de faire une étude comparative entre les enfants vaccinés et ceux non vaccinés afin de déterminer s'il existe un lien entre la survaccination et le développement des allergies chez les enfants.* L'exposition, à un très jeune âge, à une multitude de produits chimiques via les adjuvants et les stabilisateurs incorporés dans les vaccins, sans penser aux « toxines » elles-mêmes, le tout outrepassant toutes les barrières naturelles de défense pour se retrouver directement dans le sang par injection, n'est pas anodin... même si on essaie de nous le faire croire. Et il est un fait indéniable, c'est que nous transmettons à nos enfants une grande partie de nos forces et aussi de nos faiblesses, et les parents d'aujourd'hui sont déjà hypervaccinés.

Pourcentage d'allergies alimentaires par groupe d'âge[1]

0 à 6 mois	1 %
6 mois à 1 an	19 %
1 à 3 ans	40 %
3 à 6 ans	20 %
6 à 15 ans	18 %
15 à 30 ans	1 %

Les allergies peuvent être mineures ou insoupçonnées ou bien très apparentes jusqu'à en être dangereuses pour la vie de l'enfant. L'enfant qui n'est pas allaité aurait vingt fois plus de risques de souffrir d'allergies. Le corps médical recommande, dans les familles où les deux parents souffrent d'allergies diverses, que le bébé soit allaité, d'éviter de donner l'alimentation solide avant six mois et de suivre une diète d'exclusion pour les aliments soupçonnés à risque[2]. Même si toutes les protéines peuvent être allergènes, 90 % de toutes les réactions sont

1. Revue Junior, mars 2003 et AQAA (Association québécoise des allergies alimentaires) : http://www.aqaa.qc.ca.
2. Revue *L'Infirmière*, septembre/octobre 1997, p.28-29.

provoqués par huit aliments : le lait, les œufs, le blé, les arachides, les noix, le soya, le poisson et les crustacés.

Les réponses allergiques peuvent être très diverses selon l'origine et selon les individus. Les allergies simples aux **inhalants** (pollen, poussière, acariens...) peuvent provoquer un écoulement nasal (rhinite allergique), des éternuements, des quintes de toux, des démangeaisons, une irritation des yeux ou même une crise d'asthme.

Les allergies **alimentaires** causeront plutôt de l'urticaire, de l'enflure autour des yeux et/ou de la bouche, des crampes d'estomac, de la diarrhée, des maux de ventre, des maux de tête, des migraines, des nausées, des vomissements. Dans les cas très graves, une respiration difficile, une chute de la tension artérielle, des étourdissements ou des évanouissements (choc anaphylactique) seront observés.

Les allergies peuvent aussi être la cause de douleurs oculaires, de troubles de la vision, de perte de l'audition, d'un battement plus rapide du cœur (tachycardie), de brûlures gastriques, de cystites allergiques, de fatigue, de faiblesse musculaire, d'énurésie, d'insomnie, de difficultés d'apprentissage, d'hyperactivité, de troubles de la mémoire, etc.

Lorsque ces symptômes apparaissent, il est important de les noter et de relever les aliments qui ont été consommés la veille et le jour même ou toutes autres particularités comme le lieu et les activités de la journée, le temps de l'année. En tenant un journal régulier, il sera plus facile de déceler les allergènes possibles avant même que les tests soient faits.

Certains tests d'allergies sont donc disponibles dans les hôpitaux, d'autres dans les laboratoires privés (Ex. : test Elisa Act). Ils peuvent être faits sur de jeunes enfants, bien qu'il s'agisse d'une prise de sang. L'observation demeure la méthode la plus accessible surtout si elle est liée à la prise du pouls. Il y a accélération du rythme cardiaque lorsque le corps est en contact avec un allergène alimentaire.

Le médecin allergologue peut recommander des cures de désensibilisation par injection à votre enfant. Ce procédé est long, douloureux pour l'enfant et ses conséquences à long terme inconnues. Ce procédé offre certains résultats à l'égard du rhume des foins, mais très peu en regard des allergies alimentaires. L'autre traitement fréquemment recommandé sera le recours aux antihistaminiques. Ces derniers enlèvent la réaction allergique sans apporter de guérison. L'homéopathie offre de grands remèdes qui ont une grande efficacité sans provoquer les effets secondaires reliés à la médication chimique. Consultez un homéopathe en cabinet privé ou dans certaines pharmacies spécialisées.

Des médicaments à base de cortisone peuvent être prescrits. Il ne faut les prendre qu'en dernier recours, car ils ne sont pas sans conséquences pour la santé de l'enfant ou de l'adulte. La maturation des poumons, la croissance osseuse, le développement de l'immunité de l'enfant sont perturbés par la prise de cortisone.

Les allergènes sont nombreux et imprévisibles. Voici une liste des principaux allergènes. Elle pourrait s'allonger selon chaque individu.

Allergènes environnementaux :
Pollens de toutes sortes, poussières (acariens), poils d'animaux, plumes d'oiseaux, moisissures, fumée de cigarette, inhalants chimiques, fibres synthétiques, laine, cosmétiques, parfums, savons pour le corps, savons pour les vêtements, eau chlorée, etc.

Allergènes alimentaires :
Le lait de vache arrive bon premier dans les allergies alimentaires, suivi par le gluten de blé, les oeufs, le poisson, les fruits de mer, les tomates, les agrumes, le soya, les arachides, les noix du Brésil et de Grenoble, les graines de sésames, l'avoine, le maïs, le sarrasin, la noix de coco, les petits fruits, le chocolat, la moutarde, le glutamate monosodique (MSG), les sulfites,

les colorants, le chlore de l'eau de boisson, les additifs chimiques, etc.

Soins requis :

Découvrez l'allergène et éliminez-le au maximum.

Assurez-vous que l'enfant se repose bien, que son sommeil est suffisant. L'immunité sera plus forte.

Soutenez le foie en cessant les produits laitiers et le sucre. La surcharge hépatique est souvent mise en cause lors des allergies.

Prévenez les nouvelles crises en utilisant l'oligothérapie[1]. Le manganèse combiné au phosphore ou le manganèse-cuivre (remède des terrains allergiques) pourront être donnés tous les matins au lever (une dose selon la marque que vous employez) et le soufre (foie) sera donné avant le souper (une dose). Ce dernier peut être donné un jour sur deux. Une cure de trois mois au printemps et à l'automne est recommandée. Consultez un thérapeute qualifié pour personnaliser la cure.

Évitez l'hyperstimulation chez l'enfant. Cette dernière amène beaucoup de chaleur à la tête (rhume des foins, rhinite). L'abus de télévision et de jeux vidéo, une heure de coucher trop tardive, une activité intellectuelle trop intense, le manque d'activité physique contribuent à augmenter la chaleur interne. La transition de l'hiver au printemps, si elle n'est pas adéquate, laissera aussi beaucoup de chaleur à l'intérieur de l'organisme. Allégez l'alimentation dès le mois d'avril. Augmentez les légumes, les crudités, les fruits. Diminuez les plats cuisinés, les viandes rouges. Encouragez l'activité physique **extérieure** pour votre enfant.

1. Oligothérapie : thérapie par la prise de certains oligo-éléments. Ces derniers sont des minéraux en très petite concentration, nécessaires au bon fonctionnement de l'organisme.

L'allergie demeure un problème de fond. N'hésitez pas à consulter votre thérapeute pour avoir des résultats tangibles et durables. Certaines allergies persistent pour la vie, telle que l'allergie aux arachides et aux crustacés. L'intervention au niveau du terrain sera faite surtout pour éviter que de nouvelles allergies se développent.

Anxiété

Les crises d'anxiété ne sont pas limitées aux adultes. De plus en plus d'enfants vivent des crises d'anxiété. Cet état se distingue nettement de la nervosité. L'anxiété est un état d'inquiétude extrême causé par l'appréhension d'un évènement et cette crise s'accompagne souvent de phénomènes physiques très dérangeants. L'enfant fera des crises de pleurs, il ne voudra pas vivre telle ou telle autre situation, il aura mal au cœur, mal au ventre. Il souffrira beaucoup d'insécurité, son sommeil peut être perturbé. Dans les cas très importants, un suivi médical et psychiatrique peut être nécessaire. Une médication temporaire pourra être suggérée.

Soins requis :

Tout ce qui touche la régénération du système nerveux est à envisager même si l'enfant est suivi par le milieu médical.

Bonne source du complexe de vitamines B (Ex. : Bio-Strath, complexe B liquide, pollen, céréales entières, etc.).

Un apport suffisant en magnésium (légumes verts biologiques, supplément liquide de chlorure de magnésium) car le stress demande un apport accru en magnésium.

Vérification de l'équilibre minéral de l'organisme par une analyse de cheveux car d'autres minéraux comme le calcium, le zinc, le lithium, etc., peuvent sensibiliser le système nerveux au stress. La supplémentation et l'équilibre alimentaire seront ainsi des plus appropriés.

Un excès de métaux lourds venant de l'environnement peut aussi contribuer à sensibiliser le système nerveux. Le test de cheveux permettra d'éliminer cette hypothèse.

Des préparations de Fleurs de Bach+ ou de Bailey bien personnalisées aideront certainement l'enfant à retrouver son équilibre.

Un suivi avec un bon psychologue ou psychothérapeute compétent est nécessaire.

Appétit, manque d' (anorexie)[1]

L'appétit peut varier pour de multiples raisons. Chez les enfants, nous remarquons qu'ils mangent généralement deux bons repas sur trois. Il y a presque toujours un repas où l'enfant ne fait que « picorer » dans son assiette. Il n'y a pas lieu de s'alarmer. Un enfant ne se laissera jamais mourir de faim (exception faite d'un choc émotionnel intense). Partant de ce principe, nous devons apprendre à tolérer leurs abstinences temporaires sans faire de menace ni de chantage.

Les enfants ont aussi droit à leurs préférences alimentaires sans que l'on cède à la panique. Nous n'aimons pas tous les aliments, eux non plus. Nous avons à respecter leurs goûts dans les limites du raisonnable. Il y a une nette différence entre le dédain des champignons et l'aversion pour tous les légumes. Le premier cas est à respecter, tandis que le deuxième exigera de la patience et de l'imagination afin d'aider l'enfant à développer de nouveaux goûts.

Si le repas ne plaît pas à votre fils ou votre fille, évitez de lui cuisiner un autre mets, car il n'apprendra jamais à faire un effort pour goûter un autre plat. Il n'y a aucun risque pour sa santé s'il saute occasionnellement un ou deux repas. Le repas suivant sera généralement très apprécié.

1. Anorexie : perte ou diminution de l'appétit, à distinguer de l'**anorexie mentale**, qui fait référence à un état pathologique.

Les enfants sont souvent de gros consommateurs de produits laitiers. Le lait est riche en calcium. Ce dernier interfère avec l'assimilation du fer[1]. On se retrouve alors avec des enfants souffrant d'une subanémie[2]. Ils ont le teint pâle. Ils se fatiguent facilement. Leur système immunitaire est plus faible. Ils attrapent des rhumes à répétition. Ils manquent d'appétit, et le cycle infernal commence. Bébé n'a pas faim; en voulant bien faire, nous compensons avec du lait, du yogourt, du fromage, etc. Ces aliments étant riches en calcium, ils perpétuent la perte de fer tout en comblant le peu d'appétit qu'il lui reste. De plus, les sucres qu'ils contiennent contribuent à faire chuter l'immunité.

Un enfant peut ne pas avoir faim parce qu'il prépare une petite maladie. C'est un signe naturel à respecter. Tous les animaux jeûnent afin d'aider leur corps à s'autoguérir. L'abondance étant sur nos tables, la panique s'installe lorsque nous pensons à une privation de nourriture. Observez votre enfant. Fait-il de la température? A-t-il des douleurs? Élimine-t-il normalement? Assurez-vous de bien l'hydrater avec de l'eau pure, des tisanes, des jus de fruits et de légumes dilués, et faites confiance en sa capacité d'autoguérison.

La perte de l'appétit chez un enfant prépubère ou chez un adolescent est à surveiller. L'**anorexie mentale** survient sournoisement. C'est un dérèglement pathologique de l'appétit caractérisé par une perturbation de la perception de l'image corporelle et par une peur morbide de l'obésité. Elle est plus fréquente chez les filles. Seulement 5 à 10 % des garçons sont touchés par ce problème. L'anorexie mentale peut être légère mais elle peut être très sévère et menacer la vie. Les sujets prédisposés à l'anorexie sont souvent performants à l'école. Ils sont perfectionnistes et exigeants envers eux-mêmes. Ce

1. Dr Alain Bondil, *Alimentation de la femme enceinte et de l'enfant*, publié aux Éditions Robert Laffont.
2. Subanémie : pas assez importante pour être décelée par la prise de sang.

problème de santé est souvent relié à la dynamique socio-familiale. Il ne faut pas hésiter à consulter un psychologue ou un professionnel de la santé si nécessaire.

Le pendant de l'anorexie sera la **boulimie**. Elle peut coexister avec l'anorexie mentale. La **boulimie mentale** est une pathologie reconnue et répertoriée. Les accès de boulimie consistent en une consommation rapide d'aliments généralement très caloriques. Pour balancer cet apport alimentaire excédentaire, l'individu atteint provoquera des vomissements, utilisera des laxatifs et des diurétiques, fera des régimes draconiens ou jeûnera volontairement. Ces comportements compulsifs ont tendance à être épisodiques et sont déclenchés par des stress psychologiques et sociaux. Les individus atteints de boulimie ont tendance à être plus conscients de leur problème et ils consultent plus facilement que les personnes anorexiques. Référez-vous à un professionnel de la santé dès que vous devenez conscients de cette difficulté.

L'appétit varie selon les âges et les périodes de croissance, tant chez les jeunes enfants que chez les adolescents. Souvenez-vous que le corps crée ses cellules graisseuses de la naissance à deux ans et de nouveau à l'adolescence. Si le nourrisson a été surnourri par une alimentation inadéquate (formule de lait commercial, aliments raffinés), il peut développer jusqu'à trois fois plus de cellules graisseuses. À l'âge adulte elles-ci attendront d'être remplies par des repas riches en calories et des excès de toutes sortes.

Soins requis :

Afin d'aider votre enfant à retrouver son appétit, réduisez la consommation de produits laitiers à deux portions par jour, sous forme de fromage ou de yogourt nature. Ainsi, l'assimilation du fer ne sera plus contrecarrée.

Offrez un supplément naturel de fer, comme le Floradix ou l'Auxima-Fera, pour compenser (pendant un mois). Suivez la posologie indiquée sur la bouteille.

Évaluez l'état général de l'enfant pour éliminer toute cause de maladie.

Intégrez la levure de bière Bjast dans l'alimentation. Achetez les flocons et saupoudrez sur la nourriture ou mélangez au jus. L'adolescent (13 ans et plus) prend la même posologie que l'adulte, soit une à deux cuillerées à table par jour. Réduisez la dose du tiers pour les enfants plus jeunes. La levure de bière est très nourrissante et elle est un stimulant de l'appétit pour certaines personnes. La levure de bière peut, par contre, donner des gaz et des ballonnements; le corps s'adapte généralement dans un délai de deux semaines. Si le problème persiste, cessez de la consommer.

Le pollen augmente aussi l'appétit. Choisissez un pollen purifié, en capsule ou en comprimé. Assurez-vous que votre enfant n'est pas allergique au pollen. Le pollen vendu en vrac peut développer des moisissures et il rancit facilement. Vérifiez la fraîcheur du produit si vous le préférez en vrac. Référez-vous à la posologie inscrite sur le contenant. Répartissez la dose sur tous les repas.

Certains médicaments prescrits pour les problèmes d'hyperactivité ou de difficulté de concentration de l'enfant (ex. : *Ritalin*) peuvent couper l'appétit. À n'utiliser qu'en dernier recours.

Assurez-vous que le moral de l'enfant est bon. Est-il enjoué? Accomplit-il ses tâches comme à l'habitude? Vit-il des conflits à l'école? De plus en plus d'enfants vivent des « burnout » dans nos sociétés. La relation familiale laisse-t-elle place à l'épanouissement et à la personnalité de l'enfant? N'hésitez pas à questionner les amis de votre enfant ou ses professeurs pour vous aider à cerner le problème s'il y a lieu.

Bleu (ecchymose)

Il est normal qu'un jeune enfant ait quelques bleus sur la jambe; la jambe s'étendant du pied au genou, la partie supérieure étant la cuisse, car il tombe ou se cogne fréquemment. Si votre enfant a tendance à avoir des bleus n'importe où sur le corps, c'est l'indice qu'il y a un déséquilibre. Ces ecchymoses peuvent refléter une fragilité des capillaires à la suite de carences en vitamine C et en bioflavonoïdes, dont la rutine (qu'on retrouve dans le sarrasin). Il est à noter que la peau blanche des agrumes est très riche en bioflavonoïdes. Il ne faut pas la jeter! Si la tendance à faire des bleus sur le corps persiste, consultez votre médecin, car cela peut être l'indice d'une anormalité dans les facteurs de coagulation ou cela peut être les signes précurseurs de certaines maladies..

Soins requis :

Mettez une compresse froide imbibée de quelques gouttes de teinture-mère d'arnica+ sur l'ecchymose. Fixez la compresse. N'appliquez jamais de teinture pure d'arnica sur la peau car c'est un produit très concentré. Il existe maintenant sur le marché des crèmes et des onguents à base d'arnica.

Donnez simultanément de l'arnica homéopathique en 5 ou 7 CH (ou encore en dilution 200 k) si le bleu semble important. Au début on peut l'offrir aux heures et espacer par la suite.

Le calendula (souci) pourra très bien faire aussi, en compresse et sous forme homéopathique.

Faites le traitement pendant quelques jours. Vous serez étonnés de voir disparaître un bleu, sans l'apparition et la diffusion des couleurs jaunes et vertes dans les tissus environnants.

Si vous n'avez pas de teinture d'arnica, vous pouvez appliquer sur le bleu une compresse imbibée d'essence de vanille pure.

Consultez un médecin si la douleur devient plus forte après un délai de 24 heures. Il pourrait s'agir d'une fracture sans déplacement du membre.

Brûlure

La brûlure est une lésion de la peau produite par l'action de la chaleur sous toutes ses formes : liquides chauds ou bouillants, flamme, électricité, produits chimiques, vapeur, soleil, contact avec une surface chaude, etc.

La gravité de la brûlure dépend de la région affectée, de l'étendue de la brûlure et de la cause de cette dernière. Une brûlure par électrocution peut être très grave tout en ne présentant qu'une petite marque noire sur la peau.

Toutes les brûlures doivent être bien soignées à cause des risques d'infection et de mauvaise cicatrisation. De plus, selon la gravité de l'atteinte, l'enfant peut être en état de choc.

Les brûlures superficielles sont peu étendues. Elles se manifestent par une rougeur accompagnée ou non d'ampoules. Cette forme de brûlure est très douloureuse. La brûlure profonde détruit les terminaisons nerveuses de la peau. Elle est donc pratiquement indolore. Donnez les premiers soins à votre enfant si vous constatez des brûlures profondes et rendez-vous à l'urgence de l'hôpital spécialisé dans les soins des grands brûlés de votre région. Vous serez ainsi assurés que les soins apportés seront adéquats.

Toutes les brûlures sérieuses produisent un suintement incolore sous forme de cloques ou non. Ne percez pas ces cloques, laissez-les aboutir d'elles-mêmes. Une grande surface suintante peut faire perdre assez de liquide (plasma) pour entraîner un état de choc[1] chez le brûlé.

On classifie généralement les brûlures en degrés. Le premier degré présente une peau rougie par la brûlure. Le deuxième degré verra apparaître des cloques d'eau en plus de la rougeur. La brûlure du troisième degré sera généralement moins douloureuse parce que plus profonde. La peau sera blanche ou noircie, elle ne formera pas d'ampoule. Les premiers soins restent les mêmes en attendant les soins spécialisés.

La prévention demeure l'élément de base. Méfiez-vous des jeunes enfants dans la cuisine, mais ne sous-estimez pas la négligence chez les plus grands. Ne laissez jamais traîner d'allumettes ni de briquets. Ne laissez pas de chandelles allumées à la portée des enfants. Maintenez une surveillance étroite des enfants lors des feux de camps pendant la saison estivale. Ne confiez **jamais** la surveillance de votre enfant à un groupe en pensant que plusieurs personnes seront plus vigilantes. C'est complètement faux. Si vous êtes obligés de vous absenter du groupe, confiez votre enfant à **un** adulte ou à **un** adolescent responsable en lui disant de ne pas quitter l'enfant d'une semelle. C'est la même consigne pour la surveillance près des plans d'eau.

La cuisine est un endroit particulièrement à risques pour les brûlures. Portez attention aux indications suivantes :

— Ne laissez pas de poignée de casserole dépasser de la cuisinière.

— Mettez tous les fils électriques hors de la portée : fils de la bouilloire, de la cafetière, de la cocotte électrique, etc.

— Méfiez-vous des tasses de café, de thé, de tisane qui traînent un peu partout.

1. État de choc : se reconnaît par un pouls et une respiration rapide, de l'angoisse, de la faiblesse, une peau pâle, froide et moite, un état de conscience variable. Il peut y avoir présence de soif, de nausées et de vomissements.

— Ne confiez **jamais** votre bébé à quelqu'un qui boit un liquide chaud au même moment, par exemple à la fin du repas. Le petit bébé de six mois est déjà très habile pour saisir les objets colorés.

— Ne laissez pas le jeune enfant seul dans la cuisine si les éléments de la cuisinière sont encore chauds ou en fonction. Les trottineurs sont des grimpeurs exceptionnels.

— Méfiez-vous des robinets d'eau chaude de la cuisine et des chambres de bain.

— Limitez au minimum les produits de nettoyage dangereux. Choisissez des produits entièrement biodégradables. Ces derniers sont beaucoup moins dangereux pour votre enfant. Déposez ces produits dans un placard verrouillé ou inaccessible aux jeunes enfants.

— Ne cuisinez pas en portant le bébé dans vos bras ou dans le sac ventral. Un accident est vite arrivé même pour l'adulte.

— Posez des protecteurs sur les prises de courant et ne laissez pas traîner inutilement des rallonges électriques. Méfiez-vous des ustensiles ou autres objets de métal insérés dans les prises de courant. Les objets de bois ou en plastique ne sont pas conducteurs.

— Achetez un extincteur pour votre maison ou votre appartement.

— La mode étant au repas cuisiné au fur et à mesure sur la table à dîner, par exemple : fondues chinoise, bourguignonne ou au fromage, poêle à raclettes, plaque chaude ou chauffante, etc., soyez vigilants lors de ces repas même en présence d'adultes.

— Les vêtements de nuit amples peuvent prendre en feu plus rapidement que les vêtements de nuit ajustés parce qu'ils offrent une chambre d'air qui nourrit le feu. Choisissez des pyjamas fermés aux poignets et aux chevilles surtout s'ils sont fabriqués en coton. Le polyester et le nylon ne sont pas aussi confortables que les fibres naturelles mais ils brûlent moins rapidement.

Finalement, expliquez bien les règles de prudence aux enfants sans susciter de peurs inutiles. Et répétez, répétez, tout en gardant l'œil ouvert.

Soins requis :

Refroidissez la brûlure le plus rapidement possible avec de l'eau froide **sans pression forte**. Utilisez le bain ou la douche si la brûlure est étendue. N'utilisez la glace qu'en dernier recours, car elle ralentit la circulation du sang et pourrait endommager la peau.

Coupez **rapidement** tous les vêtements avec des ciseaux. Ne pas tirer sur le vêtement qui colle à la peau. Déshabillez le membre de l'enfant en même temps qu'il est sous l'eau froide.

Simultanément, s'il y a quelqu'un d'autre ou dès que possible, préparez un bol d'argile verte mélangée à de l'eau pure. Appliquez une couche épaisse directement sur la brûlure. Achetez un tube d'argile verte, déjà préparée, que vous garderez dans votre trousse de premiers soins. Par la suite, vous aurez le temps de préparer l'argile vous-même, ce qui est plus économique.

L'application doit être assez épaisse (au moins 1 cm) et bien couvrir la brûlure. Changez dès que la sensation de brûlure revient ou bien changez aux deux heures. L'argile aura séché et il sera facile de l'enlever, ou bien laissez couler de l'eau bouillie sur le bord du cataplasme pour qu'il décolle. Si la brûlure semble profonde et douloureuse, insérez une gaze stérile entre l'argile et la plaie. Elle facilitera le changement du cataplasme.

L'application d'aloès vera+ est aussi très indiquée. Vous pouvez prendre la gelée qui est à l'intérieur de la plante que vous avez à la maison ou utiliser l'aloès vendu commercialement à cet effet.

La vitamine E en application locale sera aussi très efficace. Prenez la plus grande concentration en unité internationale que vous pouvez trouver. Mettez-la sur la plaie plusieurs fois par jour.

Appliquez une crème ou un onguent à la calendula, en tube de préférence, pour réduire le risque de surinfection.

Recouvrez la brûlure d'un pansement stérile ou d'un coton très propre.

Soulevez légèrement le membre brûlé pour diminuer la douleur.

Si la brûlure est causée par de l'huile bouillante ou des produits chimiques, mettez des gants de caoutchouc ou servez-vous d'un tissu (votre vêtement, une serviette...) pour vous isoler, afin d'éviter que vous ne vous brûliez vous-même, lorsque vous déshabillerez l'enfant.

Si la brûlure superficielle n'est pas guérie et qu'elle présente du pus, si la peau enfle et qu'elle devient rouge, il y a infection. Consultez votre médecin.

Si l'enfant a reçu un choc électrique, servez-vous d'un objet en bois pour éloigner la source électrique de l'enfant ou coupez le courant. Allongez l'enfant en soulevant ses jambes et en lui tournant la tête sur le côté. Cette position évitera l'état de choc en maintenant la circulation dans les organes vitaux. Si l'enfant est inconscient ou que la brûlure semble importante, appelez les ambulanciers.

Si par mégarde les vêtements de votre enfant prenaient feu, roulez l'enfant sur le sol. Coupez l'oxygène avec une couverture ou une serviette afin d'éteindre les flammes.

Évitez surtout d'exposer le brûlé aux grands vents. Appelez les ambulanciers.

Carie dentaire

Les caries sont tellement fréquentes et asymptomatiques que nous n'imaginons pas qu'elles soient une « maladie ». Les caries sont en fait le reflet d'un déséquilibre dans l'organisme. Tout le monde sait que la première cause de la carie dentaire est la consommation du sucre raffiné sous toutes ses formes. Mais nous avons beau avoir pris l'habitude de nous brosser les dents et de passer la soie dentaire, nous oublions que ce que nous mangeons perturbe aussi notre milieu intérieur.

Les caries sont le reflet d'une déminéralisation causée par une alimentation acidifiante (excès de sucre, de viande, carence en bons nutriments). Elles peuvent être accentuées lors de la grossesse et de l'allaitement, car les besoins en minéraux sont accrus. Une salive trop acide favorise aussi la prolifération de bactéries responsables de la carie.

Symptômes

Douleur lorsqu'on mange des aliments chauds ou froids. Mauvaise haleine.

Soins requis

Visite annuelle chez le dentiste. Attention à la surconsommation des soins dentaires. Un enfant ou un adulte qui mange sainement ne fera que très peu de tartre, ce qui ne nécessite pas plus d'un nettoyage par année.

Choisissez des amalgames sans mercure, car ce dernier est toxique pour le corps. Bien que les plus récentes recommandations de l'Ordre des dentistes du Québec soient plus permissives, évitez les amalgames gris. L'Ordre reconnaît le pouvoir toxique du mercure pour la femme enceinte, le fœtus et le jeune enfant, mais il affirme que le mercure est acceptable pour les adultes... La Suède, l'Allemagne et le Japon ont banni presque radicalement les amalgames au mercure pour la population... Qu'attendons-nous? Le mercure est considéré comme un déchet **toxique** pour l'environnement. Des précautions particulières doivent être prises par les dentistes pour le jeter. Chaque fois que nous mastiquons un aliment ou de la gomme, des vapeurs de mercure s'échappent. Cette perte est accentuée par les aliments acides et par la présence d'un autre métal dans la bouche. L'effet toxique du mercure se ressent à long terme. Pensez qu'il s'ajoute aux centaines de produits chimiques que nous ingurgitons au fil des jours.

Des études récentes (Angleterre, Allemagne, Suède, États-Unis) prouvent que 50 % de la masse totale des amalgames au mercure se répandent dans l'organisme pour cibler principalement les nerfs, la gaine myéline des nerfs, la moelle épinière, le système nerveux central, les parois vasculaires, les enzymes et les hormones.

L'atteinte est classée actuellement en sept groupes : perturbations cardio-vasculaires, maladies du collagène, perturbations neurologiques, perturbations immunologiques, troubles du métabolisme du glucose, manifestations thyroïdiennes et maladies de la lignée génétique[1]. L'expression populaire « il n'y a pas de fumée sans feu » prend tout son sens. Dans le doute, toujours s'abstenir!

Évitez les applications de fluor chez le dentiste et les dentifrices fluorés (consultez le volume *Accueillir son enfant naturellement*, de la même auteure). Le fluor est un déchet toxique de l'industrie. Des études ont démontré qu'il n'avait pas d'effets significatifs sur la carie. Un tube familial de pâte dentifrice contient assez de fluor pour empoisonner un enfant. Nous avons besoin de fluor à l'état de trace (il y en a dans la nature). Plus vous buvez de l'eau du robinet, plus vous utilisez un dentifrice fluoré, sans

1. Dr Bernard Montain, stomatologiste, La vie naturelle, février 1997, n° 124.

compter ce que vous avalez lors du brossage des dents (les enfants sont champions dans le domaine!), plus vous recevez des applications de fluor chez le dentiste et plus vous consommez un produit toxique « commercialisé »! Le fluor inhiberait la respiration cellulaire et le fonctionnement enzymatique entre autres... Retenez qu'il n'y a pas de fluor (moins que des traces) dans le lait maternel même si la mère se supplémente en fluor!

Brossez vos dents après chaque repas.

Passez la soie dentaire au coucher.

Évitez les fruits séchés entre les repas car ils collent sur les dents comme des bonbons.

Évitez de manger entre les repas.

Évitez les sucres concentrés même au repas car ils déminéralisent l'organisme.

Mangez beaucoup de légumes et des céréales complètes pour avoir un apport minéral suffisant.

Le sel biochimique composé n° 13 permettra un meilleur équilibre minéral chez un enfant prédisposé aux caries.

L'eau de mer sous forme de *Plasma de Quinton* rétablira aussi l'équilibre minéral de l'enfant déminéralisé. Cette eau en concentration *isotonique* peut être consommée à long terme.

Constipation

La constipation est beaucoup plus fréquente que nous ne pourrions le croire. Le bébé, l'enfant et l'adulte doivent évacuer **au moins** une selle tous les jours. La seule exception concerne le nourrisson qui est uniquement allaité par sa mère. Ce dernier peut faire une seule selle, aux 2 à 4 jours, sans problème. Le lait maternel offrant un très grand potentiel d'assimilation, les déchets sont moins importants.

On peut aussi évacuer une selle tous les jours et souffrir de constipation. Si la selle est sèche, dure et que l'élimination demande un effort, il s'agit de constipation. Une trace de sang rouge dans la couche ou dans la culotte indiquera une petite fissure anale, conséquence d'une grosse selle dure.

Nous devons éduquer nos enfants dès le jeune âge à l'importance d'une bonne élimination intestinale. Cette dernière doit se faire dans un délai de 16 à 24 heures. Si vous mangez des épinards à un repas, vous devez voir apparaître dans vos selles une couleur verte, 16 à 24 heures plus tard. Méfiez-vous des betteraves car le pigment rouge migre plus facilement dans l'intestin et il ne reflète pas réellement la durée du transit intestinal.

La constipation peut entraîner des maux de ventre si elle date de quelques jours, mais ces douleurs pourraient aussi être l'indice d'une crise d'appendicite. Si la douleur est persistante à la marche et qu'elle se localise particulièrement dans la région droite du bas-ventre et que vous remarquez un manque d'entrain, des nausées, une langue chargée et un peu de fièvre, il peut s'agir d'une crise d'appendicite. Cette crise pourrait se résorber comme elle pourrait aussi se compliquer en péritonite[1] par rupture de l'appendice. Dans le doute, gardez votre enfant à jeun, vérifiez sa température et consultez un médecin.

Le jeune bébé peut être constipé lorsqu'il passe de l'allaitement maternel au biberon de lait pour bébé. Il faudra adapter son alimentation[2] L'enfant de deux ans peut retenir ses selles s'il ressent trop de pression pour le rendre propre. Il peut réagir à la naissance d'un autre bébé, à un placement en garderie, au retour au travail de sa maman ou à n'importe quel autre stress.

1. Péritonite : infection propagée dans la cavité abdominale.
2. Se référer au volume *Accueillir son enfant naturellement*, de la même auteure.

Un enfant plus vieux, introverti, peut aussi avoir tendance à retenir ses selles. Donnez-lui l'habitude de se lever assez tôt quand il va à l'école. Il aura ainsi plus de temps pour se préparer et pour aller à la selle. L'intestin est plus actif le matin, entre 5 et 7 heures. Dites à votre adolescent que s'il désire avoir une belle peau, il doit éliminer tous les jours. La constipation peut être la cause de maux de tête, même chez les enfants car l'accumulation de toxines surchargent le foie.

Plus l'enfant (ou l'adolescent) sera actif physiquement, moins il aura des problèmes de constipation. Un horaire de vie régulier (heure du lever, du coucher, des repas) permettra une régularité de l'élimination intestinale. Il va de soi qu'une alimentation carencée, raffinée et pauvre en fibres entraînera des difficultés pour l'évacuation des selles. Intégrez des aliments complets, des légumes crus et des fruits pour permettre une meilleure élimination. Encouragez vos enfants à boire de l'eau au lever et plusieurs fois par jour.

Plusieurs personnes souffrent de constipation temporaire lorsqu'elles sont en voyage. Prévoyez cette difficulté et apportez le nécessaire pour ne pas ternir vos vacances avec cet ennui.

Soins requis

Dans un premier temps, si l'évacuation remonte à plusieurs jours ou que l'enfant pleure, donnez-lui un lavement tiède à la camomille à l'aide d'une petite poire à lavement (achetée à la pharmacie). Le jeune enfant peut se coucher sur le dos tandis que les plus vieux (3 ans et plus) se coucheront sur le côté gauche. Installez l'enfant sur une serviette épaisse à même le sol de la chambre de bain. Huilez le bout de la canule avec une huile de première pression et insérez lentement l'embout de la poire. Pressez lentement la poire pour insérer l'infusion dont vous aurez vérifié préalablement la température sur votre poignet. Tenez la poire pressée pour la retirer afin de ne pas faire ressortir le liquide. Attendez quelques minutes et asseyez l'enfant sur un petit pot ou sur la toilette pour l'évacuation. Le lavement n'est pas traumatisant ni dangereux à faire. Il est très indiqué dans le traitement des maladies infantiles.

L'évacuation étant faite, rectifiez l'alimentation. Plusieurs aliments sont laxatifs : sirop de figues, purée de figues, pruneaux biologiques et jus de pruneaux, poires fraîches, graines de lin moulues, huile de lin, huile de sésame, eau à profusion, betteraves, etc.

Faites-lui boire des tisanes de guimauve ou de mauve.

Saupoudrez du psyllium dans le jus du matin. Ces fibres peuvent aussi constiper si l'enfant ne boit pas assez d'eau.

Cataplasme d'huile de ricin **tiède** sur le ventre. Imbibez une flanelle de coton avec cette huile. Déposez directement sur le ventre. Mettez une feuille de pellicule transparente, recouvrez d'une petite serviette et apposez une bouillotte tiède. Gardez en place toute la nuit. Au matin, enlevez le tout et lavez l'abdomen avec une eau savonneuse ou une eau dans laquelle vous aurez dilué du bicarbonate de soude.

Massez le ventre, avec la paume de votre main, dans le sens de l'aiguille d'une montre tous les soirs au coucher et le matin avant le lever pendant 5 à 10 minutes.

Les Fleurs de Bach[+] seront aussi très indiquées pour les problèmes de constipation reliés à la peur (Mimulus, Rescue), à la jalousie (Holly), à la transition (Walnut) vers un nouveau lieu ou un nouvel état d'être, au manque de confiance (Larch), etc. La posologie habituelle est 4 gouttes données 4 fois par jour avant les repas ou au coucher.

Les Fleurs de Bailey aideront aussi dans le même sens (First Aid, Fears).

Coup de soleil

Le **coup de soleil** est insidieux et fréquent en saison estivale ou lors d'un voyage « express » dans le sud pendant l'hiver. L'enfant a une peau beaucoup plus fragile que l'adulte. Il est important de l'exposer très graduellement et de prendre l'habitude de lui faire porter un chapeau à large rebord. L'utilisation de la crème solaire n'offre pas une protection à 100 % et son usage abusif n'est pas conseillé[1]. On ne voit pas toujours le coup de soleil lorsque l'enfant est à l'extérieur. C'est souvent en soirée, lorsque le mal est fait, que nous constatons l'ampleur du problème. La peau est rouge, épaissie et sensible (brûlure du premier degré). Il peut même y avoir formation de cloques d'eau lorsque la brûlure est du deuxième degré.

L'**insolation** (épuisement dû à la chaleur) est à surveiller, car elle peut survenir même en l'absence de coup de soleil. L'enfant peut être protégé par des vêtements légers, un chapeau et de la crème solaire, tout en passant la journée au soleil. Le corps étant soumis à une chaleur très intense, il se **déshydrate**. L'exercice violent pendant l'été peut accentuer la déshydratation et provoquer l'insolation. La température de l'enfant s'élève à plus de 38° C, sa peau devient pâle et moite. Il se plaint d'étourdissements, de nausées et de maux de tête. Le pouls est rapide. Il peut avoir des crampes musculaires. Il faut agir tout de suite pour éviter que sa condition s'aggrave et qu'il fasse un coup de chaleur.

Signes de déshydratation

- Traits tirés
- Baisse d'énergie
- Langue et bouche sèches
- Yeux cernés et creux
- Peu d'urine ou pas du tout
- Somnolence
- Absence de larme

Le **coup de chaleur** est très dangereux. Il est causé par une déshydratation prolongée qui entraîne une perte d'électrolytes.

1. Voir Le Soleil, édition du 26 mars 1995.

Le coup de chaleur peut provoquer une atteinte méningée et conduire à la mort. La température s'élève à plus de 40° C (104° F). Le mécanisme de régulation de la température ne fonctionne plus. La peau est très chaude, écarlate et sèche. L'enfant ne transpire plus. Les glandes sudoripares cessent de fonctionner. **Le corps ne peut plus se refroidir par lui-même**. Le pouls est fort et irrégulier. Il peut y avoir apparition d'une migraine soudaine ou encore de la confusion mentale et une perte de conscience. Il y a une détérioration rapide des capacités de réaction. Les coups de chaleur surviennent trop souvent chez les bébés qui sont laissés seuls dans l'automobile parce qu'ils dorment. Bien des animaux de compagnie décèdent de cette façon en saison estivale. Même si nous ne pensons pas les y laisser longtemps, il nous faut penser à l'imprévu et à l'effet cumulatif de la chaleur. Le bébé qui a déjà passé la journée dehors, au soleil, souffrira plus facilement d'un coup de chaleur, dans une automobile insuffisamment aérée, qu'un autre bébé qui vient de sortir de la maison.

Soins requis

Coup de soleil

Traitez-le comme une brûlure mineure avec des compresses froides pour calmer l'irritation.

Appliquez un gel à *l'aloès vera*, de la vitamine E, une crème à la calendula ou une lotion à base d'huile d'Émeu.

Une tomate coupée en deux et appliquée sur la peau soulage la douleur (c'est bon à savoir pour les sorties en plein air).

Si le coup de soleil est sérieux, n'hésitez pas à mettre de l'argile.

Laissez la peau découverte dans la maison. Par contre, vêtez légèrement l'enfant s'il doit demeurer à l'extérieur.

Surveillez tout signe de fièvre ou de déshydratation.

Insolation

Allongez l'enfant au frais en lui soulevant les jambes; cela lui permettra de mieux irriguer les organes vitaux.

Déshabillez-le presque complètement et humidifiez son corps avec une éponge imbibée d'eau tiède.

Réhydratez votre enfant en lui faisant boire régulièrement de l'eau légèrement salée avec du sel marin (environ 1/2 cuillerée à thé (2,5 ml) de sel par litre d'eau) ou du jus de fruits dilué (1/2 jus - 1/2 eau) légèrement salé ou utilisez les solutions d'hydratation orales commerciales destinées aux enfants.

Surveillez la température aux 30 minutes. Elle doit régresser. Sinon, consultez un médecin rapidement, car il pourrait s'agir d'un coup de chaleur.

Coup de chaleur

En plus des conseils précédents,

Si la personne est consciente, faites-lui faire boire un verre d'eau fraîche très lentement.

Si la température est à 40° C (104° F) et plus, consultez immédiatement l'urgence de l'hôpital le plus près de chez vous. Lorsque la température est en deçà de 40° C (104° F), vérifiez-la aux 10 minutes, afin de vous assurer qu'elle redescend. Le mécanisme de régulation de la température étant déréglé lors d'un véritable coup de chaleur, la température doit être constamment vérifiée car l'enfant pourrait descendre sa température et faire de l'hypothermie. La température ne doit pas descendre plus bas que 38,3° C (101° F). La température peut demeurer instable pendant des semaines après l'épisode du coup de chaleur.

La température doit être abaissée lentement, ne pas plonger l'enfant dans l'eau froide. Un ventilateur placé près de lui fera très bien l'affaire, de même que l'éponger avec de l'eau tiède sur tout le corps ou l'envelopper dans un drap mouillé.

Transportez l'enfant à l'hôpital le plus rapidement possible tout en continuant à le refroidir.

Le traitement d'un véritable coup de chaleur est une **urgence** car 25 à 50 % des victimes décèdent.

Diarrhée

La diarrhée se manifeste par des selles plus fréquentes (4 à 10 selles par jour), par leur volume (en trace, en jet, abondant ou non), par leur coloration (jaunâtre, verdâtre, grisâtre...) et par leur consistance (liquide, aqueuse, glaireuse, pâteuse...). La diarrhée demeure le symptôme d'un problème sous-jacent. Elle peut être aiguë ou chronique.

Diarrhée aiguë

Cette diarrhée peut avoir de multiples origines. Elle aura une durée limitée. Elle disparaît dès qu'on traite la cause de l'irritation. La diarrhée aiguë peut être provoquée par un virus, la **grippe intestinale** étant la cause la plus fréquente de diarrhée chez l'enfant, par une bactérie ou par des parasites intestinaux. Les **aliments froids** comme la glace, les boissons froides, les jus de fruits et les fruits (froids énergétiquement) peuvent aussi provoquer une diarrhée soudaine. Les **aliments gras ou épicés** sont plus indigestes; le corps peut rejeter ces aliments comme étant un poison violent. **L'intoxication alimentaire** viendra souvent de mets préparés, de viandes insuffisamment cuites comme le poulet ou le bœuf haché ou encore des oeufs, non biologiques, pas assez cuits. **L'insolation** peut aussi causer une diarrhée, car le système digestif est perturbé et il sera sensible aux breuvages froids. L'**hyperstimulation** liée au sentiment d'incapacité de surmonter les obstacles peut provoquer un épisode de diarrhée, par exemple lors d'un voyage ou au début de l'année scolaire de l'enfant. De plus, la **peur** et le **stress** affectent directement l'élimination intestinale de l'enfant comme celle de l'adulte. La diarrhée accompagnera parfois la grippe, l'otite ou la percée dentaire[1].

La diarrhée est généralement bénigne. Elle peut devenir dangereuse chez les jeunes enfants dans la mesure où elle entraîne la déshydratation par perte de liquides et de sels minéraux. Ces risques sont accrus si la diarrhée s'accompagne de vomissements, de fièvre et de transpiration, la perte d'eau étant beaucoup plus importante. Si l'état général est mauvais, il faut consulter d'urgence un médecin.

Diarrhée chronique

La diarrhée chronique est une diarrhée qui persiste malgré les soins qu'on prodigue à l'enfant. C'est souvent une diarrhée moins violente que la diarrhée aiguë. Les causes peuvent être multiples. La première à considérer est l'**intolérance au lactose**, présent dans le lait de vache. L'allaitement maternel permet d'éviter ce problème. Chez les enfants plus vieux, on doit cesser le lait et le yogourt. Le fromage sera souvent toléré. La **maladie cœliaque** est aussi une cause de diarrhée. Les selles seront molles, mais volumineuses. La maladie cœliaque est en fait une intolérance à la protéine gliadine qui est contenue dans le gluten du blé, de l'avoine, de l'orge et du seigle. Bien que le sarrasin renferme un peu de gluten, ce dernier ne contient pas de gliadine. Il faudra alors cesser tous les aliments cuisinés avec les céréales contenant de la gliadine. La **fibrose kystique** est aussi une maladie qui provoque de la diarrhée. L'organisme est incapable d'assimiler normalement la nourriture. L'atteinte est souvent pancréatique. **L'infection parasitaire** peut aussi être à l'origine de la diarrhée chronique. Elle ne cessera que par l'élimination des parasites intestinaux. Ce facteur est beaucoup plus fréquent qu'on ne

1. Se référer au volume *Accueillir son enfant naturellement,* de la même auteure, pour le traitement de la diarrhée chez le nourrisson.

le croit généralement. La **maladie de Crohn**, ou la colite ulcéreuse, est une inflammation de l'intestin grêle et du côlon qui occasionne de la diarrhée avec douleur. L'étiologie est inconnue de la médecine actuelle. En naturopathie, nous attribuons cette inflammation à de mauvaises habitudes alimentaires associées à des carences particulières et à des stress intenses. Les résultats sont excellents si la personne affectée par ce problème consulte rapidement. Les parents atteints par ce mal devraient prévenir le développement de cette maladie chez leurs enfants[1] en portant une attention particulière à la qualité de l'alimentation. La diarrhée chronique accompagnée de sang dans les selles peut être un signe avant-coureur d'un **cancer** de l'intestin. Ne laissez pas traîner des malaises indéfiniment. Dans le doute, consultez. Ce geste pourra vous préserver de complications inutiles.

Soins requis

Diarrhée aiguë

Cessez l'alimentation habituelle.

Assurez l'hydratation en offrant des jus de carottes dilués additionnés d'une pincée de sel. Offrez de l'eau de riz⁺ légèrement salée, de l'eau d'argile⁺[2]ou encore de l'eau de caroube.

Donnez un lavement à la camomille⁺ si vous croyez que la diarrhée est due à un microbe. On peut aussi donner un léger laxatif en tisane (cataire, mauve, patience crépue, cascara sagrada en petite dose, etc.) pour accélérer l'évacuation de l'agent pathogène et faire boire de l'eau d'argile blanche.

1. Des études anglaises ont constaté que les enfants vaccinés avec le RRO souffraient 2.6 fois plus souvent de maladie de Crohn que les enfants non vaccinés avec ce vaccin.
2. Eau d'argile : faire macérer une c. à table (15 ml) d'argile blanche dans un verre d'eau, pendant la nuit, et boire le liquide le lendemain matin ou dans la journée sans l'avoir remué préalablement.

Donnez un bain 2 à 3 fois par jour, 10 à 15 minutes à la fois. Ajoutez du sel de mer et des algues micro-éclatées. Le corps boit par la peau, c'est une autre façon d'hydrater l'enfant s'il vomit à la moindre gorgée d'eau.

Persistez à offrir de l'eau à la cuillère même si l'enfant vomit, car l'hydratation doit être assurée.

Mettez une bouillotte chaude sur le foie de l'enfant pour calmer les vomissements. On peut aussi mettre la bouillotte sur le ventre lorsqu'il y a des crampes et qu'on ne soupçonne pas de crise d'appendicite.

Dès qu'il pourra retenir la nourriture, intégrez la purée de carottes, les pommes râpées et éventuellement des bananes bien mûres. Ensuite, ajoutez des biscottes et de la crème de riz cuite à l'eau. À la troisième journée, si la diarrhée s'estompe, ajoutez un peu de yogourt nature si le lait est bien toléré par l'enfant. La reprise de l'alimentation doit être des plus **progressives**. Trois jours sans vomissement ni diarrhée seront l'indice de la reprise de l'alimentation habituelle. Évitez quand même les aliments gras et les viandes au début de la reprise.

L'acupuncture ainsi que l'homéopathie sont très efficaces dans les cas de diarrhées persistantes.

L'extrait de fraises des champs (pharmacie) est utile pour cesser les diarrhées causées par l'insolation ou l'excès de fibres. Évitez de l'utiliser au début d'une infection microbienne, afin de ne pas interrompre l'élimination des microbes en cause.

Si l'anus de l'enfant est irrité par des selles fréquentes et acides, appliquez de l'onguent de zinc pour enrayer l'irritation et protéger la peau.

Douleurs de croissance

Les douleurs de croissance se manifestent par une douleur diffuse dans les bras ou dans les membres inférieurs. Il semblerait qu'un enfant sur six souffrirait de ces douleurs durant sa période de croissance. Les douleurs apparaissent généralement dans la soirée ou après un exercice violent.

En médecine allopathique, on attribue ces douleurs au fait que les muscles et les os ne grandissent pas au même rythme. La douleur de croissance se situe entre deux articulations. Les douleurs reliées à l'articulation seront généralement attribuées à l'arthrite ou au rhumatisme articulaire. Dans ce cas, l'articulation sera gonflée et sensible. Elles peuvent être accompagnées de fièvre.

Pour le naturopathe, les douleurs de croissance sont plutôt reliées à un déséquilibre dans l'assimilation de certains minéraux comme le calcium, le phosphore, le magnésium, la silice et le fluor, combiné à des excès de sucre, de protéines, de chocolat, etc. Quoi qu'il en soit, l'observation nous confirme jour après jour que les gros buveurs de lait et les amateurs de fromage et de yogourt souffrent davantage de douleurs de croissance que les autres enfants. Il ne faut pas négliger l'apport de sucre caché dans le yogourt, la crème glacée, le lait glacé, etc.

Ces abus de lait déséquilibrent l'organisme et demandent un effort supplémentaire aux reins pour l'élimination des déchets. L'excès de lait apporte aussi un excès de protéines car l'enfant mange de la viande, source concentrée de protéines (se rappeler que le lait est un **aliment** et non une boisson). L'enfant acidifiant lentement ses tissus (ses humeurs) se prépare toutes sortes de déséquilibres liés à l'acidose, comme les douleurs osseuses, les douleurs musculaires, l'irritabilité, la fatigue, etc.

De plus, les aliments de source animale sont riches en acide arachidonique. Cet acide augmente la production d'hormones (prostaglandines PGE2), stimulant l'activité inflammatoire dans l'organisme, d'où l'apparition de sensibilité et de douleur. Dans certains cas, il suffira de diminuer la consommation de produits laitiers, dans d'autres cas, il faudra les enlever complètement. Il est même possible qu'une réduction de la consommation de viande bovine soit nécessaire. La révision de la plage alimentaire doit être faite dans le but d'augmenter la valeur nutritive des aliments ingérés quotidiennement. Retenons que les douleurs de croissance ne sont pas essentielles. Elles reflètent un déséquilibre à corriger tout simplement.

Soins requis

Réduisez ou cessez la consommation de produits laitiers et de viandes rouges selon la fréquence des douleurs.

Introduisez les noix et les graines pour leur source de calcium. Consommez des beurres d'amandes, de sésame, de tournesol, etc., s'il n'y a pas d'allergie.

Coupez les sucres raffinés, remplacez-les par du sucre complet tout en diminuant les quantités. Les besoins en calcium en seront diminués pour l'organisme.

Donnez le sel biochimique n° 13⁺ à raison de 2 à 3 comprimés une à deux fois par jour, avant les repas, pendant deux à trois mois. Ce dernier permettra de rééquilibrer l'assimilation des minéraux dans le corps.

Frictionnez le membre avec une huile réchauffante comme le « Sunbreeze » (compagnie *Sunrider*) pour soulager la douleur lors des crises.

Notez la région affectée et la fréquence des crises si elles sont régulières. Ces repères vous permettront de constater l'efficacité des soins que vous prodiguez.

Eczéma

L'eczéma est en constante progression chez les enfants actuellement. On nomme eczéma toutes irritations de la peau plus ou moins identifiables. Il se manifeste habituellement à partir de l'âge de 2 mois ou de 4-5 mois pour disparaître graduellement vers l'âge de 3 ans.

L'eczéma est, pour le naturopathe, l'expression d'un déséquilibre organique relié à un excès d'acidité, à la congestion du foie, combiné à des allergènes ainsi qu'à des sources de stress et de tension. Un eczéma réprimé par des pommades à base de cortisone (on empêche ainsi l'élimination des toxines, la peau étant une voie d'évacuation des déchets) affaiblit la fonction pulmonaire (en médecine chinoise, on dit que la peau est un « troisième poumon ») et pousse l'enfant vers un terrain asthmatique. Le traitement de l'eczéma doit se faire tôt pour éviter les complications. L'eczéma en soi n'est pas grave, mais il peut être extrêmement irritant. Théoriquement, on ne meurt pas de l'eczéma, mais un traitement chimique abusif à long terme peut affaiblir suffisamment l'organisme pour causer des complications dont la mort « inexpliquée » d'un enfant.

L'eczéma survient généralement quand la mère cesse l'allaitement de son bébé et qu'elle introduit une préparation pour nourrisson à base de lait de vache. Si l'allergie n'est pas trop sévère, il ne réagira pas à ce dernier, mais il réagira plutôt à l'introduction du lait de vache régulier vers l'âge de six mois ou d'un an. Il peut aussi réagir aux premiers aliments solides qui lui seront donnés, ces derniers étant trop acidifiants[1] pour lui.

L'eczéma peut apparaître après la première vaccination ou une autre subséquente. Le corps cherche alors à éliminer les toxines qu'il a reçues. L'eczéma peut aussi apparaître chez l'enfant lorsqu'il débute l'année scolaire. Ayant déjà un terrain très allergique, le stress sera source de déséquilibre, ce qui provoquera une crise normalement mineure d'eczéma. Un parent avec un passé d'allergies ou d'eczéma devrait redoubler de prudence dans les choix d'habitudes de vie qu'il fera pour

1. Voir le volume *Accueillir son enfant naturellement,* de la même auteure pour avoir la liste des aliments acides et alcalins.

son enfant. L'allaitement maternel sera un *sine qua none*, de même que l'absence de produits laitiers pour la mère qui allaite, car cette dernière transmet l'allergène à l'enfant par son lait.

Les crèmes à la cortisone masquent le « mal » et elles amincissent la peau plus ou moins rapidement selon le rythme d'application. Ce n'est pas une ou deux applications occasionnelles de crème au visage (parce que nous désirons que notre bébé soit beau pour son premier anniversaire...) qui réprimera l'eczéma en profondeur. Il est important de bien cibler la cause et d'agir en conséquence.

Le traitement de l'eczéma exige beaucoup de patience et de discipline, mais l'investissement en vaut la peine, car la vie familiale peut devenir un cauchemar lorsque notre enfant est aux prises avec un eczéma sévère.

Symptômes

Rougeurs dans les replis cutanés : derrière les genoux, aux coudes, dans les replis du cou.

Plaques de peau sèches et rouges qui forment des croûtes.

La peau est généralement sèche et grumeleuse par endroits.

L'eczéma peut être suintant (écoulement jaune clair).

Démangeaisons plus ou moins vives allant même jusqu'à causer des insomnies.

Humeur irritable.

Soins requis

Priorité à l'allaitement maternel, reprendre l'allaitement si c'est possible pour la mère[1].

Des études ont démontré que l'ajout de bactéries lactiques pendant la grossesse et pendant toute la durée de

1. Consultez le volume Accueillir son enfant naturellement de la même auteure.

l'allaitement diminuait l'eczéma chez les enfants nés dans les familles à risque.

La mère doit cesser toute consommation de produits laitiers incluant fromage, yogourt, crème glacée, beurre, lactosérum, caséine, caséinate (lire les étiquettes). Diminuez les oeufs, le soya et la consommation de blé, qui sont des aliments des plus allergènes.

Offrez aux bébés et aux enfants plus âgés des jus de carottes et des jus de concombre frais. Diluez-les avec 1/3 d'eau pure.

Adoptez une alimentation alcalinisante pour la mère qui allaite et pour l'enfant qui mange.

Prenez une excellente source d'acides gras essentiels (oméga 3) qui soutiendra l'immunité tout en fournissant au corps le matériel nécessaire pour favoriser la synthèse de prostaglandines PGE1 et PGE3, qui ont des propriétés anti-inflammatoires. On pense particulièrement à l'huile de lin, à l'huile de bourrache et aux huiles de poissons des mers froides. Ces huiles seront prises par la mère si elle allaite ou elles seront ajoutées au jus ou à la purée de l'enfant. Un enfant d'un an pourrait facilement prendre une cuillerée à thé (5 ml) d'huile de lin par jour.

Vérifiez chez la mère, par une analyse de cheveux, s'il n'y aurait pas de carence en zinc. Le zinc est essentiel pour avoir une peau saine. Si l'enfant a suffisamment de cheveux, l'analyse peut être faite à partir de ses cheveux. Il est à noter qu'un taux important de métaux lourds font perdre beaucoup de zinc et que lorsque ce déséquilibre n'est pas rectifié, l'individu en question aura toujours besoin de supplément de zinc puisque la fuite n'est pas colmatée.

Veillez à ce que l'enfant fasse une à deux selles par jour. Ne tolérez aucune constipation (voir ce terme).

Intégrez la chlorophylle liquide à l'eau de boisson. La chlorophylle nettoie l'organisme, alcalinise le corps et calme le système nerveux par sa richesse en magnésium.

Utilisez le sel biochimique n° 6⁺ (kalium phosphoricum), ce dernier agit favorablement sur le système nerveux. Un à deux comprimés, deux à trois fois par jour.

Le remède Chamomilla (15 CH) en homéopathie⁺ calmera l'enfant dans les périodes intenses de démangeaisons. Donnez-le d'emblée au coucher pour favoriser un meilleur sommeil.

Évitez de surchauffer la chambre de l'enfant et de trop le vêtir. La chaleur et la transpiration augmentent les démangeaisons.

Mettez de petites mitaines au petit bébé afin d'éviter qu'il ne se gratte jusqu'au sang.

Saupoudrez de l'argile blanche sur les plaques d'eczéma humides et dans les replis cutanés.

Une crème à la consoude, à la calendula ou aux 7 plantes (compagnie *Bioforce*) peuvent aider à soulager les irritations. L'onguent magique (l'*Armoire aux herbes*) et la crème aux herbes (*Clé des Champs*) sont aussi excellents.

Versez une cuillerée à thé (5 ml) d'huile d'amande douce dans une tasse de tisane de camomille (bien concentrée) dans l'eau du bain pour calmer et soulager les démangeaisons. Ou versez quelques gouttes du remède Rescue (Fleurs de Bach⁺) dans l'eau du bain pour soulager la douleur et les démangeaisons. Préférez les bains courts mais fréquents.

L'eau du bain devra être plus fraîche que chaude. Si vous avez accès à un filtre de douche[1] qui enlève le chlore,

1. Les filtres de douche se vendent généralement par catalogue, peu de magasins naturels les gardent en inventaire.

utilisez cette eau pour le bain du bébé, le chlore étant un agent irritant.

La pensée sauvage (viola tricolaris ou violaforce de la compagnie *Bioforce*) est une plante de choix pour les maladies de peau. Elle est d'une grande utilité grâce à ses vertus dépuratives, laxatives, diurétiques et cicatrisantes. Donnez-la à l'enfant à très petites doses au début et augmentez lentement. Par exemple, une goutte dans un peu d'eau une fois par jour, deux fois par jour et ensuite trois fois par jour. Augmentez ensuite le nombre de gouttes pour arriver à 3 ou 5 gouttes à la fois selon l'âge de l'enfant. Les selles seront plus abondantes et nauséabondes pendant qu'il élimine les toxines et les aliments décomposés. Vous noterez peut-être une aggravation de l'eczéma pour quelques jours. C'est une situation temporaire qui accélère la guérison. Le corps reprend alors son pouvoir d'élimination des déchets.

Utilisez des Fleurs de Bach+ ou de Bailey si l'eczéma n'apparaît qu'en période de stress. Consultez un thérapeute qui pourra vous concocter votre remède personnalisé.

Engelure

Les engelures sont moins fréquentes aujourd'hui qu'autrefois. Les vêtements adaptés aux saisons froides sont plus performants. Les enfants ayant facilement les mains froides seront plus sujets à souffrir d'engelures. Les points sensibles sont les mains, les pieds, les orteils, le nez et les oreilles. Plus vite on s'aperçoit du risque d'engelure, plus rapidement on agira, ce qui évitera des complications. Le jeune enfant ne sent pas la progression de l'engelure. Il pleurera fortement lorsque la douleur apparaîtra. Nous devons donc prévenir en l'habillant suffisamment tout en évitant les vêtements trop ajustés et les bottes trop serrées. En aucun cas, il ne faut entraver le mouvement afin de permettre une meilleure circulation du sang.

Chez le jeune enfant, il est bon de toucher, nous-mêmes, ses pieds et ses mains afin de nous assurer qu'ils ne sont pas glacés.

Lorsque les extrémités sont exposées au grand froid, il y a formation de cristaux dans les tissus et c'est à ce moment qu'on commence à ressentir des picotements. Puis, si on ne réussit pas à rétablir une circulation fluide par le mouvement, la douleur apparaît, accompagnée de rougeur, de sensation de brûlure, de démangeaisons, d'enflure, et possiblement de cloques. Si l'exposition au froid persiste, l'engourdissement commence, la douleur disparaît peu à peu, on ne sent plus notre membre gelé et la peau prend une couleur blanche et une apparence cireuse. Une intervention immédiate est nécessaire pour prévenir la mort de la peau et la gangrène du membre gelé. Il est à noter que les fumeurs sont plus sensibles aux engelures, car la cigarette provoque une vasoconstriction des capillaires périphériques.

Soins requis

Ne réchauffez **jamais** le membre gelé au-dessus d'une source directe de chaleur (feu de foyer, radiateur, lampe chauffante, bouillotte, etc.). Submergez les extrémités gelées dans un lavabo ou un bac d'eau tiède dont vous élèverez lentement la température entre 40° C (104° F) et 45° C (113° F) tout en bougeant les membres. Ne **frottez jamais** afin de ne pas endommager les tissus. Appliquez des compresses tièdes (et non bouillantes) s'il s'agit du nez et des oreilles.

Réchauffez la partie gelée aussi rapidement que possible en s'assurant que l'enfant demeure à la chaleur. Ne dégelez pas un membre si vous savez qu'il sera appelé à geler à nouveau parce que vous n'avez pas la protection voulue. Sinon les dégâts seront plus importants.

Réchauffez l'enfant en lui donnant une soupe chaude à base de céleri. Ce dernier est un régénérateur sanguin. Le bain de pieds ou de mains au céleri-rave est aussi très efficace pour guérir les engelures.

Posez sur l'engelure une compresse de jus d'oignon (fait à l'aide de votre extracteur à jus) après le réchauffement dans le bain d'eau tiède. L'oignon calme la douleur tout en désinfectant.

Des cloques peuvent se former sur la peau gelée. Appliquez des cataplasmes d'argile le plus souvent possible.

Un membre qui a déjà gelé sera plus sensible, désormais. Habillez votre enfant en conséquence.

Entorse (foulure)

L'entorse (ou la foulure) est une déchirure, plus ou moins importante, des ligaments qui soutiennent une articulation. L'entorse se produit habituellement lorsqu'une articulation a été étirée au-delà de sa capacité normale. La déchirure provoque un saignement plus ou moins important qui laissera un bleu. L'articulation est douloureuse et elle enfle. Les foulures les plus fréquentes se situent aux chevilles, aux poignets et aux genoux. L'enfant ressent de la douleur. Il ne peut plus se servir de son articulation. Si le membre est déformé ou bien que la douleur reste très vive malgré les soins apportés, consultez votre médecin. Il s'agit peut-être d'une fracture ou d'une déchirure trop importante pour qu'elle guérisse d'elle-même.

Soins requis

Soulevez le membre blessé pour minimiser l'enflure.

Appliquez immédiatement de la glace ou de l'eau très froide pendant une vingtaine de minutes selon la tolérance. Si non toléré, alternez l'application de froid avec un temps de repos. L'exposition au froid sera efficace dans la première heure afin de limiter l'épanchement sanguin.

Ensuite, placez le membre atteint dans un bain d'eau chaude auquel vous aurez ajouté de la teinture-mère d'arnica⁺ ou de calendula.⁺ Faites 2 à 3 bains par jour de 15 à 20 minutes. L'eau chaude permettra maintenant de diffuser l'excès de liquide dans les tissus environnants et de diminuer la tension sous-jacente.

Entre les bains, appliquez un cataplasme d'argile.+ On peut le laisser en place toute la nuit.

Il est nécessaire d'immobiliser l'articulation à l'aide d'un bandage pas trop serré. L'enfant ne doit pas se porter sur le membre endolori.

On peut alterner le cataplasme d'argile avec l'application d'une compresse humide imbibée de teinture-mère d'arnica.

Consultez un physiothérapeute spécialisé en médecine sportive. Il fera une bonne évaluation, il recommandera les exercices appropriés et il fera un « taping[1] » si nécessaire.

Laissez le temps à l'articulation de s'autoguérir afin d'éviter une faiblesse permanente.

Fatigue

On pourrait croire que la fatigue n'est que le lot des adultes surmenés. Rien de plus faux! Le nourrisson, le jeune enfant et l'adolescent sont tous susceptibles d'être fatigués. Les signes sont évidents. L'enfant est bougon. L'impatience et l'agressivité sont au rendez-vous. On assiste à des crises de larmes disproportionnées. Le teint est pâle, les yeux sont cernés et les traits sont tirés. Est-ce une fatigue soudaine ou une fatigue qui traîne depuis des jours, voire des semaines?

La fatigue peut être causée par des activités mal gérées, mais elle peut aussi être le signe avant-coureur d'une maladie plus ou moins importante.

On ne prend pas la fatigue à la légère chez l'enfant. Il est jeune, il est normalement doté d'une grande force vitale, il se

1. « Taping » : pansement légèrement compressif.

doit d'être actif et vigoureux. Il est important d'éliminer les causes une à une afin de découvrir la raison de sa fatigue.

Soins requis

Dort-il suffisamment? Se couche-t-il trop tard le soir? A-t-il de la facilité à se lever le matin? Abuse-t-il de la télévision ou de l'ordinateur en soirée? Le réveil est-il trop tôt? Le premier enfant levé réveille-t-il tous les autres? Enseignez-leur le respect d'autrui.

L'environnement est-il bruyant? Dort-il dans une atmosphère calme et sans bruit? Passe-t-il toute la journée à l'école? Le vacarme sur l'heure du dîner fatigue l'enfant au lieu de le détendre. La télévision est-elle trop forte lorsqu'il dort? Le sommeil est de moins bonne qualité avec des bruits environnants.

L'enfant est-il exposé aux champs électromagnétiques du téléviseur ou de l'ordinateur? Ces appareils sont-ils dans sa chambre ou bien sont-ils placés contre le mur de sa chambre? Ces ondes nocives passent à travers les murs. Elles sont multipliées quand l'appareil est en fonction. La distance requise pour se protéger est de 8 fois la diagonale de l'écran du téléviseur ou de l'écran de l'ordinateur.

L'orientation du lit est-elle nord-sud? Le sommeil serait favorisé dans cet axe à cause de la direction des champs électromagnétiques terrestres.

L'école est souvent très exigeante pour les enfants. La longueur du trajet pour s'y rendre lui demande un effort, et le poids de son sac d'école souvent surchargé ajoute à cette demande d'énergie. Le travail scolaire exige-t-il trop pour ses capacités? Est-il épuisé après la classe?

La nervosité et l'angoisse fatiguent les enfants. Ces derniers vivent souvent des craintes, des peurs qui les freinent dans leur énergie. Assurez-vous que le milieu scolaire est sain, que la relation avec le professeur est adéquate. Ce n'est pas toujours le cas de nos jours. Évitez de transposer vos problèmes sur les épaules de vos enfants. Ils n'ont pas à porter vos angoisses existentielles. Les séparations et les divorces sont fréquents aujourd'hui. Ils sont une grande source de stress pour les enfants qui les subissent.

Le régime alimentaire est-il adéquat? Mange-il des aliments morts (bonbons, fast-food, boissons gazeuses, etc.) concentrés en sucre? Plusieurs enfants ont déjà des tendances hypoglycémiques. Ils seront rapidement fatigués et irritables. Les enfants doivent manger des aliments vivants, naturellement riches en vitamines et en minéraux. Souffre-il d'allergies alimentaires?

L'excès de lait diminue l'assimilation du fer par l'organisme. Le manque de fer peut provoquer de la fatigue et accroître la fragilité aux rhumes. Donnez régulièrement un tonique riche en fer (*Floradix ou Auxima Fera*) lorsque l'enfant est fatigué et diminuez ses quantités de lait à deux portions par jour (s'il est âgé de plus de 2 ans). Augmentez les sources de fer dans son alimentation. Les aliments riches en fer (particulièrement les végétaux) doivent toujours être accompagnés d'une bonne source de vitamine C pour favoriser l'assimilation. Il est à noter que la cuisson détruit en partie la vitamine C. Des crudités ou une salade à chaque repas vous assurera d'avoir la vitamine C nécessaire.

L'acupuncture pourra redonner un bon coup de pouce aux enfants fatigués au milieu de l'hiver.

Bonnes sources de fer
(biologique si possible)

Viandes rouges *(foie de veau, de poulet, de bison, abats, etc.)*
Légumineuses *(fèves Pinto, haricots noirs, lentilles, soya, etc.)*
Œufs *(jaune de l'œuf)*
Poissons, crustacés *(huîtres)*
Légumes *(légumes verts, avocat, betteraves, persil, etc.)*
Fruits *(fruits séchés, raisins, poires, pêches, etc.)*
Céréales complètes *(millet, quinoa, sarrasin, etc.)*

Le bain aux algues est reminéralisant. Il régénère l'organisme tout en favorisant la détente. Profitez-en pour l'offrir à toute la petite famille. Ne savonnez pas l'enfant, laissez-le jouer 15 à 20 minutes. Réchauffez l'eau, et faites de même avec vos autres enfants.

Des superaliments comme le pollen, la gelée royale ou la levure de bière lui permettront de s'énergiser même en temps de convalescence.

Le composé cuivre-or-argent en oligothérapie lui permettra aussi de reprendre ses forces. Une dose à jeun tous les matins pour une durée de 2 à 3 mois.

Si vous choisissez d'effectuer un voyage dans les régions chaudes pendant l'hiver, ne vous empêchez pas d'amener vos enfants parce qu'ils fréquentent l'école. Un enfant peut facilement faire en deux heures le programme de toute une journée académique. Il ne prendra aucun retard et, surtout, il récupérera physiquement et émotivement grâce à votre présence quotidienne.

L'enfant (de même que l'adulte) doit jouer dehors tous les jours, été comme hiver.

Prenez le temps de vivre, de jouer avec vos enfants. Serrez-les dans vos bras très souvent. Ces contacts les rendent plus heureux. Le bonheur favorise la santé!

Le vaccin contre l'hépatite B que l'on inocule aux enfants de 9 ans (au Québec) peut être le point de départ d'un état de fatigue prolongé.

Si malgré toutes ces vérifications, votre enfant demeure fatigué, consultez sans attendre. Plusieurs maladies s'annoncent par une fatigue chronique. Plus tôt vous les détecterez, plus vite vous pourrez agir.

Fièvre *(voir page 234)*

Gaz, ballonnement

Ces derniers sont fréquents. Ils sont toxiques pour le foie, ils sont dérangeants pour la personne qui en souffre à cause des maux de ventre qu'ils occasionnent et ils sont désagréables pour ceux qui nous entourent. Les gaz sont dus à une insuffisance digestive, à de mauvaises combinaisons alimentaires, à une mastication insuffisante, à une carence possible en cobalt, à un mauvais équilibre de la flore intestinale, à une insuffisance en lactase, à une consommation exagérée d'aliments générateurs de fermentation, etc.

Tout le monde expulse une certaine quantité d'air par l'anus quotidiennement sans qu'on ne s'en rende nécessairement compte. En temps normal, nous expulsons entre 400 et 2000 millilitres d'oxygène, de nitrogène, de carbone, de dioxyde et de méthane par jour. Le gaz est produit par les milliers de bactéries qui peuplent notre intestin. Les gaz reliés à la **fermentation** intestinale seront sans odeur tandis que les gaz créés par la **putréfaction** des protéines animales auront une odeur nauséabonde caractéristique.

Soins requis

Dans un premier temps, éliminez la consommation de sucre (incluant les fruits) au repas. Le sucre sous toutes ses formes, combiné aux protéines, entraîne des ballonnements et des gaz.

Cessez le lait. Il se peut que l'enfant ou l'adulte ne sécrète pas suffisamment de lactase, enzyme nécessaire à la digestion du sucre du lait, le lactose. Le yogourt contient moins de lactose que le lait, et le fromage en contient très peu. En tenant un journal alimentaire et en notant les symptômes, vous serez à même de constater quels aliments causent le plus de problèmes.

Faites tremper vos légumineuses toute la nuit. Au lendemain, jetez l'eau de trempage et faites-les cuire 30 minutes dans une nouvelle eau. Changez une dernière fois l'eau pour terminer la cuisson et ajoutez des morceaux d'algues kombu. Ces dernières ont la propriété de diminuer les flatulences. Ne mangez pas vos légumineuses avec un sucre.

Le *Beano* est un produit en vente libre qui contient un enzyme qui décompose certains sucres à l'origine des gaz. Il rendra certains aliments plus tolérables.

La prise de bactéries aimables (ou capsules de yogourt) favorisera un meilleur équilibre de la flore intestinale d'où une diminution des gaz. Prenez-les une heure avant de souper et au coucher.

L'oligo-élément cobalt rétablira souvent ce déséquilibre. Prenez une dose par jour avant un repas, pendant 3 mois.

Voici les aliments qui sont **fortement** générateurs de gaz : les haricots, la bière brune, le son, les oignons, le brocoli, les choux de Bruxelles, les choux, les boissons gazeuses, le chou-fleur, le lait et les sucres.

D'autres aliments sont **modérément** générateurs de gaz : les pommes crues, les abricots, les bananes, le blé, les carottes, le céleri, les agrumes, le café, les concombres, les aubergines, la laitue, les pommes de terre, les prunes, le radis, le raisin, le soja, les épinards.

Évitez de les consommer tous dans le même repas!

La prise d'antibiotique déséquilibre la flore intestinale. Les gaz peuvent survenir après une prise prolongée d'antibiotique.

Le charbon de bois activé permet d'absorber les gaz pour les éliminer. Prenez-le seul, entre les repas ou au coucher, car il neutralise aussi l'assimilation des nutriments et des médicaments. Il s'utilise uniquement sur une courte période.

Certaines plantes sont carminatives[1]. Il est bon de les prendre en tisane après les repas, même pour les enfants. Il s'agit de l'anis, du fenouil, de la mélisse, de la sauge, du carvi ou de l'origan.

Grincement de dents (bruxisme)

Le bruxisme est un mouvement inconscient qui consiste au frottement des dents les unes contre les autres pendant le sommeil. Ce grincement use l'émail des dents et peut provoquer la carie tout en rendant les dents très sensibles. L'enfant ou l'adulte peut se réveiller, le matin, les mâchoires fatiguées ou tendues. Le dormeur ne se rend pas compte de cette mauvaise habitude; c'est le conjoint ou le parent qui entend le grincement.

Les chercheurs en soins dentaires reconnaissent que le stress est la cause majeure du réflexe de serrer les mâchoires ou de grincer des dents. Ils suggèrent donc de faire de l'activité physique afin d'évacuer le stress, de prendre un bain chaud avant le coucher, de faire des détentes, de la relaxation, ou de recevoir un massage, et finalement d'éliminer les sources de tension.

Tous ces facteurs sont pris en considération en naturopathie. Par contre, nous essaierons d'évaluer les carences spécifiques qui entretiennent le stress dans l'organisme malgré le changement des habitudes de vie.

Le grincement de dents chez l'enfant peut être aussi l'indice d'une infestation par des parasites intestinaux (voir ce terme). Il devra être traité en conséquence.

Soins requis

Offrez une alimentation riche en céréales entières (complexe B), en noix et graines (zinc) et en légumes verts (magnésium).

1. Carminative : qui a la propriété d'expulser les gaz intestinaux.

Coupez les sucres au maximum, car ces derniers irritent le système nerveux tout en augmentant les carences en vitamines B, en zinc, en magnésium, en chrome, etc.

Offrez, dans un premier temps, un supplément de zinc en comprimé (dose pondérale) jumelé à une dose de zinc sous forme d'oligo-élément. Ce dernier facilitera l'assimilation et l'utilisation du zinc par l'organisme. Le zinc est très indiqué surtout si on observe des taches blanches sur les ongles de l'enfant. Supplémentez en zinc jusqu'à la disparition des symptômes. Notez que les comprimés de zinc (sauf l'oligo-élément) doivent être pris après le repas sinon ils pourraient occasionner des nausées, le zinc étant un astringent.

Un supplément de magnésium en oligo-élément et un super-aliment comme la chlorophylle ou encore un citrate de magnésium, seront utiles pour calmer le système nerveux et détendre la musculature.

Haleine, mauvaise

L'haleine est l'air que nous expirons de nos poumons. Elle ne devrait pas avoir d'odeur caractéristique. Cela ne semble pas vraiment le cas chez l'adulte, puisque les Américains dépensent actuellement plus d'un milliard de dollars par année en rince-bouche de toutes sortes, qui ne contiennent généralement que de l'alcool combiné à une saveur artificielle... Les gargarismes commerciaux ne font que masquer les odeurs pendant un temps limité (de 20 minutes à 2 heures). Ils n'éliminent pas l'origine du problème.

Les causes de la mauvaise haleine sont multiples. Certains aliments sont forts en odeur. C'est le cas de l'ail, des oignons, de certains fromages et de l'alcool. Leur odeur caractéristique est transportée dans le système sanguin pour être exhalée par les poumons. Le tabac est un facteur reconnu de mauvaise haleine. L'hygiène dentaire est aussi très importante. Le brossage des dents, le passage de la soie dentaire, l'absence de caries ou de gingivites, contribuent à donner une haleine fraîche. La constipation, entraînant une surcharge digestive peut occasionner une mauvaise haleine. Des aliments mal tolérés ou pris en excès vont avoir les mêmes effets. Les maladies infectieuses de l'enfance, de même que les grippes, les sinusites et les amygdalites causent aussi une mauvaise haleine.

Soins requis

Pratiquez une bonne hygiène buccale.

Éliminez la constipation (voir ce mot).

Diminuez la consommation d'aliments gras.

Mastiquez du persil frais.

Intégrez la germination et des légumes lactofermentés pour apporter un supplément d'enzymes naturelles, ce qui facilitera la digestion.

Un supplément temporaire d'enzymes digestives peut être approprié pendant un mois ou deux à chaque repas.

Nettoyez le foie par une cure appropriée (chardon-marie, boldocynara, radis noir, etc.).

Assurez-vous que les dents et les gencives sont en bon état.

Hyperactivité

Les comportements hyperactifs chez l'enfant sont de plus en plus fréquents. Qui ne connaît pas au moins un enfant aux prises avec ce problème? Le sujet est tellement vaste qu'il sera l'objet d'un prochain ouvrage sur la santé du système nerveux de l'enfant. Quoi qu'il en soit, certaines grandes lignes ressortent et peuvent être corrigées rapidement avec de bons résultats. J'aborde donc les troubles d'hyperactivité **sans troubles de l'attention**.

Soins requis

Plusieurs facteurs sont des irritants pour le système nerveux de l'enfant. Pensons d'abord à :

Éliminer toutes les sources de caféine qui est un stimulant puissant (chocolat, boissons gazeuses, boissons énergétiques à base de guarana, café, thé).

Diminuer les sucres concentrés de l'alimentation qui excitent aussi le système nerveux. Choisir des sucres naturels moins concentrés.

Éliminer les colorants de synthèses. Plusieurs enfants y sont allergiques.

Éliminer au maximum les produits chimiques de l'alimentation dont le BHA et BHT.

Nourrir le système nerveux avec des aliments riches en vitamines B. Choisir des céréales entières. Le Bio-Strath est une levure bien concentrée en vitamines B ou encore le pollen.

Les bons gras de type oméga 3 sont essentiels pour un fonctionnement optimal du cerveau. Mangez du poisson deux fois par semaine, cuit à l'étouffé ou poché, intégrez des noix et des graines pour les enfants ne souffrant pas d'allergie. Consommez des huiles de première pression comme de l'huile de lin dans les salades (particulièrement riche en oméga 3).

Des cures saisonnières de chlorure de magnésium+ nourriront aussi le système nerveux. Une analyse de cheveux permettrait d'évaluer précisément le niveau de carence de l'enfant.

Réduire l'exposition aux champs électromagnétiques via l'usage immodéré de la télévision et de l'ordinateur.

Jouer dehors et faire beaucoup d'activités physiques afin de brûler le surplus d'énergie et de prédisposer au sommeil.

Utiliser des complexes de plantes qui calment le système nerveux (avoine fleurie, mélisse, cataire, camomille, fleurs d'oranger, scutellaire, etc.)

Intégrer le massage à la routine du dodo.

Intégrer des périodes de relaxation à l'horaire de la fin de semaine.

Vérifier les choix musicaux. La musique de style heavy metal est une source de déséquilibre pour le système nerveux de l'enfant.

Infection urinaire (cystite)

L'infection urinaire est facilement décelable chez l'enfant capable de bien s'exprimer car il dira qu'il ressent une douleur ou un brûlement lorsqu'il urine, qu'il urine plus fréquemment que d'habitude et qu'il a mal dans le bas-ventre. À ce moment, vous constaterez peut-être qu'il fait de la fièvre. Chez le tout-petit qui ne parle pas, c'est une infection qui peut passer inaperçue un certain moment. Les symptômes seront les pleurs (reflétant la douleur) et la fièvre, en l'absence de tout signe de rhume ou d'infection rhino-pharyngé. Une culture d'urine sera nécessaire pour établir le diagnostic à tout âge. La petite fille est plus sujette aux infections urinaires car son urètre est plus courte que celle du garçon et les bactéries migrent plus facilement jusqu'à la vessie. Ces bactéries doivent rencontrer un milieu favorable pour se reproduire. Alors la cystite sera favorisée lorsque l'enfant ne boit pas suffisamment de liquide, ce qui diminue la vidange de la vessie. Les bactéries se développeront davantage dans un milieu ambiant alcalin.

Soins requis

Assurer-vous que votre enfant boit suffisamment d'eau surtout en période de canicule.

Offrez-lui régulièrement du jus de canneberge non sucré qui est un bon aseptisant des voies urinaires.

Assurez-vous que la petite fille est toujours essuyée de l'avant vers l'arrière lorsqu'il y a changement de couche ou après une selle.

Les bains moussants sont souvent utilisés pour le grand plaisir des enfants. Choisissez des bains moussants de qualité, à base d'huiles essentielles qui ne favoriseront pas les infections urinaires.

Chez le tout-petit, les antibiotiques seront indiqués pour enrayer rapidement l'infection. Par la suite, il suffira de donner des bactéries lactiques pour refaire la flore intestinale pendant un mois.

Chez l'enfant plus vieux ou l'adulte, lorsqu'une infection urinaire est prise à son début, elle se soigne facilement par les soins naturels. La vitamine C sous forme d'acide ascorbique (ph acide) est de mise, hydratation au maximum même si le malade n'a pas soif, cataplasme d'argile sur le bas-ventre et ajoutez soit un complexe homéopathique ou un combiné de plantes (Ex. : Cystoforce de la compagnie Bioforce). Continuez quelques jours après la disparition des symptômes.

Lorsque les cystites sont répétitives et qu'il n'y a pas de cause physiologique, il sera nécessaire d'évaluer la dimension émotionnelle, même chez l'enfant.

Insomnie

L'insomnie est un problème de taille pour les adultes. Une personne sur trois souffre d'insomnie aux États-Unis. Les enfants eux, par contre, bénéficient généralement d'un bon sommeil. Tout au plus, ont-il des difficultés d'endormissement au début de leur nuit ou, à l'occasion, un sommeil agité entrecoupé de cauchemars.

La durée du sommeil chez l'enfant est variable comme chez l'adulte. Certains enfants seront de grands dormeurs, d'autres récupéreront très rapidement. Le parent aura à s'acclimater au rythme de repos de son enfant, ce qui n'est pas toujours facile pour le parent qui vit un rythme de sommeil opposé à celui-ci. Les indices qui nous permettent d'évaluer si notre enfant dort suffisamment seront sa vitalité, sa bonne humeur, son entrain. Plus tôt vous donnerez de bonnes habitudes de sommeil à votre enfant, mieux vous vous porterez.

Soins requis

Respectez son horaire, mais apprenez-lui à vous respecter. Ce n'est pas parce qu'il est un lève-tôt qu'il doit réveiller toute la maisonnée. Et c'est aussi vrai en soirée, l'adolescent doit apprendre à respecter les plus jeunes qui sont couchés.

Aménagez-lui une chambre ou un coin personnel afin qu'il dorme toujours au même endroit. C'est beaucoup plus sécurisant.

Aérez la pièce avant le sommeil, votre enfant dormira mieux et gardez la fenêtre ouverte lorsque c'est possible.

Respectez les rites avant le coucher. Le bain, la lecture ou la comptine sont tous des éléments relaxants et sécurisants. Ils permettent à l'enfant de glisser lentement vers le sommeil.

Les couleurs de sa chambre sont aussi très importantes. Préférez les bleus, les verts et les violets qui ont des propriétés calmantes.

L'enfant doit pouvoir garder son toutou favori aussi longtemps qu'il le désire. Il lui apporte un sentiment de sécurité non négligeable.

La température de la chambre doit être assez confortable. Assurez-vous qu'il soit bien vêtu et suffisamment couvert pendant la nuit.

En plus des éléments précédents, on peut offrir des tisanes sédatives aux enfants, à l'heure du souper. On pourra choisir la camomille, le tilleul, la passiflore, la fleur d'oranger, etc.

Le remède homéopathique Chamomilla (5 ou 7 CH) aidera l'enfant à s'endormir si vous lui donnez avant le souper. On pourrait répéter la dose durant la nuit si l'enfant connaît des terreurs nocturnes.

Un bain de siège froid de 5 à 10 minutes avant d'aller dormir prédispose au sommeil.

Un supplément de magnésium en oligothérapie (une dose avant le souper) induira un sommeil plus calme et plus profond.

Évitez de lui donner à manger avant le coucher. Le travail digestif peut perturber le cycle du sommeil.

Le repas du soir composé de céréales entières favorise le sommeil contrairement au repas riche en protéines animales.

Un massage de détente favorise le sommeil, même chez les enfants.

Vérifiez les sources de pollution électromagnétiques dans son milieu de vie (télévision, ordinateur, réveille-matin électrique, etc.).

En dernier recours, utilisez un complexe calmant à base de plantes. Choisissez une formule liquide pour ajuster plus facilement le dosage.

Maigreur

Certains enfants ont un poids nettement sous la normale. Si aucune cause médicale n'a été retenue, que l'enfant ne souffre pas de maladie cœliaque due à une intolérance au gluten ni d'aucune maladie de malabsorption, qu'il ne souffre pas de parasitose (pensons au tænia dans ce cas), le bilan alimentaire doit alors être révisé.

Soins requis

Vérifiez l'apport calorique quotidien. Mange-t-il trois bons repas par jour ou grignote-t-il des aliments à calories vides toute la journée?

A-t-il suffisamment de bons gras dans son alimentation? Les produits écrémés ne sont pas indiqués chez les enfants qui n'ont pas d'excès de poids.

Augmentez les noix et les graines si l'enfant ne souffre pas d'allergies car ils contiennent de bons gras et des protéines qui sont essentielles pour le développement de la masse musculaire.

Ajoutez des huiles de première pression comme complément calorique à son alimentation à chacun de ses repas.

Offrez des collations nourrissantes s'il mange bien à chaque repas. Par exemple : fruits et noix, fruits séchés, fruits frais et yogourt nature ou fruits et fromage, etc.

En dernier lieu, donnez-lui un supplément d'eau de mer qu'on nomme *Plasma de Quinton*. Ce produit se vend au litre, c'est beaucoup plus économique. Il doit être consommé pur, directement dans la bouche pour favoriser l'assimilation. Il contient tous les minéraux dont nos cellules ont besoin pour bien fonctionner. C'est un produit de grande qualité qui rétablit l'équilibre biochimique du corps. Il peut même être donné aux tout-petits. Il existe en plusieurs concentrations. L'*isotonique* est une eau de mer dessalée, elle est compatible avec notre milieu interne. Elle est utilisable sans aucune contre-indication. L'eau de mer *hypertonique* est plus concentrée en minéraux (dont le sel) et elle sera par contre non indiquée pour les individus souffrants d'insuffisance rénale. Les posologies sont assez flexibles si vous utilisez l'isotonique. Par exemple : à l'âge d'un an, on peut donner 5 ml (une c. à thé) au début de chaque repas (15 ml par jour); à quatre ans : 10 ml (deux c. à thé) par repas (30 ml par jour), à dix ans; 15 ml (une c. à soupe) avant chaque repas (45 ml par jour). C'est surprenant de constater que les enfants prennent alors le poids qui leur est nécessaire.

Mal de tête

Le mal de tête chez l'enfant n'est pas fréquent. Lorsque l'enfant se plaint et qu'il affirme avoir mal à la tête, il faut en tenir compte. Les causes sont multiples. Essayez d'en comprendre l'origine en posant les questions suivantes et portez les soins en lien avec la cause que vous aurez isolée.

— A-t-il fait une chute? Les visites annuelles chez l'ostéopathe[1] permettent d'éviter les séquelles reliées à des traumatismes qu'on pense souvent anodins mais qui laissent leurs empreintes sur le corps. Cette technique est douce et agréable pour les enfants.

— Depuis quand a-t-il mal à la tête? Au retour de l'école, les maux de tête peuvent être causés par la tension de la journée. Sa vision est-elle bonne? Digère-t-il bien? Au lever, le matin, les maux de tête peuvent être dus à une surcharge digestive.

— Est-il grippé? A-t-il une maladie infectieuse?

— Votre enfant boit-ilsuffisamment d'eau? La déshydratation est à l'origine de certains maux de tête.

— A-t-il terminé un rhume dernièrement? On pourrait penser à une sinusite non guérie.

1. Ostéopathe : thérapeute pratiquant l'ostéopathie. « Cette médecine manuelle vise à rétablir le mouvement et l'équilibre dans les différents tissus de l'organisme. Par différents tests de mobilité articulaire, viscéral et crânien, l'ostéopathe évalue l'état des différents systèmes du corps humain et leurs interrelations, tant mécaniques que neurophysiologiques. » Jean-Louis Boutin, D.O.

— Fait-il des allergies? Dans ce cas, les maux de tête reviennent périodiquement.

— Souffre-t-il de constipation?

— A-t-il mangé un repas particulièrement gras? Le mal de tête indiquerait un foie fragile.

— A-t-il abusé de la télévision, des jeux vidéo ou de la lecture?

— Est-ce la veille d'une tempête? Le temps est-il à la pluie? La baisse de la pression atmosphérique amène une surcharge d'ions positifs dans l'air, ce qui cause des maux de tête chez les personnes sensibles à ces changements.

— A-t-il souffert d'une insolation?

Soins requis

Traitez la cause en lien avec le problème.

Soulagez l'enfant avec une serviette froide sur le front.

Faites-le se reposer l'enfant.

Offrez-lui une tisane citronnée et une petite biscotte.

Une petite friction avec du « baume de tigre blanc » sur les tempes peut le soulager.

Faites-lui prendre un bain de pieds froid de 30 secondes à 1 minute ou un bain de pieds chaud d'une dizaine de minutes.

Appliquez un cataplasme d'argile sur le front et sur les tempes.

Mal de ventre

Le mal de ventre chez l'enfant est relativement fréquent. Les causes sont multiples. Cherchez l'origine en posant les questions suivantes et portez les soins en lien avec la cause que vous aurez isolée.

— A-t-il été à la selle aujourd'hui? Si la réponse est négative, faites-lui un petit lavement ou encore offrez-lui des aliments laxatifs (betteraves, pruneaux, bleuets, etc.) pour être assuré qu'il aille à la selle le lendemain au plus tard.

— Dans quelle région du ventre a-t-il mal? Si la douleur est localisée dans le bas du ventre vers la droite, si l'enfant a de la fièvre, s'il a des nausées, il est possible que ce soit une crise d'appendicite. Consultez le médecin.

— Vient-il de manger un aliment particulier qui ne lui conviendrait pas?

— A-t-il la diarrhée? C'est peut être le début d'une gastroentérite.

— Est-il nerveux? Est-ce une journée spéciale pour lui? Est-il pressé par le temps? Les émotions chez les enfants passent souvent par le ventre lorsqu'il ne les exprime pas en mots.

— Les douleurs viennent-elles fréquemment après les repas? Pensez à une allergie alimentaire ou à une intolérance au lactose.

— Les douleurs sont-elles fréquentes avec vomissements, amaigrissement, légère fièvre, nervosité, etc.? L'enfant souffre peut-être de parasitose.

— Votre adolescente approche-t-elle de ses menstruations?

— A-t-il de la fièvre tout en ayant une douleur dans le bas du ventre? A-t-il de la difficulté à uriner parce que ça brûle? Y a-t-il une trace de sang dans sa couche ou dans ses petites culottes? L'enfant a peut être une infection urinaire.

Soins requis

Recherchez la cause et soignez en conséquence.

Un cataplasme d'argile verte+ sur le ventre sera toujours utile.

Une bouillotte chaude sur le ventre peut soulager la douleur si vous ne soupçonnez pas une crise d'appendicite.

Nervosité

La nervosité se remarque chez les petits et les grands. Le tempérament dont nous héritons à la naissance confirme ou non notre tendance à la nervosité. Bien qu'il y ait un acquis irréductible, il est toujours possible de mieux gérer cette tendance à la nervosité.

Soins requis

Évitez tous les aliments qui contribuent à la nervosité comme les sucres, les boissons gazeuses, les colorants, le chocolat, le cacao et les viandes rouges.

Intégrez une alimentation qui nourrit le système nerveux : céréales entières, levure de bière, légumes verts, betterave, etc.

Évitez les excès de jeux vidéo, de *Nintendo*, car ils irritent le système nerveux. La télévision aura le même effet, surtout si les émissions sont particulièrement violentes.

Favorisez l'activité physique à l'extérieur, ce qui entraînera une détente de l'organisme.

La lécithine de soya s'avère une excellente nourriture pour le cerveau. C'est un supplément alimentaire de grande qualité pouvant être donnée aux enfants à la cuillère (forme granulée). On peut difficilement en consommer avec excès. Débutez par une cuillerée à thé (5 ml) par jour et augmentez graduellement à une cuillerée à thé par repas.

Toutes les plantes calmantes énumérées pour l'insomnie conviennent parfaitement dans ce cas.

La levure plasmolysée Bio-Strath ainsi que le pollen, le germe de blé et la levure de bière Bjast apportent une bonne source de vitamines B naturelles.

Les oligo-éléments comme le zinc, le magnésium et le lithium peuvent être d'un grand secours.

Intégrez le massage dans la routine du dodo ou dans les jours de pluie.

Obésité

Le nombre grandissant d'enfants qui accusent un surplus de poids est dramatique de nos jours. Trop de parents sont encore inconscients des multiples problèmes que l'obésité causera à leur enfant une fois devenu adulte. La prévention demeure l'élément-clé. Ce sont les bonnes habitudes alimentaires qui aideront à prévenir l'obésité. Le surplus de poids prédispose à toutes les maladies de notre civilisation, que ce soit les maladies cardio-vasculaires, les cancers, le diabète, l'hypertension, etc. La détresse psychologique qui s'ensuit ne facilite pas la vie non plus. Des sentiments de honte, de gêne et de rejet peuvent habiter les jeunes obèses. Mieux vaut les restreindre dans leurs apports alimentaires dès le jeune âge et améliorer la qualité de leur alimentation que de les voir souffrir de tous ces maux quelques années plus tard.

L'inactivité, l'abus de télévision et de jeux informatiques ainsi que la consommation de *fast-food* sont des facteurs aggravant l'obésité. L'activité physique est un élément essentiel pour l'équilibre du poids. Encourageons nos enfants à bouger.

Soins requis

Éliminez tous les bonbons, les boissons gazeuses, les grignotines et les desserts raffinés.

Réduisez les produits laitiers à une portion par jour, sous forme de fromage maigre ou de yogourt nature.

Réduisez la consommation de féculents (pains et céréales) et ne choisissez que de la bonne qualité lorsque vous les servez au repas.

Ne donnez que des fruits et de l'eau en collation, une seule fois par jour vers 16 heures.

Favorisez l'activité physique.

Le composé zinc-nickel-cobalt, en oligo-éléments, permettra un meilleur fonctionnement digestif. Ce composé aide à la perte de poids tout en diminuant le goût irrésistible pour les sucres.

Pourquoi l'enfant cherche-t-il des douceurs? Se protège-t-il de quelque chose? de quelqu'un?

Agissez rapidement dès que vous constatez un excès de poids.

Ongles mous, cassants, avec taches

Les ongles doivent être fermes, rosés (sans aucune tache) et lisses (sans aucune strie). À la base de chacun, nous devrions apercevoir une lunule blanchâtre. Celles-ci apparaissent vers l'âge de deux ou trois ans chez l'enfant. Les lunules sont l'indice d'une bonne réserve énergétique. Peu de gens ont dix lunules à leurs doigts. Elles peuvent réapparaître lorsque la personne reprend de la vitalité. Les stries longitudinales qui apparaissent sur les ongles avec les années sont un indice de déminéralisation. Les taches blanches peuvent être l'indice d'un choc ou d'une fièvre si elles sont peu nombreuses. Si les taches ressemblent à des lignes horizontales, elles témoignent plutôt d'une carence en zinc. Quant aux petites peaux au pourtour de l'ongle, elles sont l'indice d'une carence en silice. L'ongle mou qui dédouble reflète la même carence. Nos ongles nous parlent, écoutons-les.

Soins requis :

Ne tolérez pas des ongles qui dédoublent chez les enfants.

Suppléez avec de la silice et avec le sel biochimique composé n° 13⁺.

En présence de plusieurs taches blanches, coupez les sucres raffinés et suppléez en zinc.

L'ongle plutôt blanc que rosé dénote une carence en fer. Offrez le supplément de fer végétal *Floradix* ou *Auxima Fera*.

L'enfant qui se ronge les ongles démontre une certaine nervosité (voir ce terme). Le disputer ne sert à rien. Aidez-le à développer de la confiance en lui et à maîtriser sa nervosité.

Peau sèche (voir eczéma page 187)

Pipi au lit (énurésie)

Le pipi au lit ne devient problématique qu'à partir de l'âge de 4 ou 5 ans. Les garçons sont plus touchés par cette difficulté. Un garçon sur dix mouille encore son lit à l'âge de 5 ans. Il semblerait que chez les jeunes militaires français (le service militaire est obligatoire en France), 1 % des jeunes adultes sont énurétiques!

La plupart des enfants cessent de mouiller leur lit la nuit entre 3 et 4 ans. L'enfant qui a déjà été propre la nuit et qui recommence à s'échapper démontre qu'il a vécu un stress psychologique (naissance d'un autre enfant, entrée à l'école, divorce des parents, etc.), qu'il a peut-être pris froid aux pieds ou bien qu'il fait une infection urinaire. Dans certains cas, cela pourrait être l'indice de diabète. Si cette incontinence est répétitive et qu'elle s'accompagne d'une grande soif pendant la journée, combinée à des envies fréquentes d'uriner, il est préférable de consulter un médecin.

Par contre, lorsque l'enfant a fait la preuve qu'il est capable de retenir son urine toute la nuit, il y a un élément nouveau qui occasionne ce changement. C'est ce qu'il vous faut découvrir. Rien ne sert de gronder l'enfant parce qu'il s'est échappé. Vous ne ferez que lui ajouter un stress supplémentaire. Ne lui remettez pas de couche ni de culotte-couche

(Pull-up) si ce n'est plus de son âge. Discutez avec lui, faites-le participer pour trouver une solution ensemble. Peut-être a-t-il modifié ses habitudes dans la soirée? Boit-il du jus au souper ou avant de se coucher? En saison froide, vous lui offrez peut-être plus de potage ou de soupe qu'à l'accoutumée. Essayez d'isoler l'élément déclencheur si le pipi au lit se répète. Si c'est une erreur de parcours, on n'y prête pas plus d'attention qu'il ne le faut.

Le vrai problème d'énurésie concerne les enfants qui n'ont jamais été propres. Si cette difficulté persiste même le jour, il y a de fortes chances que ce type d'enfant ait un problème organique. À moins que la tendance familiale se maintienne, car certaines familles semblent avoir de la difficulté à développer le réflexe de rétention de l'urine. Dans ce cas, on devra être plus patient et attendre la maturité physiologique pour que le problème se règle. Par contre, si votre enfant vit cette difficulté sans que cela ne touche vos autres enfants (ni vous-même dans le passé), vous devrez l'aider à développer une solution.

Il semblerait que les couches de papier utilisées pour la nuit retarderaient le désir d'être propre. Ces dernières laissent la peau tellement au sec que l'enfant ne se rend pas compte qu'il est mouillé. Les culottes-couches entretiennent le même problème. Utilisez des couches de tissus pour les bébés ou bien mettez un plastique sous le drap afin que le matelas ne soit pas mouillé, si l'enfant est plus âgé.

Soins requis

Prenez soin de maintenir ses pieds au chaud le jour comme la nuit. Donnez-lui un bain de pieds chaud s'il est entré de l'extérieur les pieds froids. Couchez-le avec des bas de laine et même des collants de laine qui vont couvrir ses reins pendant la nuit.

Levez légèrement son pied de lit afin que la pression sur le sphincter urinaire soit moins forte.

Faites-lui faire des exercices de retenue le jour lorsqu'il va uriner afin de fortifier les muscles de sa vessie.

Allumez une veilleuse la nuit afin qu'il ne soit pas effrayé dans le noir.

Un petit pot près du lit la nuit lui facilitera peut-être la tâche.

Offrez-lui une alimentation solide au souper. Évitez les boissons après 17 heures et réduisez celles qui sont prises au dernier repas. Offrez les fruits en collation plutôt qu'au souper.

Votre enfant souffre-t-il de végétations? Respire-t-il par la bouche pendant la nuit? Ronfle-t-il? Ces indices de surcharges lymphatiques se combinent souvent avec l'énurésie. Une fois que ce problème est réglé, par une alimentation adéquate et un drainage de la lymphe, l'énurésie entre souvent dans l'ordre.

La déminéralisation chez l'enfant peut perpétuer un problème d'incontinence. Vérifiez l'état de ses ongles. Sont-ils cassants? Se dédoublent-ils? Votre enfant est-il maigrichon, de tempérament plutôt nerveux? Augmentez les sources de silice dans son alimentation (légumes tiges, tisanes de prêle). Donnez-lui le sel biochimique n° 13^{+} afin d'équilibrer ses minéraux.

Le composé manganèse-cuivre et le fluor en oligothérapie pourront renforcer sa constitution. N'hésitez pas à consulter un naturopathe pour vous faire aider.

Les enfants sont très sensibles aux contes. Ces derniers peuvent beaucoup les aider au niveau de leur inconscient. Les pédiatres allemands Glöckler et Goebel proposent une petite histoire. Celle-ci doit être racontée par une personne de confiance *autre que les parents*. Il s'agit de lui dire que chaque nuit, tous les enfants ont près d'eux un petit lutin (ou un oiseau, une fée, un génie...) qui veille sur leur épaule lorsqu'ils dorment. « Le petit lutin murmure à l'oreille de l'enfant : « Réveille-toi, réveille-toi, il faut que tu te lèves pour aller faire pipi. » Mais toi, tu dors et tu n'entends rien. Et pourtant, le lutin voudrait bien t'aider. Fais bien attention, tu vas certainement l'entendre dans la nuit. Alors, tu te réveilleras et tu iras tranquillement aux toilettes pour faire ton petit pipi. Tu dois seulement y penser très fort chaque soir avant de t'endormir. Je demanderai à ta maman ou à ton papa de te le rappeler lorsqu'ils te borderont. »

Cette histoire donne de très bons résultats. Il faut se rappeler qu'il est inutile de faire appel à la conscience de l'enfant avant l'âge de 10 ans. Les appareils « pipi-stop » qui émettent un bruit infernal sont à éviter. Ils ne règlent pas le problème. Ils ne font qu'y ajouter le facteur stress.

L'énurésie demande du temps et de la patience. Rappelez-vous que c'est un handicap pour votre enfant et qu'il ne le désire pas du tout. Et sachez que tout a une fin, même le pipi au lit!

Saignement de nez (épistaxis)

Le saignement de nez est relativement fréquent. Il peut survenir après un choc physique, en se mouchant ou en éternuant. L'enfant peut aussi saigner du nez parce qu'il a introduit un corps étranger dans sa narine ou tout simplement parce qu'il se met les doigts dans le nez fréquemment. La sécheresse de l'air ambiant dans la maison irrite la muqueuse nasale et la rend plus sensible. Il est possible aussi que soudainement le nez se mette à saigner sans avertissement. Un manque de fer pourrait être à l'origine de ces saignements brusques. Des saignements de nez accompagnent parfois les maladies infectieuses. S'ils sont fréquents, ils reflètent un déséquilibre interne. On pourrait soupçonner de l'anémie, de l'hémophilie, un problème de foie et même un cancer.

Soins requis

Évitez d'allonger l'enfant. Asseyez-le en lui faisant pencher légèrement la tête vers l'avant.

Pincez-lui fermement le nez à la jonction de l'os et du cartilage pendant 3 minutes. Si le saignement persiste, refaites la compression pendant 5 minutes. L'enfant respire alors par la bouche. Si le saignement n'a pas cessé au bout de 30 minutes, consultez un médecin. Il y aura lieu de mettre un tampon ou de cautériser si nécessaire.

Mettez une compresse d'eau froide sur la nuque de l'enfant ou un glaçon enveloppé d'un petit linge. Il peut aussi sucer un glaçon, ce qui permet de resserrer les vaisseaux sanguins.

Évitez de faire moucher l'enfant au cours des trois prochaines heures afin de ne pas irriter la muqueuse à nouveau. Si l'enfant tient absolument à se moucher, il doit le faire très doucement.

Humidifiez l'intérieur de la maison lorsque c'est nécessaire. Nettoyez votre humidificateur, sinon il est préférable de s'en passer. Ce milieu humide fait proliférer les bactéries, ce qui entretient les rhumes dans la maison.

Ne fumez pas dans la maison. Le tabac irrite et dessèche les fosses nasales même chez les fumeurs passifs.

Attention aux chauffages d'appoint qui assèchent aussi l'air ambiant.

Un supplément de vitamine C, accompagné de bioflavonoïdes, renforcit les capillaires. Le zinc aide à l'entretien des tissus y compris ceux des vaisseaux sanguins. Consommez des graines de citrouille, des céréales complètes, de l'huile de pépin de courge ainsi que du poisson.

Augmentez les sources de fer dans l'alimentation si les saignements sont fréquents. Les aliments riches en fer sont les viandes, le jaune d'œuf biologique, les volailles, les légumineuses, etc. Suppléez avec le sel biochimique n°4+, le phosphate de fer. Il permettra une meilleure assimilation du fer. La dose est de deux petits comprimés, deux fois par jour avant un repas.

Sécurisez et consolez l'enfant qui saigne du nez. Rien ne sert de s'affoler. Ce problème est presque toujours mineur.

Trouble de concentration

Les troubles de concentration chez les enfants sont fréquents aujourd'hui. Ils vont souvent de pair avec des problèmes d'hyperactivité (voir ce terme page 203). Comme mentionné précédemment, ce sujet sera vu en profondeur dans un prochain livre. Les soins mentionnés dans le cadre de l'hyperactivité se rapporte aussi aux troubles de concentration. Par contre, certains éléments sont à ajouter.

Soins requis

Le magnésium est essentiel à une bonne concentration; vérifiez le taux de magnésium de votre enfant par une analyse de cheveux et supplémentez si nécessaire.

La lécithine favorise la concentration dans plusieurs cas. C'est un supplément sans risque d'effets secondaires que vous pouvez donner à votre enfant. Il se prend en gélule ou en granules. Ajoutez un élément à la fois afin de noter les améliorations.

Certaines plantes favorisent aussi la concentration, c'est le cas de l'avoine (avena sativa), de la scutellaire, de la mélisse, etc. Il existe des formules d'herbes concoctées à cet effet. À utiliser selon le mode d'emploi et durant un minimum de trois mois avant de conclure sur l'efficacité du produit.

Les sources de bons gras (oméga 3-6 et 9) seront ici particulièrement importantes. Plusieurs compagnies offrent des complexes à cet effet. Choisissez toujours la meilleure qualité.

L'intoxication aux métaux lourds est cruciale dans cette problématique. Des taux élevés de plomb, de mercure, d'aluminium et de cadmium sont fréquents. Ces métaux lourds proviennent de la mère pendant la grossesse (entre autres par les amalgames dentaires), de l'allaitement, de certains vaccins et de l'environnement (insecticides, pesticides, eau, etc.). Ces métaux s'éliminent difficilement de l'organisme, ils s'accumulent plutôt dans les glandes et dans le cerveau. Certains plantes ou produits spécifiques que l'on nomme chélateurs peuvent favoriser l'élimination de ces métaux. Il sera essentiel d'éliminer les sources de contamination. Consultez un naturopathe habilité à vous accompagner dans cette démarche.

Urticaire

L'urticaire est une réaction allergique qui apparaît au niveau de la peau. L'éruption cutanée est très caractéristique : la peau se gonfle (infiltration de plasma sanguin) en plaques roses ou rouges, plus pâles au centre. Leur taille est variable, elle va d'un petit bouton à une plaque de plusieurs centimètres. Elles s'accompagnent d'une très forte démangeaison. La crise ne dure généralement que quelques heures (24 à 48 heures). Si la crise persiste plusieurs jours ou semaines, consultez votre médecin. L'urticaire peut être le symptôme d'affections diverses comme les désordres thyroïdiens, l'hépatite, le lupus ou certains cancers.

Plusieurs aliments et médicaments sont reconnus pour déclencher des crises d'urticaire : arachides, oeufs, noix, haricots, chocolat, fraises, tomates, condiments (moutarde, ketchup, épices…) agrumes, maïs, poisson, porc, crustacés, gibier, viande chevaline, sulfamide, codéine, etc. Il en va de même pour le soleil, la chaleur, le froid, l'exercice, la fièvre, le stress et certains suppléments vitaminiques.

Soins requis

Éliminez l'allergène lorsque vous le reconnaissez.

Mettez une compresse glacée sur la peau rougie pour diminuer la démangeaison.

Attention aux crèmes et lotions contre les démangeaisons en vente libre. Plusieurs d'entre elles provoquent des démangeaisons au lieu de les soulager. La lotion « Calamine » ne donne pas de résultats contre l'urticaire et elle présente l'inconvénient de boucher les pores de la peau.

Donnez un remède homéopathique contre l'urticaire, comme Apis Mell 5 CH.

Des remèdes de terrain (oligo-éléments) comme le manganèse associé au phosphore et au soufre vont aider à diminuer la tendance à l'urticaire. On peut les donner en alternance, un jour, l'un, le jour suivant, l'autre.

Amenez l'enfant à ne pas se gratter, car le grattage amplifie l'inflammation.

Un bain à la gélatine⁺, à l'avoine⁺ ou à l'argile⁺ est efficace.

Le concentré liquide « Urticaire » de l'Armoire aux herbes contient de la calendula et de l'ortie. Il est excellent pour enrayer l'urticaire.

Consultez rapidement l'urgence d'un hôpital si les enflures sont nombreuses dans la région du visage et de la gorge, et qu'il y a une gêne respiratoire, des nausées, des vomissements ou encore de la fièvre.

Verrue

Les verrues sont de petites tumeurs bénignes qui se forment à la surface de la peau. Elles sont causées par un virus qu'on attrape souvent à la piscine (verrue plantaire) ou par contact avec d'autres personnes. Certains enfants démontrent un terrain propice à développer des verrues. En médecine, on dit que l'organisme acquiert sa résistance au virus au bout de deux ans. Les verrues disparaîtraient à ce moment. Mais les verrues ne sont pas très esthétiques, elles peuvent être très incommodantes par leur localisation, d'où l'intérêt de les traiter avant qu'elles ne partent d'elles-mêmes, deux ans plus tard. Si on veut diminuer le risque de récidive, c'est important de drainer l'organisme par l'intérieur, tout en posant une action locale. Les soins à donner sont très variés. Il suffit d'essayer suffisamment longtemps afin d'évaluer le taux d'efficacité.

Soins requis

Drainez les toxines de l'organisme avec un remède homéopathique adéquat (ex. : Psorinoheel, de la compagnie Heel), durant au moins un mois.

L'acupuncture aide à la guérison des verrues.

Frottez la verrue avec une gousse d'ail, un oignon cru ou du jus de citron.

Appliquez quotidiennement de l'huile de ricin (d'Edgar Cayce) sur les verrues.

La vitamine E en application locale donne souvent de bons résultats. Badigeonnez matin et soir et couvrez la verrue par un petit pansement. Achetez la vitamine E la plus concentrée possible (400 UI ou celle qu'on utilise spécifiquement **par voie externe** à 20 000 UI).

Pour les enfants, évitez les pommades commerciales contre les verrues. Ces médications contiennent jusqu'à 26 % d'acide salicylique. Cet acide est un puissant irritant. Il est préférable de protéger la peau environnante avec un corps gras si vous désirez l'utiliser quand même.

Vers (parasitose)

L'infestation par des vers n'est plus considérée dans nos pays industrialisés. Pourtant, dans le monde entier, les enfants et les adultes sont infestés par différentes sortes de vers. Autrefois, les mères donnaient à leurs enfants un vermifuge de routine au printemps et à l'automne. La mode a passé, mais le problème demeure.

Dans nos pays tempérés, les vers qu'on rencontre le plus souvent sont des parasites digestifs : oxyures et ascarides. Ces derniers parviennent à l'intestin après que l'enfant ait avalé des oeufs en jouant avec de la terre contaminée, après avoir mangé des légumes mal lavés provenant eux aussi d'une terre contaminée, ou encore après un contact avec un animal domestique lui aussi contaminé. Les voyages dans les pays tropicaux nous exposent davantage au risque de la parasitose. Les oeufs éclosent dans l'intestin et prolifèrent si l'enfant a un système digestif affaibli, un foie lent ou un système immunitaire peu performant. Quand le système digestif est fort, les vers ne se multiplient pas et ils sont éliminés par les selles. On dit qu'une élimination intestinale de 36 heures et plus favorise la parasitose. Évitons la constipation si nous désirons éviter les vers!

Les symptômes de la parasitose peuvent être variés : grincement de dents la nuit, rêves de batailles, sommeil agité surtout à la pleine lune, fourmillement à l'anus, l'enfant se met le doigt dans le nez, il dort la main dans ses petites culottes (pour se gratter), il peut y avoir desquamation de la joue comme dans le cas de l'eczéma. Ça ressemble à une dépigmentation sur 2 ou 3 cm. Il peut y avoir amaigrissement malgré un bon appétit. L'enfant peut se plaindre de douleur à l'ombilic. On remarque une coloration bleuâtre autour de la bouche de l'enfant.

Les *oxyures* sont de petits vers blancs de 2 à 13 mm de longueur. Si l'enfant souffre de cette affection depuis des mois, il devient amorphe, il perd l'appétit, il a mal au ventre, ses selles sont diarrhéiques et visqueuses, il peut même souffrir de nausées et de vomissements.

Quant aux *ascaris*, ce sont des vers de couleur pâle teintés de blanc, de jaune ou de rose. Ce sont des vers à tête plate. Ils mesurent environ 10 à 15 cm de longueur mais ils peuvent atteindre 40 cm. La présence d'un ou deux vers ne provoque pas nécessairement de symptômes. Ils prolifèrent rapidement et forment parfois un chapelet. À ce stade, l'enfant souffre de maux de ventre accompagnés de selles diarrhéiques et visqueuses, de vomissements et d'une perte d'appétit.

Il existe également de nombreux parasites microscopiques dont le plus banal est le *giardia* qui vit dans la muqueuse du duodénum. Cette affection est plus fréquente chez les trottineurs de 13 à 30 mois. Il y aura présence de diarrhée, de douleurs abdominales, de nausées et de gaz intestinaux. Les selles seront plus fréquentes, plus pâles, graisseuses et malodorantes. L'enfant peut avoir de la difficulté à prendre du poids. Il existe des médications efficaces pour enrayer le problème.

L'hygiène est un grand facteur de prévention. L'enfant et l'adulte doivent bien se laver les mains avec de l'eau savonneuse après avoir joué ou travaillé dans la terre ou après avoir caressé des animaux. Le port de souliers est très recommandé dans les pays chauds car le sol peut être contaminé par les excréments qui y sont déposés.

Soins requis

Assurez-vous que l'élimination intestinale est quotidienne. Ajoutez du psyllium dans le jus du matin si le volume des selles n'est pas abondant.

Donnez une cure de vermifuge pendant 21 jours en commençant 10 jours avant la pleine lune. Reprenez à la prochaine lune. Deux à trois traitements peuvent être nécessaires. L'*Armoire aux herbes* distribue une excellente cure à base d'ail, pratique pour les enfants. Il suffit de leur donner 7 gouttes pour 4 ans d'âge jusqu'à 21 gouttes pour un adulte. Un adolescent de 13 ans peut prendre une dose adulte, à moins qu'il ne soit très petit. On prend ces gouttes le matin, à jeun, dans un peu d'eau ou de jus. Faites-lui manger de la graine de citrouille, qui est aussi un excellent vermifuge. En ce qui a trait aux adultes, il existe aussi d'autres cures très performantes, consultez votre naturopathe.

Enseignez de bonnes habitudes de lavage des mains à vos enfants. Lavez les draps à l'eau très chaude régulièrement ou couchez l'enfant avec des petites culottes.

Les médicaments chimiques ne seront utilisés que lorsque nécessaire, car ils peuvent être toxiques pour le système nerveux.

Si vous êtes aux prises avec des oxyures, toute la famille doit être traitée en même temps. La literie doit être lavée à l'eau chaude et la maison bien nettoyée à l'aspirateur. Faites porter un pyjama fermé aux enfants pendant le temps du traitement et gardez les ongles bien courts tout en les brossant régulièrement.

Des parasites à répétition sont le reflet d'une faiblesse digestive qu'il faut corriger par une alimentation saine et vivante, par un ajout d'enzymes digestives, par un rétablissement des fonctions digestives à l'aide de plantes ou d'oligo-éléments. Consultez votre naturopathe si le problème est récurrent.

Vomissement

Le vomissement est le rejet violent du contenu de l'estomac par la bouche. Il est soudain dans la plupart des cas, et les causes sont multiples. En général, l'enfant se sent mieux lorsque la crise est passée. La régurgitation est un rejet sans effort, c'est un « débordement ».

Les vomissements peuvent être le signe d'une infection : gastro, rhume, otite. Ils accompagnent souvent la fièvre, l'appendicite, la méningite, la migraine et le mal des transports. Les vomissements sont à prendre au sérieux, car ils risquent d'entraîner rapidement une déshydratation chez le bébé ou le jeune enfant.

Soins requis

Tenez le front de l'enfant lorsqu'il vomit.

Faites-lui rincer la bouche avec une eau pure.

Essayez d'isoler la cause des vomissements. Prenez sa température, vérifiez l'état de ses selles. A-t-il d'autres symptômes associés?

Consultez le médecin si l'enfant vomit sans arrêt depuis 24 heures et qu'il présente des signes de déshydratation (yeux enfoncés dans les orbites, peau flasque, bouche et lèvres sèches).

Donnez-lui à boire de la tisane de fenouil, de camomille ou de menthe poivrée, à la petite cuillère. Augmentez la quantité avec l'espacement des vomissements.

Mettez-lui une bouillotte chaude ou un cataplasme de feuille de chou+ sur le foie afin de calmer les spasmes.

Chapitre 2

Principes de base pour toutes les maladies

Alimentation adaptée
Élimination des déchets
Repos
Fièvre

Lorsque notre enfant ressent un malaise dont nous ignorons la cause, nous sommes aux aguets. Notre sens de l'observation doit s'aiguiser. En attendant de connaître la nature exacte du problème, il est essentiel de prêter main forte aux défenses naturelles de l'organisme. Le corps, lui, a déjà ciblé l'ennemi. Il entreprend sa défense avant même que nous ne percevions le moindre petit symptôme.

Ce chapitre sert de base pour le traitement de toutes les maladies concernant les petits et les plus grands.

Référez-vous toujours aux principes énumérés ci-après lorsque le corps laisse entrevoir un malaise. De cette manière, vous éviterez bien des complications, et les maladies se vivront dans un minimum de délai.

Alimentation adaptée

Au début de toute maladie, nous devons penser **spontanément** à alléger l'alimentation. Dans la nature, un animal jeûne d'emblée. C'est un réflexe inné. L'enfant a préservé davantage que l'adulte ce réflexe de jeûner lorsqu'il ne se sent pas bien. Nous devons le respecter. Lorsque l'organisme s'occupe à digérer les aliments (3 à 6 repas quotidiennement), il oriente et dépense différemment une partie de sa *Force Vitale*. Il doit faire l'effort de digérer, d'assimiler de nouveaux nutriments. Il doit gérer les déchets occasionnés par ces aliments et par son propre métabolisme.

Lorsque nous jeûnons, le corps fait un plus grand nettoyage. Il doit continuer à assurer ses fonctions vitales et pour ce faire, il va chercher ses réserves de nutriments dans le foie et dans les muscles. Lorsque ces réserves diminuent, il « digère » tout ce qui est inutile, car il veut préserver les fonctions vitales. Il élimine alors plus facilement les intrus et les microbes tout en digérant les masses inutiles comme les tumeurs. Le système digestif libéré, l'immunité a toute la place pour agir. Pensez à votre acuité intellectuelle après un repas lourd... Pouvez-vous faire une activité physique intense après un copieux repas? N'exigez plus de votre corps qu'il s'autoguérisse en même temps qu'il ploie sous l'abondance de nourriture, c'est un non-sens!

— Coupez tous les produits laitiers si l'enfant a plus de deux ans. Sinon, ne conservez que les biberons qui pourraient éventuellement être dilués de moitié avec de l'eau pure. Un enfant allaité garde sa consommation de lait régulière[1]. Aucun fromage ni yogourt ni crème glacée. Ces aliments favorisent les mucosités tout en exigeant un effort considérable du système digestif.

1. Consultez le livre *Accueillir son enfant naturellement*, de la même auteure.

— Coupez les protéines concentrées comme les viandes, les oeufs, les légumineuses. Plus difficiles à digérer, ces aliments surchargent l'organisme malade. L'enfant prendra une légère source de protéines dans les céréales complètes et dans les noix trempées (s'il n'est pas allergique).

— Coupez tous les sucres raffinés (ni dessert ni bonbon). Le sucre fait chuter le pouvoir phagocytaire[1] de notre système de défense.

— Selon l'appétit de l'enfant et son état général, offrez-lui des potages, des soupes, des bouillons, des jus de légumes frais dilués avec 1/3 d'eau, des compotes non sucrées, des fruits frais non acides, des légumes et finalement un peu de céréales sous forme de biscottes, de pain ou en grains.

— Si l'enfant ne veut pas manger, ne le forcez jamais. Par contre, il est essentiel de lui assurer une bonne hydratation. Il faudra donc le faire boire aux 30 minutes s'il ne dort pas, à la cuillère si nécessaire ou au biberon. Pour savoir s'il boit suffisamment, surveillez ses mictions (urines). Il doit mouiller sa couche régulièrement ou uriner 3 à 4 fois dans la journée. Si l'odeur de l'urine est forte, c'est qu'il ne boit pas assez.

Une autre façon d'hydrater un enfant qui a de la difficulté à boire, c'est de lui donner un bain de 15 à 20 minutes, deux à trois fois dans la journée. Ajoutez du sel de mer et des algues micro-éclatées dans l'eau de la baignoire. La peau est un organe; nous assimilons par notre peau. Ne jetez pas l'eau de la baignoire, l'enfant n'est pas sale. Il suffit de réchauffer l'eau avant le prochain bain. Ne savonnez pas l'enfant. La température de l'eau doit toujours être confortable, même s'il fait de la fièvre. Il n'est pas question de faire grelotter notre petit malade.

1. Phagocytaire : qui a la propriété de détruire les microbes en les englobant à l'intérieur de leur structure.

— Le retour à l'alimentation doit se faire très progressivement en réintégrant un peu plus de céréales, plus de légumes, un peu de protéines et finalement du yogourt nature. Pas de gâteries, ni de sucreries avant que la convalescence ne soit terminée.

Ce sont des règles générales. Les particularités alimentaires, s'il y a lieu, seront expliquées au fur et à mesure de la description des maladies.

Élimination des déchets

En période de maladie, il est vital d'assurer une bonne élimination des toxines accumulées. L'hydratation par l'eau pure activera l'évacuation des déchets par les reins. L'alimentation étant réduite, le volume intestinal diminuera aussi. Si l'enfant ne fait pas de selles tous les jours ou si ces dernières sont compactes, n'hésitez pas à lui donner un lavement à la camomille ou une tisane laxative (guimauve, patience crépue, etc.). Même si l'enfant fait une selle tous les matins, l'idéal serait de lui donner un lavement en fin de journée, surtout s'il est fiévreux. On peut aussi ajouter du jus de betteraves ou du jus de pruneaux dans son alimentation ainsi que du mucilage de graines de lin+.

Si l'enfant est alité, le manque d'exercices ralentira son élimination intestinale. Massez-lui le ventre, plusieurs fois par jour, avec de l'huile de ricin, dans le sens des aiguilles d'une montre. Vous pouvez aussi le faire pédaler en position couchée. Soutenez-lui les jambes s'il ne peut le faire seul.

La peau est aussi un émonctoire, une porte de sortie des déchets. Lavez l'enfant tous les jours dans le bain ou à l'éponge dans le lit, s'il est trop faible.

Observez sa langue, elle sera sûrement chargée de déchets. Elle prendra un aspect blanchâtre ou jaunâtre. Une langue normale doit être rosée. Brossez-lui les dents et la langue trois fois par jour. Mieux il éliminera par ses intestins, moins sa langue se chargera de déchets.

Pratiquez l'hydrothérapie sous forme de bains dérivatifs[1]. Il s'agit tout simplement de refroidir les aines avec une débarbouillette imbibée d'eau fraîche. Ce refroidissement se fait en appliquant une légère friction comme le ferait une langue de chat sur votre main. Le mouvement se fait de l'avant vers l'arrière sans toucher à l'anus. Nous alternons ainsi d'un côté et de l'autre successivement. Ce *bain* se pratique toujours à jeun ou deux heures après avoir mangé. L'enfant ne doit pas avoir froid. On ne découvre que la région génitale. Il doit porter un chandail et des bas afin d'apporter un contraste entre la zone de froid et de chaud. Le principe de ce bain repose sur le fait que nous accumulons beaucoup de chaleur interne dans le bas-ventre et qu'ainsi les toxines migrent en périphérie de notre corps. C'est le même principe qui fait s'élever le ballon météorologique dans le ciel. Plus nous chauffons les molécules, plus elles prennent de l'expansion et le ballon s'élève dans le ciel. Au contraire, si nous les refroidissons, elles se contractent et le ballon redescend. Lorsque l'on refroidit la zone des ganglions inguinaux, le corps rapatrie les toxines dans les organes d'élimination pour les évacuer dans les selles, dans les urines et par la lymphe. La maladie diminue en force et s'écourte bien souvent. Ce bain peut être fait plusieurs fois dans la journée sur de courtes périodes si l'enfant est très jeune. Par exemple, chez l'enfant d'un an, il sera fait pendant une minute. Chez l'enfant de 3-4 ans il sera fait pendant 3-4 minutes. Chez l'enfant de 7-8 ans, on le fera 7-8 minutes. Chez l'adulte il sera fait au maximum 20 minutes. Plus la personne est affaiblit, moins nous le faisons longtemps. Ce bain se fera en position couchée chez le jeune enfant; pour l'enfant plus grand il pourra s'asseoir sur la toilette et le faire lui-même. C'est simple mais d'une efficacité surprenante.

1. Bains dérivatifs : lire l'excellent livre de France Guillain, *Le bain dérivatif, 100 ans après Kuhne*, Éditions Jouvence.

Repos

Le repos est essentiel à toute guérison. L'inaction apparente de notre corps permet à toutes nos fonctions internes de prendre la relève. Le petit enfant dormira spontanément et régulièrement. L'enfant plus grand aura besoin d'être guidé dans ses périodes de repos.

Évitez à tout prix les jeux vidéo de toutes sortes. Ils excitent le système nerveux et déchargent les batteries de notre organisme. La télévision sera utilisée avec parcimonie, une petite demi-heure à la fois, 2 à 3 fois dans la journée, sans plus. C'est le temps de lui faire des lectures, de le laisser dessiner, de faire un casse-tête, de jouer à la poupée ou aux blocs *Lego*. Toutes les activités devront être orientées vers le calme. Faites-lui écouter de la musique douce.

Lorsque nous sommes malades, nous désirons recevoir de l'attention, de l'amour. Offrez à l'enfant ce à quoi il a droit. Lorsque les deux parents travaillent toute la semaine, il est bon pour l'enfant de reprendre contact avec sa mère ou son père à travers une petite maladie. Il prend des forces à se faire dorloter. Profitez-en pour le faire dormir près de vous dans la journée, soit sur le divan du salon ou encore dans le lit conjugal si votre chambre est sur le même palier. Il dormira mieux le soir venu lorsqu'il réintégrera son petit lit. Les traitements de faveur sont idéaux pour relever le moral!

En période estivale, il est généralement bon de sortir l'enfant malade à l'extérieur. L'air pur et le soleil activent la guérison. Il suffit de bien protéger l'enfant des rayons directs du soleil et du vent froid. Vêtez-le adéquatement selon la température.

Fièvre

Alliée naturelle, la fièvre est devenue une ennemie à combattre avec l'avènement de tous les antipyrétiques[1]. Elle est alors

1. Antipyrétiques : médicaments qui font chuter la fièvre.

passée au rang des symptômes. Heureusement que la science actuelle lui redonne une partie de son pouvoir, mais l'information n'est pas intégrée par tout le personnel médical et les parents. Trop de gens voient encore la fièvre comme une fâcheuse réaction de l'organisme.

Nous avons vu dans le chapitre sur l'immunité (relire cette partie au chapitre 2, page 107) que la fièvre stimulait notre immunité de bien des façons (elle stimule la phagocytose, la formation d'anticorps, etc.) et sa présence permet aussi d'inhiber la prolifération des virus à 39° C (102,2° F), des cellules cancéreuses, et à moindre efficacité, des bactéries.

La fièvre est donc une réaction normale du corps pour combattre les infections, les microbes. Lorsque nous donnons régulièrement un antipyrétique (Tempra, Tylénol...) à notre enfant dès qu'il atteint 38° C (100,4° F), nous envoyons au corps le message de ne plus répondre aux infections par de la fièvre. Ces enfants, à la longue, ne font plus de « pics » salutaires de température. Lorsqu'ils feront une infection quelconque, ils ne combattront plus avec vitalité. Selon la science homéopathique, c'est au niveau du cerveau reptilien (ou primitif) qu'il y a des répercussions. Par la suite, même les comportements de défense de l'individu prendront cette tendance, c'est-à-dire que face à une agression, l'individu aura de la difficulté à répondre, à se défendre spontanément.

La fièvre est donc salutaire, elle doit être surveillée mais non réfrénée. Un enfant peut faire facilement de la température jusqu'à 40° C (104° F) sans en éprouver de gros inconforts. Ce qui n'est pas nécessairement le cas pour un adulte.

Ce n'est pas la haute température qui crée les convulsions fébriles, mais plutôt les « pics », c'est-à-dire des montées très rapides (par exemple, passer de 37° C (98,6° F) à 38,5° C (101,3° F) en deux minutes peut faire convulser un enfant).

La convulsion fébrile est impressionnante, mais n'est généralement pas dangereuse à moins qu'elle ne dure plus de

10 minutes ou ne se reproduise souvent en l'espace de quelques jours. Dans ce cas, contactez immédiatement le médecin. On estime que moins de 4 % des enfants font des convulsions fébriles. Celles-ci disparaissent vers l'âge de 5 ans. Les premières convulsions fébriles apparaissent normalement avant l'âge de 18 mois. Si la première convulsion fébrile survient après cet âge, consultez le médecin pour vous assurer qu'il n'y aurait pas d'autres causes sous-jacentes.

Si une convulsion survient, gardez votre calme, car s'énerver ne servirait à rien. Assurez-vous que l'entourage immédiat de l'enfant est sécuritaire pour éviter qu'il ne se blesse. Tournez-lui la tête sur le côté pour ne pas qu'il s'étouffe avec sa salive ou ses sécrétions. La forme la plus banale de la convulsion fébrile est la simple révulsion oculaire (ses yeux s'élèvent tout en haut), son corps devient tout mou ou tout raide l'espace de quelques secondes puis il revient à lui. Si la convulsion semble s'éterniser (plus d'une minute) éponger constamment le corps et la tête de l'enfant avec de l'eau fraîche jusqu'à ce que les convulsions se terminent ou si l'enfant n'est pas trop lourd, le déposer dans un bain tiède-frais (et non pas glacé) en le soutenant constamment.

Après une convulsion, l'enfant est souvent fatigué; laissez-le se reposer et ne lui donnez pas à manger dans l'heure qui suit. Si votre enfant a déjà fait une convulsion fébrile, donnez-lui Belladona en 1000 K dès le début d'une autre fièvre ou consulter un homéopathe pour recevoir le remède approprié.

La fièvre bactérienne ou virale ne monte pas plus haute que 41° C (105,8° F). Les fièvres plus élevées, donc dangereuses, sont causées par un empoisonnement ou un coup de chaleur (voir ce terme). Celles-ci ont besoin d'une intervention extérieure, d'un antipyrétique. Il est intéressant de savoir que la température normale des enfants est variable d'un individu à l'autre. Elle peut être de 35,5° C (95,9° F) à 39° C (102,2° F)! La température est normalement plus élevée en fin de journée vers 17 heures sans que ce soit le signe d'une infection. Elle peut également s'élever après un repas lourd, après une colère, après l'ovulation, etc.

La fièvre est alarmante chez le petit poupon, car une infection consécutive à la naissance (surtout en milieu hospitalier) peut se déclarer sans qu'il n'y ait d'autres symptômes apparents. Consultez sans hésiter et observez sa condition générale.

La période de frissons en début de fièvre est causée par la vasoconstriction des capillaires périphériques limitant ainsi la circulation à la surface du corps de même qu'à l'érection des poils qui ont pour but d'arrêter la transpiration. Ces deux actions ont pour effet d'élever la température du corps. Il est intéressant de noter que tant que les pieds et les mollets de l'enfant seront froids, la température continuera de s'élever. Aussitôt que ceux-ci sont chauds, la température maximale est atteinte. Cet indice vous permettra de mieux dormir lorsque votre enfant sera fiévreux, car nous nous demandons souvent si la fièvre continuera à monter pendant la nuit. Après les frissons, viendra la phase d'évaporation, de transpiration. Le corps a chaud, les capillaires se dilatent pour refroidir le sang le plus rapidement possible, la température se met à descendre.

À la phase des frissons, il est important de couvrir l'enfant pour l'aider à élever sa température à moins qu'il ne soit sujet aux convulsions fébriles. Il dépensera ainsi moins d'énergie pour y arriver. À la phase d'évaporation, ne le couvrez que légèrement.

L'action entreprise servira à rendre l'état fiévreux tolérable à l'enfant. On ne fera jamais descendre la fièvre rapidement dans le cas de maladies virales ou bactériennes, car l'effet serait contraire et vous feriez traîner la maladie. Mieux vaut combattre intensément et brièvement que lentement et longuement. L'état général de votre enfant vous indiquera s'il faut baisser la fièvre. S'il tolère bien la fièvre en étant présent, légèrement enjoué, qu'il est calme mais pas amorphe c'est que sa fièvre est tolérable pour lui. L'hydratation est cruciale.

La température peut se prendre de plusieurs façons : buccale, rectale et axillaire. La prise de **température par la bouche** est réservée pour les enfants plus âgés (5 ans et plus); la normale est environ de 37° C (98,6° F). Laissez le thermomètre dans la bouche, sous la langue, pendant deux minutes. Les thermomètres électroniques feront un ***bip*** sonore lorsque la prise de température sera terminée. La prise de **température rectale** est préférablement utilisée chez le jeune enfant ou le bébé. Cette méthode comporte les risques d'un bris du thermomètre s'il est en verre, à la suite d'un geste brusque du bébé ce qui pourrait causer une blessure à la muqueuse rectale. Préférez le thermomètre électronique. Laissez le thermomètre, préalablement huilé, en place pendant deux minutes ou jusqu'à ce que le signal sonore se fasse entendre. La normale est entre 37,5° C (99,5° F) et 38,0° C (100,4° F). Finalement, la prise de **température axillaire** est une méthode moins employée, très sécuritaire surtout chez les bébés de moins de trois mois. On doit laisser le thermomètre en place pendant environ 5 à 7 minutes. La température prise sous l'aisselle est environ 0,6 degré Celsius inférieure à la température réelle de l'enfant. La température normale si situera donc entre 36,4° C (97,5° F) et 37,2° C (99,0° F).

— Ne donnez jamais de bain froid, ni de friction à l'alcool (souvenez-vous qu'on boit par la peau).

— Mettez une débarbouillette fraîche sur le front, elle soulage les maux de tête.

— Cataplasme d'argile⁺ sur le bas-ventre. Changez-le aux heures.

— Faites un lavement à la camomille⁺ une fois par jour.

— Un bain de siège frais pendant 5 minutes aide à diminuer temporairement la température.

— Le bain dérivatif décrit précédemment est très efficace (p.233).

— Faites un enveloppement des mollets+ avec de l'eau citronnée ou du vinaigre de cidre de pomme.

— Il existe des fébrifuges à base de plantes. Utilisez avec parcimonie. Rappelez-vous qu'il faut apprendre à vivre avec la fièvre. Il n'y a pas de dommage corporel à la suite d'une température de moins de 41,1° C (106° F) bien que ce ne soit pas nécessaire d'atteindre ce plateau pour que la fièvre soit efficace.

— Dans les périodes fiévreuses, évitez les jus de fruits et les fruits (trop acidifiants) préférer les bouillons de légumes et les soupes.

— La petite fièvre du bébé associée à une poussée dentaire répondra bien au remède Chamomilla (5 CH ou 7 CH) en homéopathie. Le bébé présente une petite joue rouge et l'autre blanche. Nous donnerons ce remède pour soulager la douleur et non pour faire baisser la fièvre.

— Les suppositoires *Viburcol* (compagnie Heel) sont très intéressants pour calmer l'enfant et le rendre confortable lorsqu'il fait de fortes fièvres.

— La fièvre typique de la **méningite** est à reconnaître. C'est une fièvre forte et soudaine. La peau est sèche, la déshydratation est rapide et l'enfant n'a pas soif. L'enfant est somnolent, il peut délirer et pousser de petits cris pendant son sommeil. Il ne mouille que très peu ses couches ou fait peu de mictions. Le visage est rouge-rosé, plutôt luisant avec de l'enflure sous-jacente. Si vous reconnaissez ce tableau, vous devez aller à l'urgence de l'hôpital le plus près. Le remède homéopathique Apis (30 CH ou MK) pourrait être donné immédiatement. Si votre enfant est dans cet état, ne ressortez pas de l'hôpital tant que l'origine de l'infection n'a pas été découverte. Il n'est surtout pas question d'accepter une dose de « Tempra » sans dire un mot et de retourner à la maison.

— Il n'y a pas de lien entre l'importance de la fièvre et la gravité de la maladie. Une otite peut élever davantage la température qu'une pneumonie. On peut tolérer une fièvre sans autre symptôme pendant trois jours. Au-delà de ce temps, si la fièvre persiste et que vous **ne connaissez pas** le siège de l'infection, consultez votre médecin. Il faut trouver la cause. Dans le doute, changez de médecin.

La seule façon de savoir si votre enfant fait véritablement de la fièvre, c'est de prendre sa température. Il y a des enfants qui font de la fièvre sans que leur peau ne soit plus chaude au toucher. Leur condition générale vous indiquera quand prendre la température.

— La perte de poids causée par la fièvre et la maladie se reprendra facilement lors de la convalescence.

Rudolph Steiner[1], le père de la médecine anthroposophique, nous révèle que la fièvre permet non seulement d'éliminer bactéries et virus, mais qu'elle aide l'Âme de l'enfant à métamorphoser le corps qui lui est prêté, à le réorganiser. C'est la raison, pour laquelle, selon Steiner, l'enfant actualise des maladies infantiles à des âges bien précis. Ces maladies devraient normalement atteindre tous les enfants (roséole, varicelle, rougeole) pour le mieux-être de leur évolution.

1. Lire les nombreux ouvrages publiés par Rudolph Steiner dont *L'Éducation de l'enfant à la lumière de la science spirituelle*, Éditions Triades.

Chapitre 3

Les maladies courantes de l'enfant

Avertissement

Consultez le chapitre précédent afin de compléter les soins en lien avec chacune des maladies. Les particularités alimentaires seront notées, s'il y a lieu, à l'intérieur de chacun des thèmes. Les croix⁺ vous réfèrent à l'annexe intitulée « Pharmacie naturelle ».

Amygdalite (angine)

L'amygdalite est l'inflammation des amygdales. Ces dernières sont constituées de tissus lymphoïdes. Elles sont une fabrique et un entrepôt de globules blancs qui assure la défense immunitaire. Souffrir d'une amygdalite veut dire qu'un microbe a pénétré par la bouche et que le corps se défend fortement pour le détruire. L'inflammation des amygdales démontre un système qui est déjà fragile, sinon l'enfant n'aurait développé que le mal de gorge. Les amygdales sont normalement plus grosses jusqu'à l'âge de sept ans.

L'ablation systématique des amygdales est révolue (encore un traitement médical qui allait de soi, devenu erroné avec les années...), bien qu'il faille être prudent avec la tendance interventionniste de certains chirurgiens. Dans les années 1930, les médecins pratiquaient près de 2 millions d'amygdalectomies par année aux États-Unis. Selon le célèbre pédiatre Robert Mendelsohn, moins d'un enfant sur 10 000 devrait bénéficier d'une telle opération. L'amygdalectomie cause des complications dans 16 cas sur 1000 et elle provoque la mort de 100 à 300 enfants annuellement.

On a remarqué que les enfants à qui l'on avait enlevé les amygdales attrapaient deux fois plus souvent la scarlatine et la diphtérie. Si on enlève cette première ligne de défense de la gorge, la responsabilité de cette défense reposera alors sur les ganglions cervicaux (du cou). Les seules indications d'une amygdalectomie sont le cancer, l'obstruction asphyxiante des voies respiratoires et l'amygdale rongée par les abcès et qui demeure toujours un foyer d'infection actif (mauvaise haleine, écoulement purulent dans la gorge, amygdale trouée, déformée).

Symptômes

Ils se confondent avec les symptômes de gros maux de gorge (voir ce mot) : douleur à la gorge, difficulté à avaler, fièvre, menace d'otites, maux de tête, amygdales rouges et inflammées.

L'abcès de l'amygdale est très rare chez l'enfant. Il sera suspecté par une douleur unilatérale, l'impossibilité d'ouvrir la bouche, un mauvais état général. Consultez immédiatement le médecin.

Des amygdales très rouges avec présence de fausses membranes indiquent souvent une mononucléose infectieuse (rarement une diphtérie). Consultez le médecin.

Soins requis

Gargarismes fréquents (quatre fois par jour)

- eau et vinaigre de cidre
- eau et vinaigre des quatre voleurs
- eau salée et jus de citron

Un enfant de 4 ans et plus est capable de se gargariser. Badigeonnez la gorge des plus petits avec du jus de citron ou avec du vinaigre de cidre légèrement dilué.

Soutenez l'immunité avec de l'échinacée+ en forte dose (trois fois par jour) ou du thymus-échinacée+ (7 CH) sous forme homéopathique (trois à quatre fois par jour).

Donnez du chlorure de magnésium+ (deux fois par jour). Les selles molles sont les bienvenues.

Gardez la chaleur autour du cou avec une écharpe de laine.

Appliquez un cataplasme d'argile+ sur la gorge pendant toute la nuit et alternez l'application pendant la journée, deux heures par cataplasme.

Suppléez en vitamine C (l'Ester-C est une vitamine C non acidifiante) afin de soutenir les défenses immunitaires.

Alimentation liquide et plutôt chaude. Choisissez des tisanes variées (thym, lavande, sauge, romarin, eucalyptus).

Repos absolu.

Asthme

L'asthme est une affection très répandue actuellement. Autrefois, elle ne touchait que certaines familles, selon l'hérédité. Aujourd'hui, nous décelons des enfants asthmatiques dans des familles qui n'ont aucun passé asthmatique. L'allerginisation du terrain (modification du terrain vers un terrain allergique) de l'enfant est nettement accentuée par la vaccination. On annonçait récemment que depuis 20 ans, il y a une recrudescence de 50 % de cas d'asthme chez les enfants américains! La pollution environnementale n'est sûrement pas étrangère à ce phénomène, mais il ne faut pas négliger non plus l'abus de produits laitiers, de sucre, de colorants alimentaires, de substances chimiques et l'ensemble des interventions médicales qui répriment le processus d'autoguérison (ex. : antibiothérapie à répétition).

L'asthme est généralement héréditaire, mais il est aussi lié à un terrain allergique, à un mauvais fonctionnement hépatique, à une faiblesse pulmonaire ainsi qu'à une composante psychologique non négligeable (chez l'enfant de 3 ans et plus). L'asthme est une maladie redoutable par sa chronicité et par la dépendance médicamenteuse qu'elle établit chez la personne atteinte.

Il est difficile de faire la distinction entre la bronchiolite du nourrisson, le bronchospasme du jeune enfant et l'asthme de l'enfant. On s'entend généralement pour dire que les bébés de moins d'un an font plutôt des bronchiolites consécutives à une infection des voies respiratoires. Le bébé respire quand même en sifflant sans que le médecin ne diagnostique de l'asthme.

Le bronchospasme (voir ce terme) est en tout point semblable à la crise d'asthme si ce n'est qu'il est ponctuel dans le temps. Il n'atteint généralement que les enfants qui ont plus d'un an.

Le diagnostic de l'asthme ne s'établit que lorsque les crises deviennent répétitives, habituellement vers l'âge de 3 ans.

Les crises d'asthme surviennent lorsque l'enfant est soumis à des stress divers. Chaque individu réagira différemment selon l'irritant. Les crises peuvent survenir à la suite d'une infection respiratoire, d'une séance d'activités physiques plus ou moins intense, d'émotions violentes (colère, tension, étouffement par le milieu, etc.), d'inhalation d'air froid ou d'irritants (fumée de cigarette, odeurs de peinture, parfum, etc.), de l'ingestion d'aliments allergènes (voir allergies) ou de certains médicaments (aspirine ou sulfite).

Quand la réaction asthmatique se produit, les bronchioles se resserrent et se bouchent sous l'effet des sécrétions (de mucus), ce qui rend l'expiration difficile. La crise d'asthme est généralement terrifiante pour l'enfant et affolante pour le parent. Il est essentiel de savoir garder son calme et de se rendre à l'urgence de l'hôpital le plus près si vous constatez que la crise ne se calme pas et que les lèvres de l'enfant restent bleues.

Symptômes

La crise survient souvent en pleine nuit.

La respiration est laborieuse, l'expiration devient difficile et l'enfant rentre les côtes lorsqu'il inspire. Il y a battements des ailes du nez.

L'enfant peut éternuer et avoir une toux persistante.

On entend un sifflement caractéristique.

Sensation d'étouffement : l'enfant cherche à s'asseoir pour mieux respirer.

Il peut y avoir bleuissement (cyanose) des lèvres par manque d'oxygène.

Soins requis

Gardez votre calme.

Administrez les remèdes prescrits par le médecin si l'état de l'enfant était connu. Ce sont les traitements de fond (sur le terrain) et l'élimination des allergènes qui permettront d'espacer les crises et par le fait même, de diminuer la médication.

En début de crise, la chaleur et la détente sont de rigueur. Parlez calmement, asseyez l'enfant sur le bord du lit ou sur une chaise en lui demandant de se maintenir bien droit. Demandez-lui de se croiser les bras derrière le dos pour que les muscles de la cage thoracique puissent travailler plus facilement.

Donnez-lui de l'air frais et humide.

Faites-lui un cataplasme de moutarde⁺. L'application de moutarde sur le thorax intensifie fortement la circulation sanguine, ce qui, d'une manière réflexe, provoque une stimulation de la fonction respiratoire avec fluidification des sécrétions. La moutarde facilite les expectorations lors de la toux et peut même faire céder le spasme bronchique. Il faut s'en tenir à la durée normale d'application du cataplasme (voir Pharmacie naturelle). Répétez dans la journée.

Donnez-lui un bain de pieds très chaud (attention de ne pas brûler la peau) dans lequel vous aurez mis du sel marin.

Offrez-lui des tisanes chaudes de thym, de romarin ou de fenouil.

L'acupuncture peut être d'une grande utilité.

Massez-lui le thorax avec une crème à la consoude.

Faites-lui un cataplasme d'argile+ tous les soirs au coucher. Déposez ce cataplasme sur le foie et l'estomac afin de fortifier la sphère digestive.

L'oligothérapie à long terme est de rigueur avec les remèdes de terrain, manganèse-cuivre, de même que le soufre.

Plusieurs plantes sont bénéfiques dont la molène. Elle peut être prise quotidiennement afin de renforcir le système respiratoire.

Certains nutriments spécifiques peuvent entretenir cette faiblesse pulmonaire comme la vitamine A qui est essentielle pour les muqueuses et la vitamine E qui accroît l'habilité de l'organisme à utiliser l'oxygène. Augmentez l'apport alimentaire de ces nutriments.

En dehors des crises, encouragez votre enfant à faire des exercices modérés afin de fortifier sa capacité pulmonaire.

Traitez bien ses rhumes (voir ce terme) dès qu'ils commencent pour ne pas qu'ils dégénèrent en crises d'asthme.

Évitez les jeux vidéo hyperstimulants de même que l'excès de télévision. Ces activités irritent le système nerveux.

Surveillez sa posture afin qu'il se tienne droit dans le but de bien développer sa fonction pulmonaire. Consultez un praticien en rééducation posturale si nécessaire.

Éclaircissez toute situation familiale tendue. Encouragez votre enfant à exprimer ses tensions. Utilisez des Fleurs de Bach⁺ ou de Bailey si nécessaire pour soutenir votre enfant dans son vécu émotionnel.

Détectez les allergies alimentaires. Notez assidûment les crises ainsi que le contexte qui les provoque afin de faire des liens.

En présence d'un enfant asthmatique, coupez radicalement les produits laitiers sous toutes leurs formes (fromage, yogourt, crème glacée, beurre, lactosérum, caséine, caséinate, solides du lait ou petit lait), ainsi que les sucres concentrés et raffinés. Évitez aussi l'abus d'aliments acidifiants.

Le traitement d'un enfant asthmatique demande de la patience et de la persévérance mais toute sa vie il vous sera reconnaissant.

Bronchiolite[1]

Les bronchiolites sont relativement fréquentes chez le nourrisson. Les bronches d'un bébé sont fines, étroites et facilement encombrées. Lorsqu'il y a inflammation, due la plupart du temps au *virus respiratoire syncitial* (80 % des cas), un œdème encombre les petites bronches, gênant la circulation de l'air dans les poumons, ce qui entraîne la respiration sifflante caractéristique. Des médicaments broncho-dilatateurs seront régulièrement recommandés. L'enfant ne sera pas prédisposé à développer de l'asthme plus tard à moins qu'il ne fasse plusieurs bronchiolites avant l'âge de deux ans.

1. La bronchiolite était autrefois appelée à tort « bronchite asthmatiforme ».

Soins requis :
L'utilisation **temporaire** d'un médicament broncho-dilatateur ne cause pas de préjudice à l'enfant.

Il existe des remèdes homéopathiques qui font la même fonction. Consultez un homéopathe qualifié.

La chaleur sur le thorax est de mise pour détendre et faciliter la respiration.

L'antibiotique n'agira pas contre le virus mais contre une surinfection *microbienne* s'il y a altération de la muqueuse.

Dans les cas de récidives, un remède de terrain sera nécessaire pour fortifier les bronches sous forme d'oligo-éléments ou de plantes.

Vérifiez si cette sensibilité est survenue à la suite d'un vaccin.

Modifiez s'il y a lieu l'alimentation. Le lait de vache commercial peut fragiliser les muqueuses. Assurez-vous que vous consommez suffisamment de bons gras anti-inflammatoires (oméga 3) dans votre alimentation si vous allaitez votre bébé. S'il est nourri au biberon par une formule de lait pour nourrisson, ajoutez de bonnes huiles non chauffées (huile de lin, huile Bio-Alpha de la compagnie Orphée) dans ses boires ou dans ses purées avant de manger. À l'âge de six mois, il pourrait consommer 1/2 c. à thé d'huile par jour, à un an, une c. à thé d'huile.

Bronchite

La bronchite est une inflammation de la membrane des bronches consécutive à une infection bénigne des voies respiratoires de l'enfant.

L'infection virale ou bactérienne fait gonfler la membrane des bronches qui s'emplissent de mucus.

Une toux qui dure plus de 15 jours exige de la vigilance. Prenez la température et consultez un médecin si une petite fièvre persiste au-delà de ce temps. Une pneumonie pourrait s'ensuivre.

Symptômes

Présence de température (fièvre) plus ou moins élevée.

L'enfant avait déjà un rhume ou un mal de gorge.

Il a une toux sèche qui produit ensuite des sécrétions jaunâtres ou verdâtres (infectées).

La respiration est difficile. Il peut y avoir une impression de brûlement au thorax lors de la respiration.

L'enfant peut vomir à force de tousser.

S'il y a bleuissement des lèvres et de la langue, consultez immédiatement le médecin.

L'état général de l'enfant est plutôt moche. Il manque d'appétit.

Soins requis

Traitez tous les rhumes dès leur apparition et vous pourrez éviter les bronchites (voir le mot rhume).

Chez les enfants de plus d'un an, les bronchites se traitent généralement bien. Par contre, il faut être prudent avec les jeunes bébés. Dans le doute, consultez votre médecin.

Règle d'or : faites des cataplasmes de moutarde⁺ dès qu'il y a de la toux, si possible deux à trois fois par jour. Les résultats sont surprenants.

Faites-le boire régulièrement afin d'éviter les risques de déshydratation. Choisissez des boissons chaudes : bouillon d'oignons⁺, tisane de thym, de fenouil, de lobélie, d'anis, de gingembre, etc.

Donnez-lui des sirops expectorants à base de plantes ou homéopathiques. Le sirop « Jutissin » (R-8 de la compagnie *Reckeweg*) agit très bien.

Couchez l'enfant en position semi-assise, tandis que le bébé sera couché dans sa poussette.

Dès le début du rhume, donnez-lui de la teinture-mère d'échinacée, de la vitamine C et l'oligo-élément cuivre–or–argent.

Entre les cataplasmes, massez-lui le thorax avec un mélange d'huiles essentielles (ex. : huile *Esculape*) ou d'huile camphrée pour les enfants de 2 ans et plus (*Sunbreeze, Sunjing ou Baume du tigre blanc*).

Diffusez des huiles essentielles d'eucalyptus et de thym dans la maison et dans sa chambre lorsqu'il n'y est pas.

Référez-vous au chapitre précédent pour les autres soins.

Broncho-pneumonie

La broncho-pneumonie et la pneumonie viennent compliquer le simple rhume ou la bronchite. Un rhume bien soigné sur un terrain en santé ne dégénère jamais en pneumonie. Les récidives de pneumonie laissent entrevoir un organisme affaibli. Il est aussi possible qu'une pneumonie prenne le relais d'une maladie infectieuse mal soignée.

Symptômes

La fièvre s'élève brusquement et peut durer plusieurs jours.

Une grande fatigue s'installe.

L'enfant tousse et peut vomir.

Il y a une vive douleur au ventre, comme un point sur le côté.

On note une gêne respiratoire.

Les crachats sont abondants et colorés, jaunes, verts et même rouges.

Il est possible de faire une pneumonie avec très peu de fièvre et une absence de toux.

Soins requis

Les pneumonies chez l'adulte sont généralement bactériennes. Elles répondront bien au traitement d'antibiothérapie. Les pneumonies de l'enfant sont plus souvent virales. Les antibiotiques ne seront alors d'aucune utilité. La prévention reste la meilleure protection.

Les soins sont les mêmes que ceux énumérés dans la bronchite. Traitez jusqu'à la disparition de tous les symptômes. Dans le doute, consultez un médecin.

Si l'enfant doit prendre des antibiotiques, réensemencez la flore intestinale avec des bactéries lactiques. Donnez-les une heure avant le souper et au coucher dès le début de la prise d'antibiotiques. Poursuivez pendant un mois après le traitement. L'important est de ne pas donner les bactéries au même moment que l'antibiotique dans la journée.

Bronchospasme

Bien que ce mot soit à la mode, il désigne en fait la bronchite obstructive. On peut aussi la dénommer bronchite spastique.

Symptômes

L'enfant présente une respiration ralentie et difficile.

La région de la gorge est le siège de râles à peine audibles à chaque expiration.

Il y a battements des ailes du nez, le thorax est distendu.

Elle n'apparaît généralement que chez les enfants âgés de plus d'un an.

Le facteur déclenchant est souvent un rhume banal qui est descendu dans les bronches.

Les enfants qui font des bronchospasmes ne sont pas nécessairement asthmatiques plus tard.

Ils surviennent particulièrement l'hiver et lors des changements de saison. Ils disparaissent la plupart du temps avec les années.

Soins requis

En urgence, le médecin prescrira un broncho-dilatateur. La difficulté est de ne pas tomber dans un cercle vicieux d'interventions qui aurait comme conséquence d'affaiblir l'immunité de l'enfant. Trop souvent le bronchospasme peut être suivi ou précédé d'une infection bactérienne qui aura nécessité des antibiotiques. Il faudra être vigilant afin de ne pas sombrer dans la ronde sans fin de l'antibiothérapie.

Renforcissez le terrain de l'enfant par une alimentation saine.

Enlevez les aliments allergènes de son alimentation.

Renforcissez son terrain pulmonaire et O.R.L. avec des oligo-éléments comme le manganèse-cuivre et le soufre.

Faites-lui un cataplasme de moutarde+ dès le début de la crise.

Conjonctivite

La conjonctivite est une inflammation de la membrane (conjonctive) qui recouvre le blanc de l'œil et l'intérieur des paupières. C'est le résultat d'une infection virale ou bactérienne, d'une lésion causée par un corps étranger ou des produits chimiques ou encore d'une réaction allergique. Ce n'est pas grave en soi, mais la conjonctivite doit être traitée. L'infection bactérienne est très contagieuse, respectez de bonnes règles d'hygiène.

Symptômes

Les yeux sont rouges et larmoyants. Ils sont sensibles et douloureux.

Les yeux sont sensibles à la lumière vive.

Il peut y avoir un écoulement de pus jaunâtre ou verdâtre qui colle les cils au réveil.

Soins requis

Vérifiez si l'inflammation est causée par un corps étranger. Si ce corps étranger bouge, vous pouvez l'enlever avec un coton-tige ou le coin d'un mouchoir propre. S'il ne bouge pas, mettre une compresse propre et se rendre d'urgence à l'hôpital le plus près de chez vous.

Empêchez l'enfant de se frotter les yeux.

Nettoyez les yeux avec de l'eau bouillie en prenant garde de nettoyer du coin interne de l'œil vers le coin externe. Changez la compresse chaque fois que vous touchez à l'œil. Lavez vos mains avec du savon avant et après ce soin.

Donnez à l'enfant un bain d'œil+ avec de l'eau bouillie à laquelle vous aurez ajouté de l'Euphraise (5 gouttes de teinture-mère d'euphraise par tasse d'eau bouillie) ou de l'eau de bleuet (5 gouttes dans l'eau bouillie du bain d'œil). Faites ce bain plusieurs fois dans la journée.

L'homéopathie sera très efficace, consultez rapidement.

Écoulement nasal, rhume

Le rhume est une affection courante causée par un virus. Ce dernier pénètre dans le corps par le nez et la gorge causant une inflammation des muqueuses. Le corps prend habituellement une dizaine de jours pour se débarrasser de ce virus. Cette affection n'est pas grave en soi, mais elle peut affaiblir un organisme déjà épuisé, causant ainsi des complications comme une bronchite ou une pneumonie.

Un rhume ne doit pas être ignoré. Des changements alimentaires s'imposent d'emblée ainsi que le soutien de l'immunité. Le rhume est toujours sérieux pour un jeune bébé. Il faut agir immédiatement pour l'aider à déployer ses défenses immunitaires, l'immunité du bébé étant encore dans sa phase de développement.

La grippe se distingue du rhume par ses symptômes similaires mais exacerbés. Lors d'un rhume, nous vaquons à nos occupations régulières, tandis que lors d'une grippe, nous prenons habituellement un jour ou deux de repos. La fièvre sera plus importante, les douleurs musculaires peuvent vous clouer au lit.

Symptômes

Éternuements.

Écoulement nasal clair ou nez bouché.

Toux plus ou moins accentuée.

Possibilité de mal à la gorge.

Un peu de fatigue et d'irritabilité.

Possibilité de fièvre.

Douleurs musculaires diffuses à l'occasion.

Soins requis

Dans un premier temps, revoyez les règles du chapitre précédent concernant l'alimentation, l'élimination, le repos et la fièvre. Avec cette intervention, vous aiderez déjà l'organisme à se débarrasser du rhume.

Ne cherchez pas à faire baisser systématiquement la fièvre avec un antipyrétique (Tempra, Tylénol). Votre enfant a mis en branle son propre système de combat. Respectez-le et surveillez la fièvre tout simplement.

Si l'écoulement nasal devient jaune, verdâtre, une infection secondaire bactérienne vient de s'ajouter. À ce stade-ci, le médecin sera tenté de recommander un antibiotique. Auparavant, il n'avait aucune action à proposer, le rhume et la grippe étant d'origine virale (se rappeler que l'antibiotique n'agit que contre les bactéries).

Lorsque l'écoulement nasal devient épais et de surcroît coloré, il faut prévenir l'otite chez l'enfant (voir ce terme). On pourra le faire dès les premiers signes en massant l'oreille d'une façon particulière. Si le mucus est épais au sortir du nez, il l'est aussi dans la trompe d'Eustache de l'enfant. Un mucus épais amène une stagnation des liquides. Le mucus ne coule plus facilement. Étant donné que la trompe d'Eustache est plus droite chez l'enfant que chez l'adulte (ce n'est que vers l'âge de 7 ans que cette trompe aura la même inclinaison que celle de l'adulte), il y a risque d'infection, car nous sommes en présence d'un milieu idéal de développement des bactéries : chaleur, humidité, stagnation des liquides. La trompe d'Eustache de l'enfant étant relativement courte, le trajet est rapide pour le virus ou la bactérie qui pénètre par la gorge ou le nez.

Liquéfiez les sécrétions et favorisez l'écoulement en cessant de consommer les aliments formateurs de mucus (voir chapitre précédent) et en faisant, plusieurs fois par jour, le massage suivant.

Mettez-vous face à votre enfant (il peut être couché sur la table à langer). Mettez vos mains de chaque côté de sa tête comme pour l'envelopper. Mettez votre pouce dans le pavillon de l'oreille (et non dans le conduit auditif) et tirez vers l'arrière. Faites le mouvement de va-et-vient plusieurs fois (4-5 fois) à chaque changement de couche ou chaque fois que vous le prenez dans vos bras pour l'embrasser.

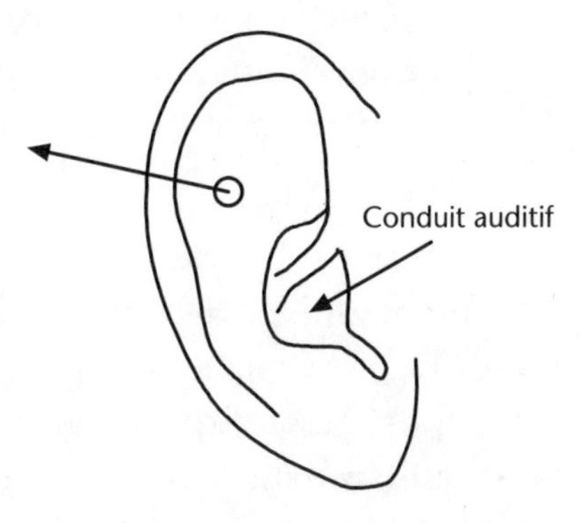

Ce massage doit être doux. Il permettra de faire un effet de pompage qui aidera à faire circuler le liquide dans la trompe d'Eustache, évitant ainsi bien des risques d'otites.

Soutenez l'immunité en donnant du thymus-échinacée+ pour le jeune enfant (ne goûte rien de particulier) ou de la teinture-mère d'échinacée+ pour les plus grands. Ces remèdes agissent très rapidement s'ils sont pris au début du rhume.

Frictionnez l'enfant avec des huiles essentielles dès l'apparition du rhume. Vous pouvez utiliser une huile déjà préparée comme le mélange d'huiles essentielles Esculape (compagnie *Phytosun'arôms*) ou faites-le vous-même de la façon suivante : mettez 2 gouttes d'huile essentielle de thym (blanc ou citronné), d'eucalyptus et de lavande dans une cuillerée à table (15 ml) d'huile d'amande douce ou d'huile de première pression. Massez le thorax de l'enfant, la région cervicale (au niveau des ganglions du cou) et la région axillaire (ganglions sous les bras). Appliquez deux fois par jour avant les dodos. Ces huiles ont la propriété de combattre l'infection, de liquéfier les sécrétions, d'aider à la respiration et de détendre l'enfant. Ne mettez **jamais** ce mélange sur les muqueuses ou dans les yeux. Ce mélange peut être utilisé chez les bébés d'un an et plus. Chez les enfants plus grands (5 ans et plus), on peut mettre le même nombre de gouttes dans une cuillerée à thé (5 ml) d'huile.

Diffusez des huiles essentielles dans la chambre de votre enfant et dans les autres pièces de la maison, à l'aide d'un diffuseur (voir le facteur naturel de santé : air pur) ou en déposant quelques gouttes d'huile dans un bol d'eau bouillante inaccessible à votre enfant.

Dès que les sécrétions du nez s'épaississent, mettez-lui du sérum physiologique (*Salinex ou Hydra sense*) dans le nez. C'est très utile pour les jeunes bébés allaités ou qui boivent encore au biberon, car le nez bouché rend leur alimentation très difficile. Vous pouvez fabriquer votre propre solution saline+. Par contre, il est important de changer votre solution saline aux deux jours, car le contenant est mis en contact avec le nez de l'enfant et ce dernier peut être contaminé par les sécrétions. Cette contamination pourrait entretenir le rhume de votre bébé. Faites bouillir la bouteille vide 5 minutes avant de l'emplir à nouveau.

La cure de chlorure de magnésium+ est très utile pour soutenir l'immunité et liquéfier les sécrétions. N'en donner qu'aux enfants de deux ans et plus à moins d'avis contraire de votre naturopathe. Continuez cette cure trois semaines même si le rhume est terminé.

Lorsque les sécrétions sont jaunâtres et verdâtres, augmentez les prises d'échinacée ou de thymus-échinacée, 3 à 4 fois par jour. On peut ajouter l'oligo-élément cuivre-or-argent ou le cuivre seul (pas plus de 5 jours consécutifs pour les jeunes enfants), ce qui aidera à combattre l'infection. Donnez deux doses par jour.

La vitamine C sous forme d'ascorbate de calcium (ester-C) peut être donnée chez les enfants de deux ans et plus, environ 100 mg, une à deux fois par jour.

Couchez l'enfant en position semi-assise si les voies respiratoires sont obstruées. Soulevez le matelas du jeune bébé avec un coussin ou bien couchez-le dans sa poussette; vous serez certain qu'il maintiendra sa position.

Gorge (mal de)

Le mal de gorge est très fréquent. Il débute généralement par un chatouillement que l'on néglige pour devenir plus douloureux par la suite. C'est généralement l'indice d'une infection des voies respiratoires, bien que la fumée de cigarette puisse aussi entraîner une irritation de la gorge chez les personnes qui y sont sensibles. Il peut s'agir d'un virus du rhume ou de la grippe. La laryngite (inflammation du larynx) peut aussi provoquer des maux de gorge. Par contre, le mal de gorge est souvent causé par une inflammation des amygdales (angine) due à une bactérie qu'on nomme streptocoque. Prenez l'habitude d'examiner la gorge de votre enfant s'il ressent de la douleur. Mettez-vous à la lumière, faites-lui pencher la tête vers l'arrière et abaissez doucement sa langue avec le manche d'une cuillère. Demandez-lui de dire « aaah », ce qui fera ouvrir sa gorge. La présence d'une rougeur écarlate, éventuellement parsemée de points blancs, au niveau de l'arrière-gorge et des amygdales, laisse supposer une angine bactérienne probablement à streptocoque. Le médecin devra faire un prélèvement pour le vérifier, mais il prescrira souvent un antibiotique avant même de recevoir le résultat. La polémique est grande autour de cette angine à streptocoque. Les médecins veulent éviter qu'elle ne dégénère en scarlatine (voir ce terme), car cette dernière pourrait se compliquer par une néphrite ou un rhumatisme articulaire aigu. Il est bon de savoir que 5 à 30 % des enfants sont **porteurs asymptomatiques** du streptocoque. Prendre un antibiotique contrecarre l'infection, mais l'enfant pourra être contaminé à nouveau dès la fin de la prise de l'antibiothérapie. On voit ici l'enchaînement possible de l'antibiothérapie, avec tout le déséquilibre que ce traitement engendre.

Quoi qu'il en soit, on ne doit jamais négliger un mal de gorge qui pourrait être l'indice d'une maladie plus grave (mononucléose infectieuse, diphtérie, leucémie, etc.). Donnez-vous une semaine pour assurer la guérison. Si la douleur persiste après ce temps, consultez votre médecin.

Symptômes

Les infections bactériennes (pensons streptocoque) commencent brusquement en quelques heures. Elles donnent une fièvre élevée, les ganglions lymphatiques sont enflés sous la mâchoire et il y a une douleur intense de la gorge. Ces angines ne sont pas toujours accompagnées de rhumes ni de toux.

L'infection **virale** est plus insidieuse. Les premiers symptômes sont une impression vague de démangeaisons du palais, surtout en avalant. Après un jour ou deux, la douleur s'intensifie. Elle est accompagnée d'un écoulement nasal clair, d'une fièvre discrète, de toux et de ganglions enflés dans la région du cou.

Soins requis

Référez-vous aux soins de l'amygdalite.

Le chlorure de magnésium+ sera très indiqué si on soupçonne une infection à streptocoque. Donnez-le pendant 21 jours, le matin au lever.

L'acupuncture aidera à stimuler les défenses.

Plusieurs pastilles à base d'herbes sont disponibles sur le marché. Référez-vous au magasin d'aliments naturels le plus près de chez vous. Choisissez la qualité.

Donnez-lui de l'eau chaude citronnée.

Soutenez les défenses immunitaires de l'enfant au moins 15 jours après la fin des maux de gorge (échinacée, cuivre-or-argent, vitamine C, zinc, etc.).

Otite

Il existe deux localisations pour les otites : celle qui touche le conduit auditif externe (otite externe, on pense alors à l'otite du baigneur) et celle qui touche l'oreille moyenne (otite moyenne, l'infection est derrière le tympan). La forme d'otite que nous rencontrons le plus fréquemment est l'otite touchant l'oreille moyenne. Dès l'âge de deux ans, près d'un enfant sur trois aura vécu trois ou quatre épisodes de maux d'oreilles avec la prise d'antibiotiques que cela suppose. Le coût **annuel** du diagnostic et du traitement des otites est évalué à plus de 2 milliards de dollars aux États-Unis seulement…

Il existe deux catégories d'otite moyenne. Il y a d'abord l'**otite aiguë**. C'est l'otite classique, elle est soudaine, douloureuse, car le liquide fait pression sur le tympan. Il peut y avoir écoulement de pus (donc petite perforation du tympan) et l'enfant fait généralement de la fièvre. L'autre forme d'otite est une otite moyenne avec épanchement séreux, on dit aussi **otite séreuse**. Cette otite réfère au liquide dans l'oreille moyenne sans signe ou symptôme d'infection. Nous découvrons cette dernière au hasard d'une visite médicale ou parce que nous nous sommes rendu compte que notre enfant entendait moins bien. Il se peut aussi que le bébé se touche l'oreille lorsqu'il mange à cause de la pression occasionnée par le mouvement de la mâchoire. L'otite séreuse a tendance à devenir chronique. L'antibiothérapie n'y peut rien sauf si l'infection gagne ce liquide (otite aiguë). Le traitement actuel est chirurgical. On perce le tympan pour y insérer un petit tube (paracentèse) qui permettra au liquide de s'écouler temporairement. La durée de fonctionnement de ce tube est limitée à quelques mois, car le tympan repousse le corps étranger en se cicatrisant. L'amélioration de l'audition ne dure qu'environ six mois et des études ont démontré que les tubes dans les oreilles peuvent nuire à l'audition et l'abaisser. Il ne faut pas négliger que cette ouverture du tympan est aussi une voie d'entrée pour les bactéries jusqu'au « cœur » de l'oreille moyenne. Aucune recherche sérieuse ne prouve les séquelles permanentes qu'entraînerait l'otite séreuse.

Finalement, l'otite séreuse est le résultat d'une trop grande production de mucus. Cette surproduction de mucus serait causée par des allergies alimentaires. Cette relation a déjà été documentée dès 1942. Plus récemment, des chercheurs italiens ont prouvé que l'allergie alimentaire causait le gonflement des trompes d'Eustache, bloquant ainsi l'écoulement du liquide de l'oreille moyenne. Si ce liquide devient plus épais en lien avec certains aliments (produits laitiers, sucre, arachides, avoine, jus d'orange) et si on le combine à l'inflammation des tissus, nous avons tout ce qu'il faut pour congestionner l'oreille moyenne.

Pourquoi les otites sont-elles si fréquentes aujourd'hui? L'anatomie de nos enfants n'a pas changé. Ce sont les habitudes alimentaires qui se sont modifiées, de même que l'emploi systématique des antibiotiques. Certains auteurs font aussi un lien avec l'abus des vaccinations. Par contre, ce qu'on sait en médecine naturelle, c'est qu'il y a encore des familles complètes qui ne font pas d'otite. Pourquoi eux? Soit qu'ils aient une excellente hérédité ou, en général, qu'ils aient adopté de très bonnes habitudes alimentaires. Les faits quotidiens nous le confirment.

Symptômes

Otite aiguë :

- douleurs vives dans l'oreille;
- fièvre élevée;
- l'enfant pleure;
- surdité partielle;
- il peut y avoir écoulement de pus si le tympan a « abouti »;
- l'enfant peut vomir;
- souvent précédée d'un rhume.

Otite séreuse :

- l'enfant entend moins bien;
- il se touche l'oreille lorsqu'il mastique.

Soins requis

Soignez les rhumes (voir ce terme) dès qu'ils se présentent. Ajoutez à ces soins ce qui suit :

Jus d'oignons pur (passé à l'extracteur) dans l'oreille et déposez un cataplasme d'oignons chauds⁺ sur l'oreille endolorie. Très efficace.

Combinez toujours les soins de l'oreille avec un traitement interne visant à combattre l'infection (échinacée, cuivre, cuivre-or-argent, complexe homéopathique, etc.).

Mettez à l'enfant des gouttes commerciales pour les otites (se vendent dans tous les magasins d'aliments naturels) et ajoutez un cataplasme d'argile verte qui couvre toute l'oreille. Prenez soin de mettre une petite gaze sur le pavillon d'oreille afin d'éviter qu'un débordement du cataplasme ne fasse entrer de l'argile dans le conduit auditif externe.

Chauffez toujours les gouttes sous l'eau chaude du robinet et vérifiez le degré de température du liquide sur votre poignet. La température du liquide doit être tempérée comme celle d'un biberon.

Plusieurs remèdes sont disponibles pour soulager les maux d'oreilles. On peut mettre de l'huile d'olive tiède dans l'oreille, de l'eau citronnée (1/4 c. à thé (1 ml) de citron pour 1/4 de tasse (50 ml) d'eau tiède) ou du jus d'ail imbibé dans une petite gaze enrobée d'une goutte d'huile d'olive avant de l'insérer. Vous pouvez aussi concocter votre remède maison en laissant macérer une gousse d'ail dans une petite bouteille (25 ml) d'huile d'olive. Cette préparation sera bonne pour un hiver complet.

La clé du succès réside dans la persistance du traitement. Traitez pendant une semaine après la disparition des symptômes. Par la suite, faites vérifier l'oreille par le médecin. Vous serez ainsi éclairés sur l'issue de vos soins.

Il est très important de savoir qu'un tympan peut être rosé, foncé ou même rouge sans qu'il n'y ait d'infection sous-jacente. L'état général de l'enfant et la présence de fièvre seront de bons indices qui confirmeront la présence d'une otite aiguë.

Devant la présence d'otite séreuse, essayez d'isoler les aliments auxquels l'enfant serait allergique (voir allergie).

Le massage de l'oreille (voir rhume) sera approprié dès que l'oreille sera moins sensible.

Consultez en naturopathie ou en homéopathie pour faire un drainage du liquide séreux.

Un supplément alimentaire contenant de la vitamine A, du zinc, de la vitamine C (ex. : EVC de la compagnie *Sisu*) sera très utile pour stimuler les défenses d'un enfant prédisposé aux otites chroniques.

Une consultation en ostéopathie ou même en chiropractie peut grandement diminuer la tendance à faire des otites. N'hésitez pas à vous y référer.

Sinusite

La sinusite est une infection des sinus, des joues et du front. Les sinus sont tapissés des mêmes muqueuses que le nez. Ils communiquent avec le haut de la gorge et le nez. La sinusite accompagne habituellement un rhume, une toux ou un mal de gorge. La sinusite est rare chez le jeune bébé, les sinus n'étant pas totalement formés. En médecine métaphysique, on dit que la sinusite survient lorsqu'il y a une situation ou un individu qu'on ne peut plus « sentir ». C'est peut-être pour cette raison que la sinusite est si populaire auprès des adultes...

Symptômes

Les écoulements venant du nez sont maintenant jaunâtres ou verdâtres.

Maux de tête plus facilement perçus par les adultes.

Douleur au-dessus des joues ou au niveau du front. On se sent la tête pleine.

Il peut y avoir de la fièvre.

Le nez est bouché par les sécrétions souvent très épaisses.

Les sinusites traînent en longueur si elles ne sont pas bien traitées. Elles peuvent être un facteur d'infections rhinopharyngées, de bronchites et de toux chronique répétitives. Elles deviennent chroniques chez les personnes souffrant d'allergies ignorées ou traitées avec des antibiotiques à répétition.

Soins requis

Référez-vous aux soins de l'écoulement nasal.

Ajoutez les inhalations à base de thym, de lavande, d'eucalyptus et/ou de pin. Mettez les huiles essentielles ou les plantes dans un bol d'eau chaude. Recouvrez la tête de l'enfant d'une grande serviette (il est préférable de le faire avec lui) en lui disant de se fermer les yeux. Faites-le respirer doucement par le nez. Refaites l'inhalation régulièrement dans la journée et avant le coucher. Le sommeil sera facilité.

On peut faire le lavage du nez avec un petit appareil qui est vendu dans les magasins d'alimentation naturelle. Utilisez de la tisane de thym.

Les sinusites sont aussi reliées à une congestion du foie. Mettez un cataplasme d'argile verte+ sur le foie pour la nuit. Donnez aussi du soufre+ en oligo-élément, de même que du manganèse-cuivre+. Le traitement d'oligo-éléments devrait durer au moins deux mois afin d'éviter les rechutes.

Quelques séances d'acupuncture accéléreront la guérison.

Il existe d'excellents remèdes homéopathiques contre les sinusites (ex. : *Euphorbium compositum* en vaporisateur, de la compagnie *Heel*).

Ne négligez pas l'aspect alimentaire. Les sinusites sont souvent reliées à la consommation abusive de produits laitiers sucrés.

Toux

La toux est un réflexe qui peut indiquer une multitude de choses. La toux sèche peut signifier que l'enfant s'étouffe avec un corps étranger qui est pris dans la trachée. Elle peut être due à une irritation causée par la fumée de cigarette ou par tout autre agent volatil irritant ou allergisant. La toux peut être plus grasse. Elle s'accompagne alors de sécrétions plus ou moins épaisses provenant des poumons ou des bronches. Elle peut être le signe d'une maladie infectieuse comme la rougeole, la coqueluche, la diphtérie ou encore être le signe d'une crise d'asthme.

La toux est un symptôme sain, de survie, qu'il ne faut pas taire à tout prix. Il est préférable de rendre la toux tolérable. Soulagez-la en soirée pour permettre à l'enfant de récupérer pendant son sommeil. Mais encouragez-la pendant la journée à devenir productive afin d'éliminer le surplus de sécrétions.

La toux n'est pas grave en soi, mais elle peut devenir épuisante comme c'est le cas lors d'une coqueluche, et elle demeure très gênante pour le jeune bébé. Si l'enfant tousse, mais qu'il démontre une difficulté à respirer, que ses lèvres bleuissent ou bien qu'il halète, consultez le médecin de toute urgence.

Symptômes

Toux sèche ou grasse occasionnelle ou par quinte.

Soins requis

Recherchez la cause, vérifiez s'il y a un corps étranger dans la gorge de l'enfant qui tousse brusquement.

Si l'enfant tousse pendant la nuit, remontez-le avec des oreillers afin d'éviter que les mucosités ne coulent dans sa gorge. Mettez un oreiller sous le matelas du jeune bébé ou encore mieux, couchez-le en position semi-assise dans sa poussette. Vérifiez le degré d'humidité de l'air ambiant avec un hygromètre. Le taux normal d'humidité doit être autour de 40 à 50 %. La sécheresse de l'air est une cause d'irritation pour les muqueuses. Elle est souvent causée par le système de chauffage, qu'il soit central ou d'appoint.

Donnez-lui du sirop à base de plantes (ex. : *Santasapina* de la compagnie *Bioforce*) ou homéopathique (ex. : *R-8*, Jutissin de la compagnie *Reckeweg*) avant le sommeil. Ces sirops calmeront la toux tout en favorisant la fluidité des sécrétions.

Offrez-lui de l'eau fortement citronnée avec un peu de miel pour soulager l'irritation.

Appliquez un cataplasme de graines de lin+ sur le thorax pour calmer la toux. Le cataplasme de moutarde+ sera aussi indiqué si vous avez l'impression que la toux vient de loin (des bronches).

Soignez le rhume ou la bronchite en conséquence (voir ces termes).

Si la toux est rauque et aboyante, que la respiration est difficile, que la poitrine se creuse à chaque inspiration, il peut s'agir d'une laryngite striduleuse que l'on nomme aussi **faux croup**. Cette crise survient généralement en début de nuit et elle peut durer quelques heures. L'humidité froide (sortir dehors ou ouvrir la fenêtre en prenant soin de bien envelopper l'enfant dans une couverture) soulagera rapidement l'enfant si vous prenez soin de rester calme. Si la crise ne diminue pas en dedans de dix minutes, rendez-vous à l'hôpital le plus près de chez vous. Les crises de « faux croup » cessent normalement après l'âge de sept ans, car le diamètre du larynx s'est agrandi.

Chapitre 4
Maladies infectieuses non couvertes par la vaccination

Cinquième maladie (érythème infectieux)
Pieds–mains–bouche (Coxsackie)
Roséole (exanthème subit)
Scarlatine

Les enfants ne sont pas immunisés artificiellement à l'heure actuelle contre la cinquième maladie, l'infection pieds-mains-bouche, la roséole et la scarlatine.

Comme pour les autres maladies, elles seront bénignes et sans complication chez les enfants sains et bien portants. Sur un terrain affaibli par une mauvaise alimentation, par des infections à répétition, par des prises d'antibiotiques répétées, la maladie aura plus d'emprise et les complications auront plus de risques de se développer.

Cinquième maladie (érythème infectieux)

Maladie virale bénigne avec éruption cutanée. C'est le *parvovirus humain B19* qui est en cause. Elle touche surtout les enfants de cinq ans et plus. Un adulte peut aussi la développer. La durée de la maladie peut s'étendre à plus de trois semaines. La maladie conférerait une immunité permanente.

Incubation

En général de 4 à 14 jours mais peut se prolonger jusqu'à 28 jours.

Période de contagion

De 1 à 3 jours avant l'apparition des éruptions. Se termine normalement au moment de l'éruption cutanée. Elle survient surtout en hiver et au printemps.

Mode de transmission

Par inhalation de gouttelettes ou par contact avec les sécrétions respiratoires, par contact avec des objets ou des mains contaminés ou de la mère à l'enfant pendant la grossesse. Le sang et les produits sanguins peuvent aussi transmettre la maladie.

Symptômes

Asymptomatique dans 25 % des cas.

Éruption cutanée du visage avec des joues rougies évoluant vers le tronc et les membres 2 à 3 jours plus tard. Les taches rouges deviennent surélevées, le centre est un peu violacé puis ensuite jaunâtre alors que le pourtour reste rouge vif. On peut remarquer une pâleur autour de la bouche.

Une fièvre légère peut précéder l'éruption.

Les boutons et les rougeurs peuvent persister quelques semaines à quelques mois et augmenter en présence de la chaleur et de la lumière. Il peut y avoir des démangeaisons intermittentes.

Les adultes qui font cette maladie peuvent avoir des douleurs aux articulations.

Traitement médical

Aucun traitement spécifique. Soulagement de la fièvre avec un antipyrétique si nécessaire.

Une femme enceinte qui a été en contact avec cette maladie doit consulter son médecin car le fœtus peut développer une anémie importante. Une recherche d'anticorps sera faite pour déterminer s'il y a eu une infection récente.

Soins naturels

Référez-vous au chapitre 2 pour les généralités.

Respectez l'état général de l'enfant. Le repos doit être encouragé.

Allégez l'alimentation.

Des bains d'eau tiède avec de l'Aveeno (avoine) ou à la gélatine+ vont soulager les démangeaisons occasionnelles.

Offrez un support immunitaire par le biais de l'échinacée, d'un produit homéopathique (Ex. Immuho de la compagnie Herbier du Midi) ou encore par l'oligothérapie avec le cuivre-or-argent.

Pieds–mains–bouche (Coxsackie)

Maladie bénigne causée par un virus de la famille des entérovirus que l'on nomme Coxsackie. Ce sont des virus du groupe A qui causent la maladie. Elle atteint en général les jeunes enfants bien qu'un adulte puisse la développer. La durée moyenne de la maladie est d'une dizaine de jours et elle confère une immunité permanente.

Incubation

De 3 à 6 jours.

Période de contagion

Correspond surtout à la phase aiguë de la maladie.

Se transmet surtout à la fin de l'été et à l'automne.

Mode de transmission

Par contact direct avec les sécrétions du nez, de la bouche et de la gorge ainsi que par le contact avec les selles de la personne malade. Le virus persiste plusieurs semaines dans les selles, même après que les symptômes de la maladie aient disparu.

Se transmettrait notamment par le biais des pataugeoires (piscines peu profondes).

Symptômes

Commence soudainement avec de la fièvre et l'apparition de petites vésicules à la bouche (au fond du palais), à la paume des mains, des doigts et à la plante des pieds.

L'enfant peut ressentir de la douleur lorsqu'il avale.

Traitement médical

Aucun traitement spécifique : repos, gargarisme et antipyrétique si nécessaire.

Les enfants en forme n'ont pas besoin d'être retirés de la garderie. Des mesures d'hygiène appropriées seront prises pour éviter la contamination par les selles.

La maladie peut toucher plus fortement les immunodéprimés et les nouveau-nés. Les femmes sur le point d'accoucher doivent donc faire attention.

Soins naturels

Référez-vous au chapitre 2 pour les généralités.

Le repos est de mise ainsi qu'une alimentation immunostimulante (beaucoup de légumes, de l'eau, des bouillons et surtout pas de sucre).

Soutenez le système immunitaire avec ce que vous avez à la maison (COA, échinacée, chlorure de magnésium, complexe homéopathique pour l'immunité, etc.).

Badigeonnez la gorge avec de l'eau salée si l'enfant ne peut pas se gargariser sinon faites-le se gargariser plusieurs fois par jour. Vous pouvez aussi badigeonner la gorge avec de la chlorophylle liquide.

Mettez de la vitamine E en topique sur les petites vésicules plusieurs fois par jour.

Roséole (exanthème subit)

Maladie infectieuse à caractère bénin, relativement fréquente chez les enfants âgés de 4 mois à 3 ans. La roséole est une maladie éruptive.

Incubation

Probablement de 5 à 15 jours.

Période de contagion

Cesse à l'apparition des boutons.

Mode de transmission

Sécrétions du nez et de la bouche, notamment de main à main

Symptômes

Fièvre élevée de l'ordre de 39° C à 40° C qui se manifeste surtout le soir.

N'est associée à aucun symptôme de rhume.

La fièvre dure trois à sept jours maximum sans autres symptômes importants si ce n'est une perte d'appétit et d'entrain. L'enfant est particulièrement grognon.

La fièvre tombe ensuite brusquement et l'on voit apparaître de petites taches rosées de tons variables sur le corps avec intervalles de peau saine. Le visage est en général épargné. Les taches prédominent sur le tronc, le haut des bras et des cuisses.

L'éruption, assez fugace, ne durera que quelques heures ou tout au plus de 36 à 48 heures, l'enfant étant alors guéri.

Il est à noter que cette affection survient souvent à la fin de l'allaitement.

Il n'y pas de complication à cette maladie.

Traitement médical

Essentiellement symptomatique : on fait baisser la fièvre avec des antipyrétiques.

Il n'est pas nécessaire de retirer l'enfant de la garderie si son état général est bon.

Soins naturels

Référez-vous au chapitre 2 pour les généralités.

Alimentation légère. Respectez la diminution de l'appétit de l'enfant s'il y a lieu. Veillez à lui assurer une bonne hydratation.

La fièvre nous informe qu'il y a infection. On soutient l'immunité avec du thymus-échinacée+ en homéopathie ou de la teinture-mère d'échinacée+ que l'on donne trois à quatre fois par jour avant les repas.

Ajoutez le composé cuivre-or-argent, une dose au lever et une dose avant le souper.

Repos mitigé.

Scarlatine

La scarlatine (ou fièvre écarlate) est une affection très contagieuse causée par une bactérie, le streptocoque beta hémolytique du groupe A. Elle pourra être diagnostiquée par un prélèvement de gorge. Les complications seront encore une fois à craindre chez les enfants à terrain affaibli (otite, fièvre rhumatismale, rhumatisme articulaire aigu, néphrite). Il est possible de faire une deuxième scarlatine (même trois ou quatre) si l'individu est exposé à une différente forme immunologique de la toxine. Il est à noter que 5 à 30 % des enfants sont porteurs asymptomatiques du streptocoque, ce qui les rend contagieux pour leur entourage. La scarlatine est inhabituelle chez les enfants de moins de deux ans.

Incubation

De 2 à 5 jours

Période de contagion

24 à 48 heures avant le début des symptômes, jusqu'à 2 ou 3 semaines après.

Mode de transmission

Transmission directe ou indirecte par les sécrétions contaminées du nez, de la gorge et de la salive.

Symptômes

La scarlatine commence brusquement : maux de tête, maux de gorge, frissons, fièvre, langue framboisée, pouls rapide et souvent un vomissement unique au début de la maladie.

L'éruption apparaît le deuxième jour sous forme de taches rouges. Elles débutent souvent au cou, puis de haut en bas du tronc. Elles ne touchent pas les mains ni les pieds. La couleur rouge-rosé de la peau s'efface à la pression du doigt. Il n'y a pas d'intervalles de peau saine. Au toucher, il y a une certaine rugosité. Il y a aussi apparition des lignes de Pastia, ce sont des lignes de couleur rouge foncé dans les replis cutanés.

La période d'éruption peut durer entre deux et six jours. Par la suite, selon la gravité de la maladie, la peau va peler, parfois même desquamer en grands lambeaux surtout aux mains et aux pieds et ce, au bout de quelques jours ou vers la deuxième ou troisième semaine de maladie selon le cas.

La fièvre peut persister de une à deux semaines.

La troisième semaine est à surveiller s'il n'y a pas de prise d'antibiotiques, car c'est à ce moment que pourraient survenir des complications (oreilles, reins) chez l'enfant à terrain affaibli.

Test

La réaction de Dick (injection intradermique de toxine streptococcique) nous permet de voir si nous sommes immunisés.

Traitement médical

Antibiothérapie dès le début du mal de gorge. Le médecin fait normalement un prélèvement de la gorge pour confirmer son diagnostic. On ne laisse jamais évoluer une scarlatine en médecine allopathique afin d'éviter les risques de complications précédemment énumérées.

Au Québec, l'enfant peut retourner en classe ou à la garderie dès le lendemain de la prise d'antibiotique tandis qu'en France, l'enfant doit attendre la fin de son traitement d'antibiotiques d'une durée de dix jours.

Soins naturels

Soignez les maux de gorge dès le début de l'apparition d'une douleur. Si la scarlatine doit se déclarer, elle sera moins forte si vous avez déjà soutenu l'immunité de l'enfant.

Alimentation très légère : eau en quantité, jus à l'extracteur, potage léger, compote de fruits, jusqu'à ce que la langue ait repris son apparence normale.

Repos au lit, musique, lecture et peu de télévision jusqu'à la fin de la **troisième semaine**. La convalescence est très importante afin que l'enfant retrouve un parfait état de santé.

Soutenez l'immunité avec du thymus-échinacée+ homéopathique ou de la teinture-mère d'échinacée+ ainsi qu'avec le composé cuivre-or-argent+.

Une cure de chlorure de magnésium+ sera indiquée pendant 21 jours.

Il peut y avoir de la démangeaison si la peau se met à peler. Donnez des bains à la fécule de maïs ou à la gélatine+.

Appliquez de l'onguent de consoude sur la peau qui pèle pour accélérer la guérison.

Les complications évolutives de la scarlatine sont presque totalement disparues depuis plusieurs années, même en l'absence d'antibiothérapie. La scarlatine est une maladie infectieuse qui peut récidiver particulièrement lorsque l'enfant a été traité par antibiotiques. À la suite d'une telle affection, l'enfant présente souvent une réelle métamorphose : ses traits du visage sont plus individualisés, il ressemble moins au père ou à la mère, il développe des aptitudes nouvelles. C'est le fruit d'une authentique guérison.

Chapitre 5
Maladies infectieuses pour lesquelles la vaccination est possible mais *non obligatoire*

La majorité des enfants ont reçu les vaccins se rapportant aux maladies infectieuses développées dans ce chapitre. Quoi qu'il en soit, il est quand même intéressant de mieux connaître ces maladies, car elles peuvent se présenter dans la vie d'un enfant même si la couverture vaccinale était théoriquement complète. Le fait de mieux connaître ces maladies nous les fait apprivoiser, diminuant la peur de l'inconnu.

Les règles demeurent les mêmes. Un organisme sain et bien nourri se défendra toujours mieux contre n'importe quelle maladie. Au moment où j'écris ces lignes, le Canada, plus spécifiquement la région de Toronto, vient d'être confrontée au *syndrome respiratoire aigu sévère* (**SRAS**). Cette maladie, fulgurante chez certains individus, est arrivée au Canada via les voyageurs en provenance de certaines régions de la Chine, du Vietnam et de Singapore. Trente-huit décès ont été enregistrés à Toronto jusqu'à maintenant contre 809 à travers le monde. Cette maladie d'apparence anodine (fièvre, frissons, douleurs musculaires, sensation générale de malaise, maux de tête, toux, essoufflement, difficultés respiratoires) ne répond pas aux antibiotiques, étant vraisemblablement d'origine virale. Aucun vaccin à ce jour n'existe pour cette nouvelle maladie. Un minimum de cinq années sont nécessaires pour créer un nouveau vaccin. Toute nouvelle maladie virale a le temps de faire ainsi beaucoup de ravage. Que nous reste-t-il comme solution hormis de sombrer dans la peur et la psychose collective? Tout est toujours une question de terrain favorable à l'éclosion de la maladie. La **promotion de la santé** sera toujours gagnante puisque nous ne savons jamais à quel agent agresseur nous pouvons avoir à faire face (pensons aussi au virus du Nil occidental (VNO) transmis par les moustiques...). Par la suite, les soins de première ligne (quand débute l'infection) permettront de minimiser la gravité de l'atteinte tout en évitant les complications. La confiance que vous avez en votre capacité de soignants et en la force d'autoguérison du corps sera garante de l'issue favorable de toutes maladies infectieuses.

Coqueluche

Maladie bactérienne (Bordetella pertusis, bacille de « Bordet-Gengou ») très contagieuse touchant généralement les enfants de moins de 10 ans, caractérisée par des accès de toux revêtant la forme de quintes (chant du coq). La coqueluche est une maladie sérieuse chez le nourrisson de moins de 3 mois, les complications pouvant être respiratoires (broncho-pneumonie) ou cérébrales. Le bébé âgé de plus de 3 mois, mais de moins d'un an, s'en sort généralement bien s'il était en bonne santé auparavant. Par contre, les complications sont exceptionnelles chez les enfants de plus d'un an. Un nourrisson allaité par sa mère se sortira toujours plus facilement de toutes les maladies infectieuses attrapées en bas âge.

La coqueluche demeure la plus longue des maladies infantiles (un mois à un mois et demi). La coqueluche ne confère pas une immunité naturelle pour la vie, mais les récidives sont discrètes.

Incubation

Entre une à deux semaines mais peut atteindre un mois.

Période de contagion

La contagiosité commence dès les premières toux, atteint son maximum à la période des quintes et cesse vers la quatrième semaine (exceptionnellement à la sixième). La maladie survient souvent en été.

Mode de transmission

Contact direct ou indirect avec les sécrétions du larynx et des bronches. La transmission du bacille est impossible au-delà de deux mètres de distance. Isolez l'enfant malade des nourrissons. Aucun contact ne devra être toléré.

Symptômes

La coqueluche débute sous la forme d'une rhino-pharyngite (rhume avec maux de gorge) avec fièvre légère (38° C (100,4° F), 38,5° C (101,3° F)).

Les premiers 10 à 14 jours, l'enfant a une toux atypique avec aggravation progressive et prédominance de la toux pendant la nuit. La toux aiguë (« chant du coq ») apparaît au bout de 10 à 14 jours, elle prédomine la nuit. De grandes quantités de mucus peuvent être crachées et des vomissements sont possibles. La fièvre est progressive, mais généralement faible. Si elle s'élève à 39° C (102,2° F), pensez à une infection pulmonaire ou de l'oreille moyenne. Consultez votre médecin.

Par la suite, pour les 10 à 14 prochains jours, la toux diminue progressivement pour aboutir enfin à la guérison. Pendant les quelques semaines ou mois qui suivent, une toux coqueluchoïde (quinte de toux) persiste en présence de fortes émotions ou d'un simple rhume.

Les quintes de toux sont très impressionnantes pour le malade comme pour les bien-portants. Gardez votre calme et votre sang-froid. S'il y a plus de 20 quintes de toux en 24 heures, si l'arrêt respiratoire qui suit les quintes dépasse 15 à 20 secondes ou que l'enfant présente un mauvais état général et qu'il refuse depuis plusieurs jours toute alimentation, consultez le médecin.

Traitement médical

Hospitalisation chez les tout-petits.

L'antibiothérapie aura un effet préventif, mais il est non curatif sur les quintes elles-mêmes. L'antibiotique agira sur les complications bactériennes comme l'otite moyenne ou la broncho-pneumonie.

Les sédatifs expectorants et antitussifs sont de valeur discutable. En entravant l'expulsion des mucosités, ils risquent d'aggraver la maladie et de provoquer une infection pulmonaire.

Test pour dosage des anticorps

Recherche d'anticorps par culture ou fluorescence.

Info-vaccin

Dans toutes les épidémies récentes en Angleterre, aux États-Unis et au Canada, une proportion appréciable de cas se produisirent chez des enfants vaccinés.

Estimant que les inconvénients l'emportaient sur les avantages, la Suède et l'Allemagne abandonnèrent la vaccination de masse en 1976.

Aux États-Unis, on a récemment incriminé le vaccin de la coqueluche dans la genèse du syndrome de mort subite du nourrisson.

La plupart du temps, le vaccin entraîne fièvre et irritation dans les 24 heures. Il entraîne également des cris et des convulsions évalués à 1 cas sur 2 000.

On peut noter un effet d'écho après la vaccination, comme une toux sèche et chronique persistant des mois, voire des années (elle revient à chaque période de grande fatigue). L'enfant crache des mucosités, fait de la fièvre ou des otites chroniques.

Si la vraie maladie ne confère pas une immunité naturelle, la vaccination ne peut pas susciter l'immunité permanente non plus.

Dans le monde médical, on affirme souvent que le vaccin contre la coqueluche permet seulement de diminuer la gravité de la maladie. Nous savons maintenant qu'un organisme en santé se défendra plus facilement contre la maladie.

« Le vaccin anticoquelucheux n'est pas extrêmement efficace et l'immunité qu'il entraîne n'est pas de longue durée. Aussi, des sujets vaccinés peuvent-ils avoir une coqueluche dont les caractères ne sont pas très typiques, et le diagnostic de la coqueluche peut être difficile[1]. »

« Le ministère de la Santé de la province de Québec décidera sous peu si les jeunes Québécois de 14 à 16 ans auront accès à une dose de rappel du vaccin de la coqueluche, mesure évaluée à 1 million de dollars. La Société canadienne de pédiatrie recommande l'ajout de cette dose de rappel dans le programme d'immunisation. La coqueluche est en hausse chez les adolescents, car ceux-ci ne sont plus protégés par le vaccin (**reçu 5 fois, à vrai dire...**) reçu dans la petite enfance, souligne le Dr Denis Leduc, vice-président de la Société[2]. »

1. Dr Julien Cohen-Solar, *Comprendre et soigner son enfant*, page 385.
2. Le Journal de Québec, le jeudi le 12 juin 2003, page 8.

Questions :

Si les jeunes de 14 à 16 ans ne sont plus protégés, les jeunes de 17 ans et plus le sont-ils davantage? Ne seront-ils pas transporteurs de cette maladie eux aussi? De même que tous les adultes, puisque cette maladie **ne confère jamais une immunité permanente**. Dans les faits toutes les maladies infectieuses apparaissent dans certains cycles de 8 ou 10 ans. La dernière épidémie de coqueluche au Québec remonte d'ailleurs aux années 1993-1995. Cette mesure viserait la protection des bébés de moins de deux mois puisque les autres bébés sont vaccinés dès l'âge de 2 mois et donc théoriquement protégés.

Soins naturels

Référez-vous au chapitre 2 sur les soins généraux.

À la maison, isolez l'enfant des autres enfants s'il y en a.

Notez que les enfants seront plus réceptifs à la maladie dans des périodes de grande fatigue. Chez l'enfant sain, la maladie pourra ne durer que deux semaines. Plus la congestion du foie est grande, plus la maladie va persister.

Couchez l'enfant en position semi-assise, dans une poussette pour les petits. Évitez-lui les mouvements rapides.

L'air frais et humide fait du bien. Aérez bien la pièce en couvrant l'enfant **après** les quintes de toux. Les crises spectaculaires peuvent durer de 10 à 14 jours.

Si l'enfant vomit, donnez-lui une alimentation plus épaisse, des aliments chauds et cuits comme de la soupe. Évitez le cru et le froid. Les repas doivent être légers et constitués de petites portions. Donnez-les après les crises et allégez surtout le repas du soir pour éviter les vomissements la nuit.

Donnez-lui des infusions spécialisées dans les soins pulmonaires : pulmonathé (compagnie *Clé des Champs*) ou teintures-mères diluées (7 gouttes dans une tasse d'eau chaude) comme pulmonaire-expectorant (compagnie *Armoires aux herbes*).

Cataplasme d'ail+ sous les pieds, une fois par jour pendant quelques heures ou toute la nuit (pour liquéfier les sécrétions).

Cataplasme de moutarde+, deux fois par jour (pour liquéfier les sécrétions).

Cataplasme de graines de lin+ à chaque dodo, joint à une bouillotte chaude (contre la toux).

Évitez les aliments acides (oranges, avoine, blé, etc.).

Bain au thym : faites infuser 3 c. à thé (15 ml) de thym dans l'eau bouillante, tamisez et ajoutez au bain du bébé. Augmentez la quantité pour un plus grand bain.

Massez la poitrine avec de l'onguent de consoude pour détendre et dégager les poumons.

Teinture-mère de Tussilage+, d'Hydraste du Canada+ (ne pas donner à la femme enceinte) et de Drosera+. Mélangez ensemble à parts égales et donnez 15 gouttes, trois fois par jour, selon l'âge de l'enfant. Donnez l'équivalent d'une goutte de chaque teinture par année d'âge (ex. : un an = 3 gouttes du mélange, 2 ans = 6 gouttes du mélange jusqu'à un maximum de 15 gouttes à la fois).

Chlorure de magnésium+, selon l'âge.

Plusieurs sirops sont efficaces pour calmer la toux et liquéfier les sécrétions : sirop « Jutissin » (compagnie *Reckeweg*), sirop « Santasapina » (compagnie *Bioforce*), sirop à la guimauve et au thym (compagnie *Clé des Champs*), etc.

L'ail est très efficace. Donnez de l'ail liquide (*Kyolic*) ou le tonique à l'ail de l'*Armoire aux Herbes*, environ 10 gouttes dans un jus, trois fois par jour (dosez selon l'âge).

Il existe aussi d'excellents remèdes homéopathiques contre la coqueluche. Consultez toujours un homéopathe lors du diagnostic de la coqueluche.

L'acupuncture offre d'excellents résultats.

À l'issue de la coqueluche, les parents remarqueront une modification du comportement de l'enfant : meilleur appétit, développement du langage, contact plus facile avec l'entourage.

Diphtérie (Croup)

Maladie contagieuse aiguë provoquée par le « Corynebactérium diphteriae » ou bacille de Klebs-Lœffler, caractérisée par la formation d'une fine membrane grise recouvrant les voies respiratoires supérieures (nez ou pharynx ou larynx). On note une toux rauque et grasse et une respiration striduleuse. C'est la **toxine sécrétée par le bacille qui cause les malaises** et la fièvre ainsi que les complications des tissus nerveux et myocardiques. C'était une maladie rencontrée surtout chez les jeunes de 2 à 7 ans. Elle est très rare depuis une trentaine d'années.

Incubation

La période d'incubation est de 1 à 5 jours en général. La culture de sécrétions confirmera le diagnostic.

Période de contagion

Plusieurs heures avant le début de la maladie jusqu'à ce que les bactéries disparaissent des voies respiratoires, c'est-à-dire deux à quatre semaines.

Mode de transmission

Par les mucosités des personnes infectées, soit par contact direct ou indirect et par des porteurs sains non symptomatiques.

Symptômes

Les amygdales et le voile du palais se recouvrent de fausses membranes adhérentes d'un aspect blanc grisâtre.

On note une haleine caractéristique à odeur douceâtre.

Toux rauque et grasse avec respiration striduleuse.

L'enfant est très pâle, le pouls est accéléré, la fièvre est modérée, les ganglions cervicaux sont volumineux et douloureux.

Traitement médical

Les patients atteints sont hospitalisés d'emblée.

L'antitoxine diphtérique est administrée rapidement s'il n'y a pas d'allergie (origine équine, un test d'hypersensibilité doit être fait avant).

Antibiothérapie contre le germe.

Traitement selon les autres symptômes.

Test pour dosage d'anticorps

Test de Schick (test cutané).

Info-vaccin

En 1980, il y a eu seulement cinq cas de diphtérie aux États-Unis.

Vérifiez toujours l'état des reins avant d'inoculer le vaccin, car il y a un risque de complications rénales.

« Après la guerre, le taux de vaccination en Europe était très inégal, mais les populations les plus vaccinées étaient paradoxalement les plus touchées. Depuis 1945, la fréquence des cas de diphtérie a décru rapidement, et plus rapidement encore dans les pays les moins vaccinés, pour disparaître partout[1]. »

En fait, on ne sait pas pourquoi la diphtérie a ainsi disparu puisque la couverture vaccinale n'a jamais été suffisante pour provoquer ce résultat. De plus, comme pour le tétanos, le vaccin neutralise la toxine mais ne s'adresse pas au germe; donc il ne prévient pas l'infection.

1. Dr François Choffat, *Vaccinations : le droit de choisir*, page 117.

Selon l'O.M.S. le vaccin antidiphtérique est recommandé dans les pays tempérés où sévissait la maladie, mais la vaccination ne s'applique pas aux pays tropicaux où cette infection existe sans entraîner de symptômes cliniques (le germe ne libérant pas de toxines invalidantes[1]).

Soins naturels

En plus des soins habituels donnés au début de toute infection :

Donnez automatiquement du chlorure de magnésium⁺. C'est le remède de premier choix, une dose aux six heures. L'effet doit être légèrement laxatif.

Ionisez l'atmosphère avec des huiles essentielles d'eucalyptus, de menthe, de camphre, de cannelle, etc.

Bain chaud aux algues.

N'hésitez pas à hospitaliser un enfant qui est atteint plus profondément.

La diphtérie se traite bien en homéopathie. Consultez un professionnel.

Hépatite B

L'hépatite B est une maladie virale qui est endémique dans certaines régions du globe. L'Afrique intertropicale et l'Asie du Sud-Est comptent 5 à 20 % de leur population comme porteurs chroniques. Par contre, dans les pays occidentaux, il n'y a que 0,1 à 1,0 % des individus qui sont porteurs chroniques. Les différentes formes d'hépatite touchent le foie. Les hépatites A et E provoquent exclusivement des hépatites aiguës alors que les virus B, C et D sont responsables d'hépatites chroniques.

L'hépatite est une forte réaction du foie à une agression extérieure. Elle n'est pas toujours d'origine virale (Hépatites A, B, C, D, E et virus non-A, non-B, non-C, non-D, non-E, etc.).

1. Michel, Georget, *Vaccinations. Les Vérités indésirables*, page 196.

Elle peut être causée par de l'abus d'alcool (qui aboutit en cirrhose du foie) ou par une réaction violente à un médicament (antibiotique, sulfamide, sédatif, anti-inflammatoire, vaccin, etc.).

La jaunisse (l'hépatite) du jeune enfant (8-9 ans) peut être déclenchée par une émotion très forte, une colère violente, sans oublier la jaunisse qui nous est plus familière : l'**ictère physiologique** du nouveau-né. Ce dernier survient environ 2 à 5 jours après la naissance, à la suite d'un excès de globules rouges dans le sang (qui a été passé par le cordon ombilical). La moitié des bébés en seraient atteints. L'ictère se guérit en une dizaine de jours habituellement sans traitement. S'il est trop fort, on exposera le bébé à la lumière artificielle (photothérapie) afin de l'aider à métaboliser la bilirubine.

Incubation

De 2 à 6 mois pour l'hépatite B (de 20 à 40 jours pour l'hépatite A).

Période de contagion

Les porteurs chroniques sont toujours contagieux. L'immunité naturelle est définitive.

Mode de transmission

La contamination se fait principalement par le sang d'un individu contaminé ou par ses dérivés. L'hépatite B est très rare chez l'enfant, elle concerne surtout le nouveau-né dont la mère serait atteinte par le virus. Celui-ci peut être contaminé lors de l'accouchement.

Symptômes

La gravité est variable, allant d'un syndrome grippal modéré à une insuffisance hépatique mortelle selon la réponse immunitaire de la personne atteinte.

Il y aurait baisse de l'appétit, avec malaise général, nausées, vomissements et fièvre. Le dégoût du tabac est un signe précoce de cette maladie.

Après 3 à 10 jours, les urines deviennent foncées et l'ictère (jaunisse) apparaît. Les signes généraux s'atténuent, le malade se sent mieux malgré l'aggravation de la jaunisse. L'ictère est au maximum après une ou deux semaines. La phase de convalescence dure de deux à quatre semaines.

L'hépatite est rarement très grave pour les enfants. La forme la plus courante qui apparaît chez l'enfant est l'hépatite A. Elle se communique par les selles, la salive, le sang du malade et par l'eau et les aliments qui en sont contaminés. C'est ce qu'on appelait communément « faire une jaunisse ».

Traitement médical

Essentiellement symptomatique avec isolement et repos complet.

Dans les cas chroniques, on peut entreprendre le traitement à l'interféron. Ce dernier coûte très cher et comporte des effets secondaires souvent importants.

Test pour détecter les porteurs

On peut doser l'antigène de surface du virus de l'hépatite B (HBsAg). La recherche d'HBsAg est obligatoire pour tout donneur de sang.

Info-vaccin

Le vaccin contre l'hépatite A (HAV) est réalisé à partir d'un virus vivant atténué. Il est disponible depuis 1992. Auparavant et encore aujourd'hui, on injectait des doses d'immunoglobulines provenant du sérum d'individus contaminés. Cette protection est acquise, passive et temporaire (le temps d'un voyage...).

On soupçonne que le premier vaccin contre l'hépatite B, qui a été utilisé au cours de 1978 à New York sur une population de 2 000 jeunes blancs mâles homosexuels, était contaminé par le virus du sida. Le nombre élevé de cas de sida qui se sont révélés par la suite dans cette population le laisse supposer. Le vaccin de l'hépatite B a été modifié depuis.

Deux chercheurs, Monique et Mirko Beljanski, ont travaillé 25 ans à l'Institut Pasteur avant de se retrouver en désaccord avec leur grand patron. On nous assure que le vaccin contre l'hépatite B est de grande pureté puisqu'il est fabriqué par génie génétique. Ces chercheurs affirment que c'est **inexact**, que ce type de vaccin est beaucoup plus contaminé par la protéine « tdt » (désoxyribonucléotide), qui a la propriété d'induire des mutations soit par la modification du génome viral (le vaccin) ou par la mutation d'autres cellules. M. et Mme Beljanski affirment qu'on ne peut pas tout contrôler, que ces enzymes capables de copier l'ARN ou l'ADN permettent l'intégration dans les gènes d'informations venues de l'**extérieur**. Personne ne peut prévoir les conséquences sur les transformations cellulaires.

De plus, le Dr Morris Sherman de l'Université de Toronto, expert en hépatologie et en épidémiologie, affirme que la vaccination systématique des enfants prépubères contre l'hépatite B n'a aucun sens. Selon ses études, ce sont les porteurs chroniques de l'hépatite B qui disséminent la maladie. Lorsqu'ils sont de nouveau exposés au virus de l'hépatite B, 90 % des gens ayant déjà été en contact avec ce virus dans le jeune âge (généralement infectés par la mère) deviennent porteurs chroniques. Lorsque la **primo-infection** se fait à l'âge adulte, la majorité des personnes atteintes ne s'en apercevront pas ou seront légèrement malades et elles s'en remettront parfaitement. Moins de **5 %** de ces jeunes adultes deviendront porteurs chroniques et moins de 0,1 % feront une hépatite fulgurante mortelle. Est-ce qu'il est possible que la vaccination actuelle contre l'hépatite B puisse jouer le rôle de primo-infection pour nos enfants et qu'une fois en contact avec la maladie, à l'âge adulte, ils aient 90 % des chances de devenir porteurs chroniques contre 5 % actuellement? Nous l'ignorons... Seul l'avenir nous confirmera les conséquences véritables de cette pratique vaccinale.

Nous avons actuellement un des plus bas taux au monde de porteurs chroniques d'hépatite B. La maladie n'est nullement endémique chez nous. Les campagnes de vaccination ont beaucoup dramatisé l'importance et les risques de cette maladie, jusqu'ici ignorée du grand public en raison de sa rareté.

La recherche médicale n'a pas trouvé de vaccin actuellement contre l'hépatite C, D, et E (quoique ce dernier devrait être mis au point rapidement).

Lors d'un récent congrès à Orlando (Floride), des spécialistes ont prédit l'apparition prochaine de multiples nouveaux virus. Les hépatites non identifiées représentent déjà 5 % des cas aux États-Unis et environ 25 % des cas en Chine. Une nouvelle famille a été récemment décrite : GBV-A, GBV-B, GBV-C.

L'interféron alpha est très efficace pour combattre les hépatites (confirmé par les traitements médicaux mais c'est un traitement lourd en effets secondaires). Notre organisme le fabrique déjà, sans aucun effet secondaire.

La course aux vaccins est-elle la solution quand nous savons qu'à chaque détour nous sommes confrontés à un univers différent, sachant que la vaccination oxyde le corps et qu'elle nous pousse dans un terrain favorable aux maladies virales?

Saviez-vous qu'on a vacciné contre l'hépatite B, des populations entières d'enfants dans le nord du Canada, sans explication, sans même l'autorisation des parents. Il y a eu un certain nombre de morts parmi les enfants, mais on n'a fourni aucune explication[1].

1. Source : Médecines nouvelles, n°77, 1995, p. 79-80 : Vaccinations HVB et MSIN.

Ne devrions-nous pas enseigner à nos enfants l'art de conserver la santé en évitant les conduites à risque comme de multiples partenaires sexuels, l'injection de drogues avec seringues usagées, plutôt que de leur faire croire qu'ils sont immunisés (pour combien de temps et à quel prix?) et qu'ils peuvent vivre comme leurs désirs leur commandent? En agissant ainsi, sans discernement, ils s'exposent à une multitude d'autres virus inconnus.

Le vaccin de l'hépatite B est quasi systématique pour les adolescents français. Selon Jean-François Brochard[1], les autorités françaises auraient le désir de l'imposer aux nourrissons. Cette tendance se reflèterait aussi aux États-Unis ainsi qu'au Canada. C'est ainsi que « les laboratoires cherchent à mettre au point un produit unique associant Di-Te-Per-Pol-Hib-HB, soit six maladies à inoculer dès le deuxième mois![2] »

Soins naturels

Isolez le malade à cause de la contagion. Prévoyez une vaisselle à part, une toilette isolée. Tout doit être désinfecté à l'eau de Javel (dans le cas d'hépatite virale).

Repos absolu au lit.

Les deux grands alliés du petit malade sont la chaleur et une alimentation adaptée. Le jeûne sera privilégié au début de la maladie. On offrira seulement des tisanes de thym, de lavande, de romarin, de menthe, de sauge, etc.

Soutenez le foie avec la teinture-mère de chardon-marie^{+}. Ce dernier est un puissant régénérateur des cellules hépatiques. Donnez à petites doses (2 à 10 gouttes), trois fois par jour, à long terme.

Les cataplasmes d'argile^{+} ou d'huile de ricin^{+} appliqués sur le foie aideront à diminuer l'inflammation.

1. La Vie Naturelle n° 124, février 1997.
2. Dr François Choffat, *Vaccinations : le droit de choisir*, page 150.

Les oligo-éléments, manganèse, soufre et cuivre-or-argent seront d'un grand soutien.

Après le jeûne, donnez des jus de légumes frais. Diluez avec un tiers d'eau au début. Ensuite, intégrez les bouillons de légumes, les soupes, les salades. Adoptez un régime végétarien pour accélérer la convalescence.

Notez que l'hospitalisation ne pourra pas apporter le régime alimentaire adéquat, ni les soins personnalisés que vous pouvez vous-même procurer à l'enfant, sans parler du stress d'être séparé de la famille.

La pharmacopée africaine dispose d'une plante, le **Desmodium ascendens** (« Hépatol » de Holis), qui est d'une grande efficacité pour soigner **toutes formes** d'hépatites.

Méningite Haemophilus influenza type B (Hib)

« L'haemophilus influenza type B est une bactérie qui existe à l'état normal dans nos muqueuses respiratoires et nous vivons généralement en bonne entente avec elle. Mais à l'occasion d'un affaiblissement quelconque, par exemple une maladie virale comme la grippe, elle peut devenir l'agent d'une infection, otite, sinusite, bronchite, ou pneumonie. C'est un terrain affaibli qui donne la vedette à ce germe, et aucune de ses complications n'est contagieuse[1]. » Cette bactérie est la cause la plus fréquente de méningite **bactérienne** chez les enfants de 5 ans et moins. En plus des méningites, cette bactérie peut être responsable de l'épiglotite[2], d'une septicémie (infection du sang), d'une cellulite (infection de la peau) ou de l'arthrite. Les risques de méningite causée par HIB sont au moins deux fois plus élevés chez les enfants qui fréquentent la garderie à temps plein que chez ceux qui restent à la maison. Le risque est également plus grand chez les personnes

1. Dr François Choffat, *Vaccinations : le droit de choisir*, page 130.
2. Épiglotite : infection aiguë des voies respiratoires supérieures qui peut causer un arrêt respiratoire.

qui présentent un mauvais fonctionnement de la rate ou un déficit immunitaire[1]. « Les méningites à Haemophilus ne représentent, en France, que 10 à 20 % des méningites bactériennes, et l'ensemble des méningites bactériennes que 6 % du total des méningites. La majorité des méningites est d'origine virale[2]. »

Incubation

Variable

Période de contagion

Non définie mais le malade est sûrement contagieux dans la phase active de la maladie.

Mode de transmission

Le sang et les sécrétions des personnes infectées.

Symptômes

L'enfant présente généralement les signes caractéristiques d'une infection respiratoire ou d'un mal de gorge.

Ensuite, viennent la fièvre, les céphalées, la raideur de la nuque et les vomissements qui caractérisent la méningite aiguë.

L'évolution peut se faire très rapidement, en moins de 24 heures.

Traitement médical

Hospitalisation d'urgence.

Antibiothérapie intraveineuse efficace avec un diagnostic précoce.

Traitements selon les symptômes.

Info-vaccin

Ce vaccin est disponible depuis 1988, mais il n'a été intégré dans le calendrier vaccinal des enfants que depuis 1992.

1. Source : Protocole d'immunisation du Québec.
2. Michel Georget, *Vaccinations. Les vérités indésirables*, page 267.

Ce vaccin n'est pas donné systématiquement dans les programmes d'immunisation de tous les pays. Seuls quelques pays l'utilisent actuellement (France, Canada).

Dans le livre de diagnostic médical « Merck », on révèle que ce vaccin est protecteur pour les grands enfants, mais non pour les petits de moins de 18 mois.

« Puisqu'il vit à l'état normal dans notre organisme, le germe n'a pas d'action immunisante. Pour forcer la formation des anticorps, on couple un des antigènes de l'Haemophilus à un antigène connu pour faire réagir le système immunitaire. Par exemple, l'anatoxine tétanique ou diphtérique. L'organisme se mobilise contre l'anatoxine et dans la foulée il fabrique des anticorps contre l'Haemophilus. Ce vaccin ne prétend pas à une éradication de la maladie[1]. » Ce vaccin protège plutôt contre les complications reliées à ce germe.

Soins naturels

Les enfants doivent être allaités par leur mère afin qu'ils développent une immunité maximale.

La prévention demeure le seul traitement efficace. Soutenir l'enfant avec des soins qui renforcissent son système immunitaire. Évitez les antibiotiques à répétition car ils affaiblissent l'immunité.

Il est préférable que l'enfant fréquente les petites garderies en milieu familial. Il est alors moins confronté à un bassin de microbes et de virus. L'idéal serait que l'enfant demeure avec sa mère jusqu'à l'entrée scolaire.

Méningite A-C

La méningite est une inflammation des méninges (enveloppe du cerveau et de la moelle épinière) causée par plusieurs virus ou bactéries. La méningite A et C est une méningite

1. Dr François Choffat, *Vaccinations : le droit de choisir*, page 131.

bactérienne à méningocoque (bactérie, Neisseria méningitidis) de groupe A ou de groupe C. On attrape l'une ou l'autre forme, jamais les deux en même temps. La campagne de vaccination de masse du printemps 1993, reprise en 2001 au Québec, concernait la méningite A et C. Actuellement, au Québec, on constate que les deux tiers des méningites à méningocoque sont du groupe C.

Incubation

Non définie

Période de contagion

Dès le début des premiers symptômes de grippe avant même qu'on ait identifié la méningite. C'est une infection beaucoup moins contagieuse que la grippe ou la rougeole.

Mode de transmission

Sécrétions du nez et de la gorge de la personne infectée. Entre 5 et 25 % de la population est porteuse asymptomatique de cette bactérie. Presque tous les individus développent une immunité les protégeant contre cette bactérie. La bactérie pénétrera rarement dans le sang pour causer une infection sévère comme la « méningite[1] ».

Symptômes

Début de rhume, ensuite forte fièvre, maux de tête importants, raideur du cou, nausées, vomissements.

Il peut y avoir des petites hémorragies à la peau sous forme de pétéchies[2] ou d'ecchymoses (bleus) lorsque le méningocoque est dans le sang.

L'état de la personne se détériore rapidement. Elle peut devenir confuse et somnolente.

Traitement médical

Hospitalisation d'urgence

1. Source : dépliant publié en 1993 par le ministère de la Santé et des Services sociaux du Québec.
2. Pétéchies : petits points rouges violacés gros comme la tête d'une épingle.

Antibiothérapie intraveineuse efficace avec un diagnostic précoce.

Traitements selon les symptômes.

Info-vaccin

La campagne de vaccination québécoise contre la méningite A-C au printemps 1993 fut l'une des plus importante du monde industrialisé. Elle fut reprise en 2001. Ces méningites présentent un caractère épidémique en Afrique sub-saharienne où se produisent des épidémies tous les 10-12 ans.

La décision finale de cette campagne de vaccination fut **politique** et non médicale aux dires des médecins et des infirmières concernés à l'époque.

Il n'y a jamais eu trace d'épidémie ni avant ni après la vaccination; même phénomène en 2001. Les cas n'étaient pas reliés entre eux.

« La protection apportée par ces vaccins s'établit en 7 à 10 jours et dure 3 à 4 ans[1]. »

Soins naturels

La prévention, en adoptant un mode de vie sain.

Traitez les rhumes dès qu'ils se présentent.

Évitez d'affaiblir inutilement l'organisme avec des traitements médicaux abusifs comme des antibiotiques non justifiés.

Les cures de chlorure de magnésium+ faites à chaque saison sont une bonne façon de soutenir l'immunité.

Oreillons

Maladie virale (virus Ourlien) aiguë qui consiste en une inflammation des glandes salivaires, particulièrement les

1. Michel Georget, *Vaccinations. Les vérités indésirables*, page 268.

parotides. La maladie n'a aucun rapport avec l'oreille si ce n'est que le gonflement des glandes provoque des douleurs qui se propagent dans l'oreille. Elle s'observe surtout chez les enfants de 2 à 15 ans. Un tiers des enfants exposés à la contagion ne fera pas la maladie par absence de réceptivité individuelle, un tiers aura les oreillons sans aucun symptôme apparent (sauf un banal rhume) et l'autre tiers présentera les signes plus ou moins évocateurs des oreillons, tels que nous les connaissons. C'est le gonflement des parotides qui confirme le diagnostic. La maladie confère l'immunité permanente.

Les oreillons sont une maladie habituellement bénigne. La complication que l'on craint est l'inflammation des testicules (orchite ourlienne) chez l'homme pubère et l'inflammation des ovaires (ovarite) chez la femme. Cette inflammation n'apparaît que chez 15 à 20 % des hommes pubères et généralement d'un seul côté. La stérilité ne peut survenir que chez l'homme adulte et elle demeure exceptionnelle. L'inflammation des ovaires ne touche que 5 % des femmes, ce qui est généralement sans conséquence. La guérison de cette maladie se complète à l'intérieur de dix jours.

Incubation

L'incubation est longue, elle peut atteindre 14 à 21 jours.

Période de contagion

De un à six jours avant les premiers symptômes jusqu'à ce que l'inflammation disparaisse. Cette période contagieuse peut s'étendre jusqu'à trois semaines.

Mode de transmission

Contact direct avec les gouttelettes de la salive de la personne infectée.

Symptômes

Fièvre modérée, perte d'appétit et agitation nocturne.

Gonflement du visage d'un seul côté au début. En 2 ou 3 jours, le gonflement atteint l'autre côté. Le visage de l'enfant ressemble alors à une poire.

Traitement médical

Le traitement est essentiellement symptomatique (repos, analgésique, antipyrétique, diète semi-liquide).

S'il y a une inflammation des testicules, on recommande le soutien du scrotum par un support athlétique et un sac de glace pour diminuer l'inflammation.

Test pour dosage d'anticorps

Test de fixation du complément hémoagglutination

Info-vaccin

Cette vaccination est recommandée essentiellement pour protéger les hommes d'une stérilité qui demeure très exceptionnelle. Selon le Dr R. Mendelsohn, la stérilité, si elle survient, ne touche qu'un seul testicule et l'autre testicule, fonctionnel, est suffisant pour peupler la terre entière…

Les vaccins ont toujours une durée limitée dans le temps. La vaccination du jeune enfant mâle risque de repousser la maladie à l'âge adulte, période où l'inflammation des testicules est possible. Les oreillons vécus avant la puberté sont sans conséquence pour l'enfant et ils se vivent mieux à cet âge, étant donné le plus bas niveau d'encrassement de l'organisme.

La vaccination est inutile chez la fille. Elle ne sert qu'à essayer de faire disparaître la circulation du virus pour ne pas qu'il contamine les garçons. Par contre, si les vaccinalistes croyaient fermement à l'efficacité de leur vaccin dans le temps, ils ne devraient pas s'inquiéter que l'enfant soit en contact avec le virus propagé par les filles…

Ce vaccin contient un virus vivant atténué, cultivé sur les cellules embryonnaires de poulet. Attention aux enfants allergiques aux protéines de l'œuf.

Protection peu durable; on a déjà observé plusieurs épidémies chez des populations vaccinées.

Soins naturels

Repos complet tant que la poussée inflammatoire n'est pas passée.

Diète semi-liquide et liquide à cause de la difficulté d'avaler. Évitez les aliments acides (les citrins), les épices ainsi que les gras. Ils augmentent la salivation et accentuent la douleur.

Dès le début de l'infection, donnez les remèdes d'usage pour soutenir l'immunité, comme l'échinacée, cuivre-or-argent, la vitamine C liquide, etc.

Appliquez des cataplasmes d'argile+ pour la nuit; le jour, appliquez des cataplasmes **chauds** d'huile de ricin+.

Chlorure de magnésium+, deux fois par jour.

Les grands-mères affirmaient qu'une petite laine rouge autour du cou de l'enfant empêchait l'inflammation de descendre aux testicules... C'est à confirmer!

Poliomyélite

Infection virale aiguë ayant des manifestations variées comprenant une forme bénigne non spécifique (80 à 90 % des infections cliniques) ou une méningite aseptique non paralysante ou la paralysie flasque de divers groupes musculaires. Elle est dite aussi paralysie infantile, car elle touche particulièrement les enfants, mais les adultes ne sont pas à l'abri de la maladie.

Incubation

Le temps d'incubation varie de 8 à 15 jours.

Période de contagion

Durant la période d'infection jusqu'à la fin de la période aiguë, elle peut s'étendre jusqu'à six semaines. Attention aux selles du malade qui sont contaminées par le virus durant toute la maladie.

Mode de transmission

Elle se transmet par le contact direct avec les sécrétions de la gorge et les selles d'une personne infectée, parfois par des aliments (ex. : le lait) ou de l'eau contaminée.

Le vaccin oral Sabin est un facteur de contamination (c'est une des raisons pour lesquelles on l'a retiré) pour l'entourage de l'enfant vacciné. La salive de l'enfant serait contaminante quelques jours et les selles pendant six semaines.

Symptômes

Débute comme un rhume par des malaises généraux.

Fièvre, courbatures, maux de gorge, maux de tête, nausées, vomissements qui peuvent apparaître de trois à cinq jours après l'exposition au virus.

Si la forme de la maladie s'aggrave, il y aura raideur de la nuque, apparition du **signe de Kernig** (difficulté à redescendre le genou après qu'on ait fléchi ce dernier sur la cuisse), raideur de la colonne vertébrale et fourmillements dans les membres inférieurs.

Traitement médical

Chez les formes bénignes, aucun traitement spécifique (repos, analgésiques, antipyrétiques, si nécessaire).

Pour la forme active ou paralysante : hospitalisation, repos sur un lit dur, antibiothérapie, si infection, traitement des symptômes.

Info-vaccin

Les cas de polio avaient nettement diminué avant même l'avènement de la vaccination.

Avant l'ère de la vaccination, 90 % de la population présentaient une immunité naturelle. Cette immunité se développait dès l'enfance pour persister à l'âge adulte. La circulation du virus sauvage persistant, cette immunité continue de se développer. Une étude française réalisée en 1991 confirme ces faits[1].

Malgré des campagnes de vaccination répétées, la polio sévit toujours dans le tiers-monde.

Les causes profondes de l'extension de la polio seraient imputables à la malnutrition, à la dégénérescence des aliments et à la fragilité du système nerveux qui en découle. De plus, ces facteurs déséquilibrent la flore intestinale, ce qui rend la population plus fragile au virus de la polio. Pour augmenter la résistance à la maladie, il faut veiller à avoir un apport important de complexe B (céréales entières, noix, soja, levure de bière...) et de sels minéraux.

Le vaccin de polio buvable (Sabin) peut entraîner des paralysies chez les vaccinés et chez les personnes en contact avec eux (attention aux selles de l'enfant).

Actuellement, la quasi-totalité des cas de polio sont dus à des virus vaccinaux, les virus sauvages ayant presque complètement disparu.

Les conditions de vie et l'alimentation semblent jouer un rôle majeur dans l'immunité.

En 1915, le professeur Delbet expérimenta avec succès une solution de chlorure de magnésium. Il remarqua qu'une solution de ce sel augmentait la puissance phagocytaire des globules blancs, ainsi que leur nombre. Par la suite, le Dr Neveu (médecin français) obtint d'excellents résultats dans le traitement de la **diphtérie** grâce au chlorure de magnésium. Heureux de cette découverte, le Dr Neveu présenta un rapport à l'Académie de médecine française pour en faire profiter la science médicale. Le 16 novembre 1944, il reçoit une lettre du bureau de l'Académie de médecine qui affirme,

1. Malvy, D&al. : « Enquête séro-épidémiologique de la poliomyélite dans six départements de Centre-Ouest de la France » (Médecine et maladies infectieuses, t. 26, p. 714-720; 1996) selon les recherches de M. Michel Georget ».

entre autres, qu'« en faisant connaître un nouveau traitement de la diphtérie, on empêcherait les vaccinations et l'intérêt général est de généraliser ces vaccinations ». Par la suite, dès 1943, le Dr Neveu eut le bonheur de constater que le chlorure de magnésium guérissait également la **poliomyélite**, et cela, de façon constante et radicale, en 48 heures, lors d'administration précoce[1].

Soins naturels

Repos au lit absolu; ne donnez pas de fébrifuge chimique.

D'abord assistez le corps dans sa guérison lorsqu'il y a présence d'un rhume ou d'une grippe, afin qu'il élimine ses toxines sans faire de répression. Il y a alors beaucoup moins de risques de faire des complications.

Le chlorure de magnésium⁺ est indispensable. Voici les doses indiquées selon la dilution habituelle de 20 grammes par litre d'eau pure :

5 ans et plus :
- 125 ml immédiatement
- 125 ml trois heures plus tard
- 125 ml, toutes les six heures pour les prochaines 48 heures
- 125 ml, toutes les huit heures jusqu'à la guérison définitive

Moins de 5 ans :
- 100 ml, à 4 ans
- 80 ml, à 3 ans
- 60 ml, à 2 ans

Administrez dans le même intervalle que précédemment. On dilue la quantité avec un peu d'eau ou de jus. On peut sucrer avec un peu de miel afin de rendre la potion agréable.

Nourrissons :
- une à quatre cuillères à thé (5 à 20 ml) selon l'âge, dans les mêmes intervalles

1. Lire le volume *Prévenir et guérir la poliomyélite*, du Dr A. Neveu.

N.B. : Chacune de ces doses sera diminuée en cas de dérangement intestinal, mais les intervalles devront être respectés.

Recommandations habituelles pour le soutien de l'immunité : cuivre-or-argent, matin et soir, et échinacée trois fois par jour.

Rougeole

Maladie virale très contagieuse touchant habituellement les enfants de 2 à 5 ans. La maladie est très rare avant l'âge de six mois, du fait du rôle protecteur des anticorps maternels. La rougeole et la varicelle sont parmi les maladies infectieuses les plus contagieuses. La maladie se termine en 4 à 7 jours. Elle confère une immunité définitive.

Les complications surviennent chez les enfants à terrain affaibli : otite (5 à 9 %), bronchite (1 à 5 %), pneumonie, conjonctivite chronique, vulvite, encéphalite. La rougeole sévit actuellement dans le tiers-monde malgré des campagnes massives de vaccination. Les carences protéiniques et vitaminiques (particulièrement la vitamine A) sont à l'origine des multiples complications qui surviennent dans les pays pauvres. À l'hôpital Mvumi en Tanzanie Centrale, sur 180 enfants admis pour rougeole sévère, la mortalité a été réduite chez 50 % des enfants qui ont reçu deux doses de vitamine A pendant leur hospitalisation. Selon les scientifiques de l'École Harvard pour la santé publique, la vitamine A réduirait de 90 % les cas de mortalité chez les bébés. La rougeole, bien soignée dans nos pays industrialisés, évolue rapidement et positivement, nos enfants ayant moins de carences.

La rougeole est une maladie habituellement bénigne qui est essentielle pour la maturation physique et psychique de l'enfant. Un observateur attentif remarquera qu'après avoir fait une rougeole, l'enfant adopte un comportement plus harmonieux. Même les traits du visage se modifient. Il y a moins de ressemblance avec le père ou la mère, le visage revêt une forme personnelle. L'enfant serait ainsi moins égocentrique, plus généreux, plus apte à exprimer sa personnalité. L'enfant aurait ainsi fait un pas vers une plus grande maturité.

Incubation

La période d'incubation dure de 7 à 14 jours.

Période de contagion

De 2 à 3 jours avant l'éruption jusqu'à 2 à 5 jours après son début.

Mode de transmission

Par contact direct avec les gouttelettes projetées du nez, de la gorge et de la bouche d'une personne infectée.

Symptômes

Débute comme un gros rhume. Il y a écoulement nasal, toux quinteuse, fièvre (39° C - 40° C), les yeux sont rouges, ils craignent la lumière (photophobie).

Deux à quatre jours après le début de la maladie apparaissent habituellement les taches de Köplik. Ces taches ressemblent à de petits grains de sable blanc, entourées d'une petite aréole inflammatoire. Elles apparaissent sur la face interne des joues, près des premières et deuxièmes molaires supérieures.

Un à deux jours après l'apparition des taches de Köplik apparaît l'éruption cutanée caractéristique. L'éruption commence devant et sous les oreilles, sur le côté du cou et s'étend rapidement (en 24 à 48 heures) au tronc et aux membres. À ce stade, les éruptions du visage commencent à s'effacer. La fièvre s'atténue ainsi que le rhume. La toux quinteuse persistera quelques jours encore. Dans les éruptions sévères, il peut y avoir des pétéchies. Dans les atteintes légères, l'éruption peut n'apparaître qu'au visage.

Traitement médical

Essentiellement symptomatique

Des antibiotiques pourront être donnés pour des infections secondaires.

Il est noté dans les livres médicaux que, ces dernières années, les taux d'atteinte de la maladie en fonction de l'âge ont changé, des épidémies se produisant maintenant fréquemment chez des adolescents et de jeunes adultes!

Test pour dosage des anticorps

Disponible dans les laboratoires. On demande le titrage des anticorps de la rougeole.

Info-vaccin

Avant l'introduction de la vaccination aux États-Unis, la rougeole était considérée comme une maladie bénigne de l'enfance. C'est un tour de force des fabricants de vaccins d'avoir réussi à retourner l'opinion des médecins et du public et de rendre ainsi la rougeole plus grave qu'elle ne l'est en réalité dans nos pays. La même stratégie est en œuvre pour discréditer la varicelle et fomenter une aura de peur autour de cette maladie bénigne de l'enfance.

Le résultat de la vaccination est de retarder l'apparition de la rougeole. On sait pertinemment qu'un adulte ou un adolescent ne vivra jamais une maladie infectieuse avec la même facilité qu'un enfant.

Le Dr Andry Wakefield, du London's Royal Free Hospital, a découvert que la fréquence de la maladie de Crohn et de la recto-colite (deux maladies qui touchent l'intestin) est 2,5 fois plus élevée chez les enfants vaccinés que chez les non-vaccinés. L'étude a été faite sur un groupe de 3 500 enfants vaccinés contre la rougeole en 1964.

Les zones à risque pour la rougeole sont les pays à forte densité géographique : Asie (83 %), Afrique (56 %), Brésil (83 %). Notez qu'il y sévit par ailleurs de la malnutrition et de l'insalubrité.

La vaccination contre la rougeole est devenue pratique courante depuis près de trente ans. Aux États-Unis, on remarque, depuis 1982, qu'il y a des épidémies importantes de rougeole chez les nourrissons par insuffisance de l'immunité de leur mère, ainsi que chez les adolescents. La vaccination ne conférant qu'une immunité temporaire, les âges de l'atteinte par la maladie se modifient.

Des spécialistes américains s'inquiètent, car bien que la fréquence de la rougeole ait considérablement diminuée avec la vaccination, lorsque les enfants développent quand même la rougeole, la mortalité a décuplé (x 10). En 1990, aux États-Unis, sur 27 785 cas de rougeole (à 99 % vaccinés!), il y eut 89 cas **mortels**.

Selon le microbiologiste Bernard D. Jachest, « l'existence historique montre que le virus de la rougeole, repoussé ou même anéanti sur une population donnée, expose ladite population au danger d'épidémie à caractère explosif avec un taux de mortalité élevé[1]. »

En 1987, au Canada, sur les 100 % de cas de rougeole répertoriés, 60 % des cas avaient été vaccinés, 28 % étaient non vaccinés et il restait 12 % dont on ignorait leur situation...

Jusqu'en 1960, on utilisait, à la clinique universitaire de Bâle, l'infection de la rougeole pour traiter le syndrome néphrotique (maladie touchant les reins).

Des chercheurs anglais et américains ont découvert qu'il y avait moins de cancers chez les individus qui avaient fait la rougeole, les oreillons et la rubéole. On remarque aussi que l'eczéma, l'asthme, les infections des voies respiratoires s'améliorent, voire guérissent après la rougeole.

Le manuel médical *Merck* nous révèle que le syndrome rougeoleux atypique (SRA) est particulièrement fréquent

1. Sylvie Simon, *Vaccination l'overdose*, Édition Déjà, page 147.

chez les adolescents et les jeunes adultes. Il survient habituellement chez des sujets vaccinés par l'un des premiers vaccins antirougeoleux tués qui ne sont plus commercialisés. Cependant, il a été signalé que l'administration de vaccins antirougeoleux vivants atténués pouvait aussi précéder le développement du SRA. Apparemment, des vaccins à virus rougeoleux inactivé n'empêchent pas l'infection par le virus sauvage et peuvent sensibiliser le patient de sorte que la symptomatologie de la maladie est significativement modifiée[1] »!!!

Le SRA est une rougeole qui se complique d'œdème des mains et des pieds, de pneumonies fréquentes avec opacités nodulaires pulmonaires persistantes pouvant entraîner une hypoxémie (baisse du taux d'oxygène dans le sang) importante...

Actuellement, les mères vaccinées dans leur enfance n'ont souvent pas assez d'anticorps pour bien protéger leur nouveau-né; l'immunité apportée par la vaccination étant toujours temporaire, contrairement à celle apportée par la maladie.

Soins naturels

Grande sensibilité à la lumière. Gardez la chambre dans la pénombre ou mettez-lui des verres fumés si l'enfant désire rester dans la même pièce que le reste de la famille.

Augmentez l'humidité dans la chambre pour soulager la toux.

Gardez l'enfant en position semi-assise.

Diffusez des huiles essentielles de thym, d'eucalyptus ou de lavande.

Gardez ses pieds au chaud avec des bas de laine.

Hydratez! Utilisez des tisanes de thym pour dégager les bronches.

1. *Manuel Merk de Diagnostic et thérapeutique*, Éditions Albin Michel, 1984.

Chlorure de magnésium⁺ :

moins de 6 ans : 1 once, 2 fois par jour
plus de 6 ans : 1 once, 3 fois par jour

Échinacée, cuivre-or-argent en alternance avec manganèse-cuivre, faites sucer de la chlorophylle.

Cataplasme de graines de lin⁺ contre la toux.

Mettez, sur la peau, de la fécule de maïs, de l'argile blanche, de l'onguent de consoude ou d'échinacée.

Bain vinaigré⁺, 1 à 2 fois par jour, s'il y a démangeaisons.

Alimentation légère, bien entendu.

Nos grands-mères nous conseillent d'entourer notre enfant de couleur rouge : pyjama, couverture, jouet, rideau, etc. Ce traitement aurait la propriété d'aider l'éruption à sortir tout en raccourcissant la durée de la maladie. À confirmer.

Rubéole

La rubéole est une maladie virale bénigne moins contagieuse que la rougeole. Elle passe souvent inaperçue. Elle constitue un danger potentiel seulement pour la femme enceinte. Si celle-ci contractait la rubéole au cours des trois premiers mois de la grossesse, elle aurait une chance sur deux de mettre au monde un enfant souffrant d'anomalies. La complication la plus fréquente de la rubéole est une inflammation articulaire des doigts, des poignets et des genoux. Cette complication est plus fréquente chez la femme adulte. La rubéole confère une immunité permanente.

Incubation

L'incubation peut durer de 14 à 21 jours avant l'apparition de la maladie.

Période de contagion

Une semaine avant le début de l'éruption jusqu'à une semaine après sa disparition.

Mode de transmission

Le virus est disséminé par un contact direct avec les gouttelettes venant du nez, de la gorge ou de la bouche d'une personne infectée.

Symptômes

Plusieurs infections causées par le virus de la rubéole passent inaperçues.

Malaise général, fièvre légère, pas de toux ni de nez qui coule.

L'éruption est semblable à la rougeole, mais moins étendue, plus éphémère. Elle débute au visage et au cou, puis s'étend au reste du corps en moins de 24 heures.

L'enfant peut avoir de légères douleurs articulaires.

Il y a gonflement des ganglions (adénopathies) dans la région de la nuque bien que les ganglions de l'aine ou sous les bras puissent aussi être touchés.

L'évolution de la maladie ne dépasse pas une semaine.

Traitement médical

Ne nécessite pas ou peu de traitement.

Test pour dosage des anticorps

Réaction d'inhibition-hémagglutination pour la détection des anticorps.

Info-vaccin

Vaccin inutile chez le garçon.

La vaccination peut causer des douleurs dans les articulations et une inflammation des nerfs périphériques et ce, plus fréquemment chez l'adulte.

L'immunité acquise par le vaccin est moins efficace que celle acquise à la suite de la maladie.

Avant la vaccination, 85 % des adultes étaient protégés, actuellement la tendance est à la baisse car l'effet du vaccin donné dans le bas âge ne dure qu'un temps...

Le vaccin est une mesure préventive si la femme en âge de procréer n'a pas les anticorps.

Soins naturels

Soins habituels : repos, alimentation adaptée, bonne élimination.

Soutenez l'immunité avec de l'échinacée et cuivre-or-argent.

Appliquez des cataplasmes d'argile+ sur les ganglions douloureux.

Évitez le contact avec les femmes enceintes.

Tétanos

Il s'agit d'une maladie induite par les sécrétions toxiniques de la bactérie Clostridium tetani. Ces toxines migrent le long des nerfs provoquant des contractures toniques intermittentes des muscles striés. Le tétanos toucherait davantage les personnes à terrain affaibli, comme les personnes âgées, les toxicomanes et les jardiniers professionnels (qui sont souvent âgés et qui sont plus exposés à se blesser tout en ayant un contact étroit avec la terre). La maladie **ne confère pas** d'immunité naturelle.

Incubation

La période d'incubation peut aller de 2 à 50 jours (généralement de 5 à 10 jours).

Période de contagion

Aucune, ce n'est pas transmissible de personne à personne.

Mode de transmission

Les bactéries, sous forme de bacilles, se retrouvent dans le sol et entrent dans l'organisme par le biais d'une blessure généralement profonde ou par des brûlures.

Symptômes

Agitation, irritabilité, céphalée, fièvre, raideur du cou, des bras, des jambes et le signe distinctif est l'apparition du **trismus** (difficulté à desserrer les mâchoires).

Traitement médical

Administration précoce de sérum antitétanique bien que vous ayez déjà reçu le vaccin...

Sédation

Contrôle de la contracture musculaire par la médication.

Équilibre hydrique

Maintien du fonctionnement des voies respiratoires.

Info-vaccin

L'immunité donnée par le vaccin est temporaire, soit environ une dizaine d'années. Mais on peut se demander comment un vaccin pourrait induire une immunité que la maladie ne donne pas elle-même.

Plus il y a de rappels de vaccination ou de sérum antitétanique injecté, plus les complications se font présentes.

La survaccination affecte le système neuromusculaire par des crampes diverses, une fatigabilité accrue après un exercice moyen, une raideur anormale de la colonne cervicale, les muscles de la mastication crispés, des crampes nocturnes des mollets, une chute de cheveux chez les jeunes...

La vaccination est inutile chez les jeunes bébés qui vivent dans un univers plutôt aseptisé.

On abuse actuellement du sérum antitétanique, car bien qu'une blessure soit peu profonde et aseptisée (ex. : vous vous blessez contre une vitre), on vous injectera le sérum avant même de vous avoir demandé si vous êtes vacciné.

5 à 10 % des sujets recevant un sérum antitétanique ont des accidents graves allant jusqu'à la mort.

On signale le cas de médecins qui ont guéri des cas de tétanos reconnus grâce aux antibiotiques associés au chlorure de magnésium.

Des exemples ont été rapportés, dans la littérature médicale, de tétanos survenus chez des individus ayant des taux d'anticorps bien supérieurs au niveau de base normalement admis comme protecteur et cela aussi bien chez les enfants que chez les adultes[1].

Soins naturels

La grande prévention est le meilleur des traitements, c'est-à-dire avoir un organisme sain et en santé.

Bien nettoyer les plaies, surtout les profondes, avec du savon ou du peroxyde « frais » (H202).

Le chlorure de magnésium pourrait être efficace, mais en injection à 10 % de concentration.

Tuberculose

La tuberculose est une maladie bactérienne causée par le bacille de Koch (Mycobacterium tuberculosis).

La primo-infection se fait par contact avec les microgouttelettes produites par la toux ou l'éternuement d'une personne infectée. La particularité de cette maladie est que lors de la pénétration du bacille dans les poumons, elle se multiplie et se dissémine partout dans l'organisme (poumons, ganglions lymphatiques, os, voie génito-urinaire, système nerveux central, méninges). Ces sites d'infection peuvent s'éteindre si l'immunité est adéquate ou rester latents et risquer de se manifester des mois voire des années plus tard. La tuberculose **ne confère pas d'immunité**, elle semble au contraire prédisposer à une nouvelle atteinte.

1. Michel Georget, *Vaccinations. Les vérités indésirables*, page 208.

Il existe actuellement une recrudescence des cas de tuberculose aux États-Unis. L'augmentation de ces cas serait due au BCG lui-même, à la pauvreté, à l'immigration massive de gens en phase active de la maladie, à la promiscuité, à la dénutrition, à la baisse immunitaire provoquée par les thérapies anti-bactériennes et les antibiotiques, de même qu'au développement du sida. Les personnes atteintes du TB aux États-Unis sont généralement réfractaires à l'antibiothérapie habituelle. Par contre, on ne remarque pas actuellement au Québec de résistance à l'antibiothérapie contre la tuberculose.

Incubation

L'incubation peut prendre des années. C'est la phase de primo-infection, elle passe inaperçue chez 90 % des gens.

Période de contagion

Phase active de la maladie, indéterminée selon chaque individu.

Mode de transmission

Elle se transmet d'une personne à l'autre par les microgouttelettes produites par la toux, l'éternuement, etc. lorsque la personne est atteinte de tuberculose **pulmonaire** active (contagieuse). Les contacts doivent être étroits et répétés, ce sont des contacts dits domestiques. Ce bacille ne se transmet pas aussi facilement qu'un virus.

Symptômes

La tuberculose pulmonaire, qui est la forme la plus commune (90 %), se caractérise particulièrement par une fièvre élevée, un manque d'appétit et un amaigrissement, une toux sèche et persistante avec d'abondantes sécrétions pouvant être accompagnées de sang et de pus.

Ressemble à une pneumonie.

Le bacille se développe dans certains organes, provoquant une réaction inflammatoire sous forme de tubercules.

Traitement médical

L'isolement est très rare, on suit le patient de près mais en externe.

On donne plus d'un médicament pour contrer les résistances (*Isoniazide Rifampicine, Pyrazinamide*).

La durée du traitement est de 6 à 9 mois.

95 % des cas guérissent à la suite du traitement.

Notez que les médicaments employés ne sont pas sans effets secondaires. On reproche, entre autres, à l'*Isoniazide* d'endommager le système nerveux, l'appareil digestif, les glandes endocrines et d'avoir des effets négatifs sur la peau, le sang et la moelle épinière.

Info-vaccin

Le BCG était au départ considéré comme possédant le pouvoir de déclencher une primo-infection tuberculeuse que ses protagonistes jugeaient moins dangereuse que la primo-infection naturelle. Il a été, curieusement, élevé au rang de vaccin par la suite, quand on sait que la tuberculose est tout le contraire d'une maladie immunisante.

La mortalité tuberculeuse a régressé au même rythme **avant** l'emploi du BCG qu'après, dans les pays où l'on a vacciné comme dans ceux où on ne l'a pas fait.

En Allemagne, on a renoncé à utiliser le BCG parce que les responsables de la lutte antituberculeuse estiment que cette vaccination n'est scientifiquement plus fondée ni médicalement défendable.

Le test cutané à la tuberculine (cuti-réaction) a été désapprouvé par l'Académie américaine de pédiatrie. Le communiqué conclut : « Les tests à la tuberculine ne sont pas parfaits et les médecins doivent envisager la possibilité de réactions faussement négatives aussi bien que faussement positives[1]. »

1. Dr François Choffat, *Vaccinations : le droit de choisir*, page 107.

« La Suède a renoncé à vacciner les bébés depuis vingt-cinq ans, après que des études ont montré qu'il déclenchait des ostéites tuberculeuses. La différence entre la Suède et la France est que la déclaration des complications de BCG existe en Suède et pas en France. **On ne trouve que ce qu'on cherche, et on ignore ce qu'on ne veut pas savoir**[1]. »

Le BCG ne se donne plus de façon systématique sauf dans un pays : la France. Le vaccin y est d'ailleurs fabriqué, à l'Institut Pasteur!

Le BCG entretiendrait finalement les foyers de tuberculose en attendant que les modifications du terrain activent la maladie.

Soins naturels

Propreté, alimentation saine et suffisante, oxygénation en profondeur sont les meilleurs outils défensifs contre la tuberculose.

Alimentation vivante végétarienne à base de betteraves, dattes, pain complet, avoine, amandes, melon, soupe d'orge, poires, céleri et algues.

Huiles essentielles de pin, d'eucalyptus, de sauge, d'origan d'Espagne, de lavande et de citron en inhalation.

Varicelle (picotte)

La varicelle est une maladie virale, contagieuse, bénigne qui confère une immunité définitive. C'est le même virus (nommé herpès-zoster ou varicelle-zona) que le zona, ce qui expliquerait la rareté des cas de varicelle chez l'adulte au profit du zona. L'enfant doit avoir un terrain prédisposé à attraper la varicelle, ce qui explique que certains enfants, bien qu'exposés, ne l'attrapent pas.

1. Dr François Choffat, *Vaccinations : le droit de choisir*, page 107.

Incubation

De 10 à 21 jours

Période de contagion

Une à deux journées avant l'apparition des vésicules jusqu'à ce qu'elles soient toutes croûtées (environ six jours).

Mode de transmission

Contact direct ou indirect avec les vésicules, salive et sécrétions nasales.

Symptômes

Le début de la maladie passe souvent inaperçue chez de jeunes enfants.

Fièvre légère, une certaine fatigue, courbatures, maux de tête.

Éruption de petits boutons devenant des vésicules (contient du liquide) qui sèchent par la suite. La moyenne est de 250 à 500 lésions.

Ces lésions peuvent se retrouver sur toutes les parties du corps en passant par la peau, la gorge et même le vagin, s'accompagnant de démangeaisons.

La guérison est complète en 7 à 10 jours environ.

Traitement médical

Essentiellement symptomatique. On donne des antipyrétiques pour faire baisser la fièvre, des antiprurigineux (ex. : *Atarax*) pour enlever les démangeaisons et des antiseptiques cutanés (ex. : *Calamine*, cette dernière assèche les vésicules mais bouche aussi les pores de la peau.).

L'aspirine ne devrait pas être utilisée lors de cette maladie car elle favorise l'apparition du syndrome de Reye[1].

1. Le syndrome de Reye est une encéphalopathie aiguë observée chez l'enfant au décours d'une infection virale ou après la prise d'aspirine. L'évolution spontanée est mortelle dans la plupart des cas.

Au Québec, l'exclusion de la garderie n'est plus de mise si l'enfant peut suivre les activités quotidiennes.

Info-vaccin

Un vaccin est maintenant disponible dans les cliniques médicales à des coûts variables (entre 65,00 $ et 90,00 $ la dose). Le choix appartient aux parents mais il est fortement recommandé par plusieurs médecins.

Le vaccin est recommandé chez les enfants de douze mois et plus. Une seule dose est donnée jusqu'à 12 ans. À partir de 13 ans, une deuxième dose sera administrée 4 à 8 semaines après la première injection.

Le Dr Yves Robert, conseiller médical au ministère de la Santé du Québec en maladies infectieuses, attend l'arrivée d'ici trois ou quatre ans, d'un vaccin combinant rougeole-rubéole-oreillons-varicelle bien que la maladie soit généralement bénigne[1].

« La compagnie pharmaceutique Merck-Frosst a reçu l'ordre de retirer sa campagne publicitaire selon laquelle son nouveau vaccin contre la varicelle sauverait des vies, celle-ci ne reposant sur aucune preuve documentée[2]. » (!)

« Le virus de la varicelle étant le même que celui qui cause le zona, il y a un risque de voir survenir un zona après une vaccination contre la varicelle avec un vaccin vivant, soit dans l'immédiat, soit chez l'adulte quand l'immunité vaccinale se sera évanouie. C'est pourquoi ce vaccin ne fait pas l'unanimité aux États-Unis[3]. »

1. « Vaccin contre la coqueluche, 1 million $ pour la dose de rappel », *Le Journal de Québec*, le jeudi 12 juin 2003.
2. « Merck-Frosst obligée de refaire ses devoirs », *Le Soleil*, le samedi 3 avril 1999.
3. Michel Georget. *Vaccinations. Les vérités indésirables*, page 161.

« Parmi les risques liés à cette vaccination, il y a également le fait que le **virus de la varicelle est**, comme tous les virus du groupe herpès, **un virus cancérigène**[1]. »

« *La vaccination* (contre la varicelle) *ne semble pas utile et suffisante pour protéger les immunodéprimés* », affirmait en 1995, le Dr Friedman dans le British Medical Journal.

La durée de protection conférée par le vaccin et la nécessité d'administrer des doses de rappel n'ont pas encore été déterminées[2].

« Suite à l'administration du vaccin, toute personne vaccinée devrait tenter d'éviter, dans la mesure du possible, tout contact étroit avec des personnes à risque élevé non immunisées contre la varicelle pendant au moins 6 semaines[2]. » Car c'est un vaccin à virus vivant, atténué qui pourrait se réactiver pour transmettre la varicelle. Les personnes à risque sont les patients immunodéprimés, les femmes enceintes sans antécédents de varicelle, et les nouveau-nés de mères sans antécédents connus de varicelle donc sans anticorps à transmettre à leur bébé.

« Les personnes vaccinées ne doivent pas prendre de salicylates (aspirine) dans les six semaines qui suivent la vaccination (risque de syndrome de Reye[2]) »

La commercialisation à grande échelle de ce vaccin n'est pas facile à faire valoir, la population étant familière avec cette maladie. Imaginez un instant qu'on vaccine pendant 20 ans contre la varicelle. Les jeunes adultes de cette époque seront probablement effrayés de voir l'apparence d'un enfant atteint de cette maladie défigurante (temporairement). C'est ce qui

1. « Les vaccinations qui interrogent; questions à un spécialiste. Interview du Pr Floret » (Archive de pédiatrie, t.5, p.338-339; 1998). Recherche de M. Michel Georget.
2. Selon les monographies canadiennes de Varivax II (md), Varivax III (md) et de Varilrix (md).

se passe aujourd'hui avec bon nombre de maladies comme la rougeole, la rubéole et les oreillons!

Soins naturels

Surveillez l'enfant, il ne doit pas gratter les vésicules. Il pourrait se surinfecter et causer des cicatrices.

Alimentation légère, jus à l'extracteur, bouillon, fruits, etc.

Maintenez l'intestin libre.

Faites-lui boire des infusions calmantes de camomille ou de fleurs d'oranger (diluez pour le bébé). Ou bien Chamomilla (15 CH), en homéopathie. Le but est de détendre l'enfant.

Sels biochimiques n°12⁺ (Silicea) : épurent, éliminent les toxines. Donnez-les vers la fin de la maladie.

Appliquez un de ces produits sur les croûtes : crème à l'échinacée, crème à la calendula (désinfecte et enlève le prurit), onguent de consoude ou poudre d'argile blanche. On peut aussi badigeonner les vésicules avec 1/2 c. à thé (2 ml) de teinture-mère de calendula diluée dans 1/2 tasse (125 ml) d'eau. La vitamine E directement sur les croûtes est aussi très efficace.

Les remèdes de *grands-mères* reprennent lentement leurs lettres de noblesse. Il était d'usage d'appliquer du miel sur les petits boutons de varicelle pour enlever les démangeaisons et accélérer la guérison. « Or les équipes de Rose Cooper de la University of Wales Institute à Cardiff en Grande-Bretagne et de Peter Charles Molan de l'Université de Waikato en Nouvelle-Zélande viennent de démontrer que le miel naturel (non pasteurisé) permet de guérir des plaies récalcitrantes qui ne répondent pas aux traitements conventionnels[1]. »

1. *Guérir grâce à des pansements au miel*. Journal Le Devoir, mardi 26 novembre 2002. A-1 et A-8.

Donnez-lui des bains tièdes pour calmer les démangeaisons : bain à la fécule de maïs+, à la farine d'avoine, à la gélatine+ ou à la camomille+, deux à trois fois par jour sur de courtes durées afin de ne pas amollir les croûtes.

Désinfectez bien les mains et les ongles de l'enfant, deux à trois fois par jour.

Mettez des mitaines au jeune bébé pour l'empêcher de se blesser lorsqu'il se gratte.

Une cure de chlorure de magnésium+ est indiquée.

Soutenez l'immunité avec les remèdes d'usage (échinacée, vitamine C, cuivre-or-argent, etc.).

Il est préférable que l'enfant fasse sa varicelle lorsqu'elle se présente dans son entourage, car les maladies infectieuses sont plus difficilement supportées par les adultes, leur terrain étant plus chargé de toxines.

Annexe 1
Pharmacie naturelle

Cette annexe fait référence aux différents produits énumérés dans ce volume. Son contenu n'est pas exhaustif. Il existe une panoplie extraordinaire de plantes et de remèdes naturels sur le marché. Il est possible que vous en connaissiez déjà quelques-uns très efficaces et que vous les utilisiez régulièrement. Conservez vos bonnes habitudes de soins et complétez au besoin par les produits qui suivent. Vous avez sûrement remarqué que les mêmes remèdes étaient régulièrement conseillés. Nous avons voulu rentabiliser au maximum l'utilisation des produits afin de minimiser les frais relatifs aux soins naturels.

Le contenu d'une pharmacie naturelle se garnit au fur et à mesure des besoins. Il est évident que plusieurs de ces produits peuvent être nécessaires en pleine nuit, d'où l'importance de les avoir sous la main. Nous avons identifié les éléments de base d'une pharmacie naturelle afin de faciliter vos achats. Vous pouvez vous les procurer dans une pharmacie (pharm.) ou dans les magasins d'aliments naturels (alim. nat.).

Accessoires utiles

Bain de siège en plastique (pharm.)
Il se pose sur le siège de la toilette. Le bain de siège froid est des plus utiles pour stimuler la circulation, pour faire baisser la fièvre, soulager le gonflement de la vulve après l'accouchement et soulager de vieilles hémorroïdes tenaces. On l'utilise chaud pour une crise aiguë d'hémorroïdes et pour soulager les douleurs de l'épisiotomie.

Bain d'œil (pharm.)
Le bain d'œil est très utile pour le traitement des conjonctivites, pour laver un oeil irrité par un corps étranger (ex. : sable) ou éclaboussé par un produit irritant.

Bol et cuillère de bois
Ces deux éléments serviront à la fabrication de cataplasmes. L'argile ne peut être préparée que dans un bol de bois ou de verre.

Bouillotte (pharm.)
Elle garde une température plus constante que les sacs magiques. Elle peut servir à rafraîchir aussi bien qu'à réchauffer. Vérifiez la chaleur qui s'en dégage avant de vous en servir et enveloppez-la toujours d'une serviette. Appliquez sur le foie après les repas pour faciliter la digestion. Appliquez sur le foie et l'estomac dans les cas de gastro-entérite avec vomissements, elle calmera les spasmes. L'effet sera accentué si vous donnez un bain de pieds chaud à la moutarde.

Coton à fromage
On peut aussi se servir d'un vieux linge à vaisselle ou d'une vieille nappe de coton en autant que ce soit mince. Ces bouts de tissus sont des plus pratiques pour confectionner bon nombre de cataplasmes : argile, lin, oignon, moutarde, etc.

Diffuseur d'huiles essentielles (alim. nat.)
Cet appareil est très utile pour assainir l'air de votre maison tout en diffusant des huiles spécifiques en cas de maladies.

Extracteur à jus

L'extracteur vous permet de faire des jus de fruits et de légumes frais pour la consommation journalière, mais ces jus sont particulièrement utiles dans les périodes de maladie et de convalescence.

Gazes stériles (pharm.)

Toujours utiles pour les pansements ou pour nettoyer une plaie.

Poire nasale de bébé (pharm.)

Très utile pour retirer les sécrétions du nez de votre bébé lorsqu'il fait un rhume. Mettez toujours un peu d'eau salée dans le nez avant de l'utiliser sinon vous risqueriez d'irriter la muqueuse nasale.

Poire rectale (pharm.)

Essentielle pour les lavements en cas de constipation, de diarrhée ou de fièvre. La tisane tiède (vérifiez sur votre poignet) à la camomille est polyvalente. Huilez bien la canule avec de l'huile de première pression et non de la vaseline (c'est du pétrole!). Couchez votre bébé sur le dos, tenez ses deux pieds entre votre main gauche et avec votre main droite, insérez doucement la canule à la moitié de sa longueur et pressez sur la poire. Gardez la pression pour la retirer sinon le liquide reviendra. Dans le cas d'un enfant de deux ans et plus, couchez-le sur le côté gauche pour donner le lavement en respectant les mêmes principes d'application.

Aliments guérisseurs

Chou

Le chou peut servir à la fabrication de cataplasmes (voir ce terme), indiqué dans les cas d'inflammation.

Fécule de maïs

La fécule de maïs peut être utilisée dans l'eau du bain pour soulager les irritations et les démangeaisons. Diluez 1/2 tasse

(125 ml) de fécule de maïs dans de l'eau froide et ajoutez à l'eau du bain.

Gélatine sans saveur

La gélatine sans saveur peut être ajoutée à l'eau du bain afin de calmer les démangeaisons. **Ne laissez jamais un enfant seul dans le bain lorsque ce mélange est utilisé car la baignoire devient très glissante**. Faites gonfler trois sachets de gélatine « Knox » sans saveur dans 2 tasses (500 ml) d'eau, ajoutez 2 tasses (500 ml) d'eau bouillante, brassez. Ajoutez le tout dans l'eau de la baignoire. Donnez le bain à l'enfant sans le savonner. Ne jetez pas l'eau du bain si vous devez l'utiliser dans la journée pour soulager à nouveau les démangeaisons (varicelle, urticaire...). Ajoutez de l'eau chaude lorsque nécessaire de même qu'une nouvelle enveloppe de gélatine.

Graines de lin

Elles peuvent être broyées et ajoutées aux aliments pour contrer la constipation. Le mucilage de lin est aussi très efficace. Faites tremper 2 c. à table (30 ml) de graines de lin dans 1 tasse (250 ml) d'eau chaude pendant une vingtaine de minutes. Filtrez et buvez le liquide. Excellent pour les bébés et les enfants. Une graine de lin déposée dans le replis de la paupière inférieure permet de nettoyer l'œil irrité par une poussière. La graine de lin servira aussi à fabriquer un excellent cataplasme contre la toux.

Huile d'amande douce (alim. nat.)

Elle se conserve à la température de la pièce. Idéale pour les massages et pour diluer les huiles essentielles.

Huile de lin ppf (première pression à froid) (alim. nat.)

Conservez toujours au réfrigérateur. Achetez le plus petit contenant car elle rancit rapidement (lire les dates sur le contenant). Utile dans les cas de constipation, d'eczéma et de peau sèche.

Huile de sésame ppf (alim. nat.)
Conservez toujours au réfrigérateur. Efficace contre la constipation, elle favorise le sommeil. Excellente sur les salades ou mélangée avec les céréales.

Huile de tournesol ppf (alim. nat.)
Conservez toujours au réfrigérateur. On peut en ajouter dans les cataplasmes d'argile pour éviter que l'argile ne sèche trop. Excellente dans vos salades. Elle peut servir à diluer les huiles essentielles pour les massages.

Huile d'olive ppf (alim. nat.)
Elle se conserve à la température ambiante. Achetez un petit format. Excellente dans votre alimentation comme draineur pour la vésicule biliaire. Servez régulièrement une salade de carottes râpées arrosée d'huile d'olive et de jus de citron comme entrée. C'est un merveilleux mélange pour fluidifier la bile et favoriser l'écoulement de cette dernière dans l'intestin. L'élimination intestinale n'en sera que facilitée. L'huile d'olive peut aussi servir dans le traitement de l'otite.

Moutarde sèche
La moutarde sèche servira à la fabrication du cataplasme de moutarde (voir ce terme) ou de bain de pieds. Remplissez une bassine d'eau chaude (non bouillante!), ajoutez une à deux cuillères à table (15 à 30 ml) de moutarde sèche, brassez et laissez tremper les pieds une dizaine de minutes. Ce bain sera très efficace dans les cas de refroidissement des pieds, de rhume, de grippe ou dans les cas de spasmes digestifs lors d'une gastro-entérite. Rincez bien les pieds avec de l'eau claire par la suite afin d'éviter que la moutarde ne continue son action réchauffante. Il est essentiel d'acheter une moutarde présentée dans un contenant opaque. L'exposition à la lumière semble diminuer son efficacité. N'achetez pas les présentations en vrac.

Oignons

Les oignons serviront à la fabrication de cataplasmes (voir ce terme), au traitement de l'otite et du rhume. Le bouillon d'oignons est utile pour éliminer les sécrétions venant d'une sinusite ou des poumons. Il est également diurétique, donc très utile dans les cas d'infection de la vessie (cystite). Il peut servir de base pour la soupe pendant les saisons froides ou être donné spécifiquement dans les cas de rhume ou de grippe. Le bouillon d'oignons se prépare comme suit : coupez trois gros oignons en morceaux et faites mijoter dans un litre d'eau pure pendant deux heures. Coulez le bouillon et laissez tiédir avant de servir. Diluez pour le jeune bébé.

Bébés de six mois à un an : une à deux cuillères à table (15 à 30 ml), trois fois par jour.

Un an à trois ans : deux à quatre cuillères à table (30 à 60 ml), trois fois par jour.

Quatre ans à sept ans : deux à trois onces (60 à 90 ml), trois fois par jour.

Sept ans et plus : trois à six onces (90 à 180 ml), trois fois par jour.

La mince pellicule transparente de l'oignon sert aussi de pansement antiseptique.

Poudre de caroube

La poudre de caroube est très utile dans le traitement de la diarrhée. Diluez une cuillère à thé (5 ml) de caroube dans une tasse d'eau chaude, sucrez avec un peu de miel si l'enfant a plus d'un an. Servez tiède à plusieurs reprises dans la journée.

Riz

Le riz brun, de préférence au riz blanc, sera utilisé pour fabriquer l'eau de riz, recommandée dans les cas de diarrhées. Portez à ébullition pendant 20 à 30 minutes, 1/4 de tasse (45 ml) de riz dans 4 tasses (1 litre) d'eau pure à laquelle vous aurez ajouté 1/2 c. à thé (2 ml) de sel de mer. Filtrez au tamis, laissez tiédir et servez. Peut se mélanger à un peu de jus pour améliorer le goût.

Sel de mer

Le sel de mer servira à fabriquer la solution saline. Cette dernière est utile pour liquéfier les sécrétions nasales. Mélangez 1/2 c. à thé (2,5 ml) de sel de mer dans une tasse (250 ml) d'eau pure. Faites bouillir pendant 5 minutes et laissez refroidir. Il est important de mesurer les quantités exactes. Utilisez le contenant d'une solution saline que vous aurez acheté à la pharmacie. Il est important de jeter le contenu à la fin de chaque rhume car le liquide physiologique peut propager les microbes, étant donné que l'orifice est en contact avec le nez lorsqu'on l'utilise. Le sel de mer servira aussi à faire des gargarismes. Mélangez 1/4 de c. à thé (1 ml) de sel de mer dans un demi-verre d'eau.

Son d'avoine

Le son d'avoine biologique est utile dans l'alimentation pour lutter contre le cholestérol, mais il peut aussi servir à adoucir la peau et calmer les démangeaisons lorsqu'il est ajouté à l'eau du bain. Mettez une tasse (250 ml) de son d'avoine dans une pochette confectionnée avec un vieux bas de nylon ou un coton. Laissez diffuser dans le bain une dizaine de minutes avant d'y plonger l'enfant.

Thym

Le thym est un aromate très précieux pour les inhalations. Faites infuser une cuillère à thé (5ml) de thym dans deux tasses (500 ml) d'eau bouillante, versez dans l'eau de bain le liquide préalablement coulé ou faites une inhalation directe en vous couvrant la tête d'une serviette au-dessus de l'infusion. Fermez les yeux et respirez à fond une dizaine de minutes. On peut aussi boire l'infusion de thym. Pour les jeunes enfants, servez diluée avec du jus de pommes naturel . Le thym soulage la toux, l'enrouement et permet de liquéfier les sécrétions.

Vinaigre de cidre
Excellent remède des plus polyvalents. Ce vinaigre laisse un résidu alcalin dans les organismes qui sont capables de bien métaboliser leurs acides. Il est préférable de le prendre en fin de journée pour bien le métaboliser. **Par voie interne**, il calme le système nerveux, les douleurs articulaires. Il permet de mieux éliminer les acides, redonne de la vigueur en période de fatigue. **Par voie externe**, il sert à désinfecter la bouche et les fesses de bébé en cas de mycose. Il se donne en douche vaginale chez la femme, dans les cas de vaginites. On peut en mettre dans le bain pour rétablir le pH de l'eau afin de prévenir les vaginites. On peut faire une solution de trempage pour les problèmes de pieds d'athlète. Excellent en gargarisme contre les maux de gorge. Ajoutez à l'eau du bain, environ 1/2 tasse (125 ml), pour soulager les démangeaisons. Dans l'alimentation de tous les jours, préférez ce vinaigre.

Plantes (alim. nat.)

Il est plus facile de trouver des teintures-mères de qualité et bien conservées que des tisanes. Il suffit de mettre 5 à 7 gouttes de la teinture de votre choix dans une tasse d'eau chaude pour avoir l'équivalent d'une tisane.

Ail
Antifongique par excellence, bactéricide, vermifuge, renforce l'immunité, stimulant général, hypotenseur, diurétique, aide à la digestion, antiseptique intestinal et pulmonaire. Très utile pour le muguet du bébé, et très indiqué dans le cas de coqueluche.

Anis doux (voir Fenouil)

Arnica
S'utilise sous forme de concentré liquide (teinture-mère) par voie externe. On dépose quelques gouttes d'arnica sur une compresse imbibée d'eau pure. On applique ensuite cette compresse sur les entorses (foulures), les contusions et les

ecchymoses. N'appliquez jamais sur une plaie ouverte. L'arnica se présente aussi sous forme homéopathique, en crème ou en liquide.

Avoine, paille d'
Effet calmant, favorise l'assimilation, redonne de l'énergie et soulage les douleurs arthritiques.

Bourrache
Supporte le système nerveux, combat les idées noires, les rhumes et les catarrhes, aide à réduire la fièvre et libère les voies urinaires.

Calendula
Spécialiste de la peau, excellent pour la cicatrisation des plaies : épisiotomie, fesses irritées, plaies, gerçures, etc.

Calmenfant (Armoire aux herbes)
Favorise la détente, le sommeil. Aide à mieux vivre les maladies infectieuses. Commencez par une goutte pour les bébés, jusqu'à 7 gouttes, 3 fois par jour pour les plus vieux.

Camomille matricaire
Calmante, anti-inflammatoire, soulage les maux de gorge, les spasmes d'estomac et d'intestin, vermifuge, sudorifique, bactéricide et cholagogue[1].

Cataire
Herbe des enfants, elle apaise les douleurs et les malaises. Elle calme la toux et les autres spasmes. Utile dans les cas de hoquet. Elle apaise la diarrhée. Elle calme les enfants nerveux qui ont de la difficulté à s'endormir et qui font des cauchemars la nuit.

Chardon-marie
Puissant régénérateur du foie. Tonifie les vaisseaux sanguins. Utile dans les cas de règles abondantes, de varices et d'hémorroïdes. Effet très rapide contre toutes les allergies. Efficace

1. Cholagogue : qui facilite l'évacuation de la bile renfermée dans les voies biliaires extra-hépathiques et surtout dans la vésicule biliaire.

pour les croûtes de lait du nourrisson et pour les problèmes d'eczéma.

Consoude
Spécialiste de la peau, elle a des propriétés adoucissantes, astringentes et cicatrisantes. Appliquez sur les plaies, sur les brûlures, sur les crevasses des mamelons, sur les gerçures et sur les fissures anales. Indiquée aussi pour les épisiotomies.

Drosera
Cette plante est reconnue pour ses propriétés antiseptiques. Elle calme la toux et les spasmes. Elle fait aussi descendre la fièvre. Elle est utile dans les cas d'enrouement des orateurs.

Échinacée
La compagnie *Clé des Champs* la prépare dans une base de glycérine, l'*Armoire aux herbes* dans une base de vinaigre de cidre de pomme, et *Bioforce* dans une base d'alcool.

Excellent stimulant du système immunitaire, purifie le sang. Bon pour tous les types d'infection. Donnez dès le début des symptômes. Ne dépassez pas 10 jours de prise consécutive pour garder le maximum d'efficacité. Choisissez la base de glycérine pour le bébé.

Fenouil
Calmant, aide à la digestion, augmente la production de lait, calme les coliques du bébé, bon diurétique. Excellent pour la maman et le bébé. Vous pouvez aussi faire infuser 1 c. à thé (5 ml) de graines de fenouil dans une tasse d'eau (250 ml) bouillante. Laissez reposer 5 minutes, filtrez et buvez à petites gorgées.

Guimauve
Très émolliente et adoucissante, calme toutes les irritations respiratoires et gastro-intestinales. Stimule la lactation. Excellente contre la constipation de l'enfant. Elle peut aussi s'employer en gargarisme pour soulager la gorge irritée.

Hydraste du Canada

L'hydraste du Canada est un vasoconstricteur employé contre les hémorragies et les affections veineuses (hémorroïdes, varices, hémorragies utérines). C'est aussi un antiseptique et un antibiotique. Particulièrement utile dans les cas chroniques de vaginites, de sinusites, de cystites (infection de la vessie), etc. L'hydraste stimule l'immunité. Prenez en cure de trois semaines lorsque nécessaire.

Lavande *(Armoire aux herbes)*

Très calmante, c'est un fortifiant universel, calme les hémorroïdes en compresse locale. Ne pas confondre avec l'huile essentielle de lavande qu'on met dans les diffuseurs.

Mauve

Les vertus de la mauve ressemblent à celles de la guimauve. Elle est avant tout émolliente, elle calme toutes les inflammations. Elle est aussi laxative, diurétique, calmante tout en ayant une action pulmonaire. Elle est particulièrement recommandée aux enfants et aux personnes âgées.

Prêle

Reminéralisante par excellence, riche en silice, très utile aux personnes épuisées et nerveuses. Indiquée pour les enfants en croissance, les femmes enceintes et allaitantes. Aide à réduire les calculs rénaux et est utile dans toutes les affections des voies urinaires.

Réglisse

Calmante, elle rétablit aussi le taux de sucre sanguin. Elle agit contre la toux et est expectorante. C'est un tonique glandulaire qui soutient particulièrement les surrénales, le pancréas et régularise le taux d'œstrogène.

Sauge

Très bon stimulant, elle active les surrénales, lutte contre les états dépressifs et contre les bouffées de chaleur de la ménopause. Elle *tarit* le lait chez la femme allaitante.

Scrofulaire
Puissant antifongique, à utiliser avec l'ail. Tonique immunitaire.

Thymus-échinacée
Complexe homéopathique qui stimule l'immunité. Très utile chez le bébé car il se donne en petite quantité (5 gouttes à la fois mélangées dans 1 c. à thé (5 ml) d'eau) et son goût est agréable. Donnez-le avant les repas. Il existe maintenant du thymus-échinacée (compagnie *Sisu*) dans une base de glycérine, on n'a donc pas besoin de diluer le produit avant de le donner à l'enfant.

Trèfle rouge
Puissant nettoyeur du sang, aide à l'élimination des toxines. Très utile pour la croûte de lait des bébés.

Tussilage
Le tussilage est une plante antitussive et expectorante. Elle est utile dans tous les cas de maladies des voies respiratoires incluant les problèmes d'asthme. Elle est dépurative et facilite la circulation du sang.

Valériane
Calmante et sédative, elle apaise aussi l'estomac.

Verveine
Calmante et sédative, elle nettoie les voies urinaires. Elle favorise la digestion, fait baisser la fièvre et aide à alcaliniser l'organisme.

Superaliments

Aloès buvable (alim. nat.)
Ce gel est alcalinisant et purificateur de l'organisme. Il est indiqué pour tous les troubles digestifs. Il aide la régénération des muqueuses. Ses vertus sont multiples. On peut masser les gencives de bébé avec de l'aloès lors des poussées dentaires. Il se prend avant le repas du matin et au coucher.

Bio-K (alim. nat.)
Bactéries lactiques vivantes dans une base de yogourt. Le Bio-K se vend en petit pot qui se garde au frigo. Un petit pot équivaut à 10 litres de yogourt! Le Bio-K se prend le matin ou au repas car les bactéries étant vivantes et combinées à des protéines, elles se rendent à l'intestin plus facilement. Prenez une c. à thé (5 ml) comme entretien quotidien et 1/2 à 1 pot par jour pour des cures d'une semaine ou deux. On peut facilement en donner aux enfants.

Chlorophylle
Pigment vert de la plante, très riche en magnésium et en calcium. Elle protège contre l'infection. C'est un bon agent nettoyant, elle permet d'alcaliniser l'organisme. Recommandée dans les cas d'eczéma. Elle désinfecte la gorge irritée. Elle peut se badigeonner dans la bouche du bébé ou sur ses fesses lorsqu'il y a une infection à champignons.

Gelée royale
La gelée royale est une substance gélatineuse produite par les abeilles ouvrières pour nourrir exclusivement leur reine. Cette dernière a une longévité d'environ 5 années contrairement aux autres abeilles ouvrières qui vivent 40 à 45 jours.

La gelée royale doit être consommée fraîche. Elle peut être en petit pot, en ampoule ou en gélule. Il faut éviter la gelée royale séchée à froid car elle a perdu de ses propriétés. Ce superaliment est indiqué pour les enfants, les femmes enceintes et allaitantes, les convalescents et les femmes en général.

Les **indications** sont multiples: tonique général, revitalisant de la peau, stimulant de l'immunité, propriétés antibactériennes, comble les carences alimentaires, offre une meilleure résistance intellectuelle et psychique, fortifie le système glandulaire et reproducteur, soulage la nausée et les malaises matinaux.

Contient des protéines, des lipides et des glucides. Renferme aussi des vitamines B_1, B_2, B_3, B_5, B_6, de l'acide folique, de la biotine, de l'inositol, du calcium, du soufre, du phosphore, du magnésium, du fer, du zinc, du cuivre et de la silice.

Prendez en cure mais aucune contre-indication à la prendre quotidiennement.

Levure alimentaire

Ce type de levure est souvent cultivée sur des souches de qualité variable. La valeur nutritive du produit fini sera tout aussi variable. Utilisez ces levures pour la cuisson des aliments. Évitez la levure Torula, qui est cultivée sur le sulfite de papeterie, ce n'est pas une levure équilibrée. La levure alimentaire est donc une excellente source de vitamines B, **sauf la B_{12}**. Elle est très riche en protéines et en acides nucléiques. Elle contient aussi du chrome, du phosphore, du potassium, du magnésium, du calcium, du fer, du cuivre, du manganèse et du cobalt. C'est un aliment facilement assimilable. Elle doit faire partie de vos recettes quotidiennes, même pour les non-végétariens.

Levure de bière Bjast

Cette levure est cultivée sur une souche de bière spécialement enrichie. La valeur nutritive de la levure est stable. La levure est désactivée, elle n'est pas vivante. C'est une excellente source de protéines de haute valeur biologique. Elle est riche en acides nucléiques. C'est aussi une excellente source de vitamine B_1, B_2, B_3, B_5, B_6, B_7, B_8, B_9 (acide folique) et **B_{12}**. Elle contient aussi du tryptophane, de la choline, du chrome, du zinc et autres minéraux.

Cette levure se consomme nature, saupoudrée sur les aliments ou on la prend en comprimé. Elle est indiquée pour nourrir le système nerveux, pour la qualité des cheveux, de la peau et des ongles. Elle revitalise et reminéralise l'organisme. Elle enrichit le lait de la maman. Par contre, elle peut causer des ballonnements pendant les deux premières semaines de consommation. En général, le problème s'estompe rapidement.

Levure de bière vivante

C'est sensiblement le même contenu sauf que cette dernière n'est pas désactivée. Elle doit se prendre en cure de trois semaines maximum, sinon les levures prolifèrent et viennent chercher les nutriments de l'organisme, ce qui causera de la fatigue. Les indications sont les mêmes que pour les autres levures.

Levure plasmolysée type Bio-Strath

C'est le même type de levure sauf qu'on a ajouté un procédé qui permet la plasmolyse de la levure par la fermentation. L'éclatement de la levure la rend inactive tout en permettant une meilleure disponibilité nutritionnelle. C'est un excellent produit de qualité. Les indications sont les mêmes que précédemment.

Pollen

Le pollen est la source de protéines des abeilles. Il est récolté à l'entrée de la ruche à l'aide d'une grille. Les abeilles, obligées de passer à travers cette grille, perdent leur pollen au passage. Ce dernier reste ainsi plusieurs heures jusqu'à la récolte. Les risques de contamination par d'autres insectes ou des mouches sont grands. L'enveloppe du pollen est très résistante aux sucs digestifs. Il faudra une longue mastication pour arriver à soustraire le germe contenant tous les éléments nutritifs du grain de pollen.

Selon la provenance du pollen, sa composition variera. Il contient en général des protéines, des acides aminés, des glucides, des lipides, des vitamines A, B, C, et D, des minéraux comme le potassium, le magnésium, le cuivre, le fer, la silice, le phosphore, le soufre, le chlore et le manganèse, de la bêta-carotène, des enzymes et de la lécithine. Il renferme en plus une bonne variété d'oligo-éléments.

Le pollen est un revitalisant de premier ordre. Indiqué pour les troubles nerveux et la fatigue, il améliore la mémoire et la concentration, régularise l'appétit et stimule l'estomac. Il favorise aussi les fonctions digestives, régularise les intestins, diminue les flatulences et agit favorablement contre la perte de cheveux.

Nous pouvons donc acheter le pollen en grains, en comprimés ou en capsules. Le pollen nature contient souvent des poussières et il est plus allergène que le pollen purifié. Il est préférable d'acheter un pollen purifié mis en capsule ou en comprimé. Commencez toujours par de petites quantités de pollen pour vérifier s'il n'y a pas d'allergie. Le pollen convient très bien aux petits et aux grands.

Propolis

Le propolis est un sous-produit de la ruche. Il est riche en oligo-éléments, en vitamines et en acides aminés. Il possède une action antibiotique, analgésique, anti-inflammatoire et fongicide. Il favorise la régénération des tissus.

Varech

Les algues sont riches en minéraux, en vitamines, en oligo-éléments et en protéines. Elles aident à maintenir un bon état de santé en renforcissant les défenses de l'organisme. Elles stimulent le métabolisme tout en permettant une meilleure élimination des toxines. De par leur richesse en nutriments, elles réhydratent et raffermissent les cellules cutanées. Par leur richesse en iode, elles équilibrent la fonction thyroïdienne. Les algues de mer sont très indiquées après la grossesse surtout pour les femmes qui allaitent. Elles reminéralisent l'organisme tout en nourrissant la thyroïde. On les consomme nature ou en comprimé.

Bactéries lactiques ou aimables (alim. nat.)

Ce qu'on appelle communément *capsules de yogourt*. Ces bactéries servent à rétablir l'équilibre de la flore intestinale après une prise d'antibiotiques, pendant et après la gastro, en période de constipation et dans les états fiévreux. Prendre ces bactéries vers 16 heures et au coucher, au moment où il y a moins d'acidité dans l'estomac. Prenez-les en dehors des repas. Elles sont disponibles en poudre pour les enfants de 0 à 12 ans avec les souches de bactéries adaptées à leur âge. Ces dernières se mélangent mieux dans l'eau qu'une capsule ouverte.

Cuivre-Or-Argent (COA)
Oligo-élément disponible en granule ou en liquide. Stimulant du système immunitaire, anti-infectieux, soutient les gens stressés. Il tonifie les glandes surrénales. Prenez une dose le matin avant le repas. Laissez fondre dans la bouche ou bien insalivez le liquide. Excellent pour les enfants ou les adultes qui ont des rhumes à répétition. Il se prend en cure de 2 à 3 mois. Peut se prendre deux fois par jour en période de rhume.

Ester-C
Vitamine C d'excellente qualité à pH neutre, contenant des bioflavonoïdes, elle s'assimile quatre fois mieux que l'acide ascorbique. Elle sert à combattre l'infection et stimuler l'immunité. Elle est utile contre les réactions allergiques. Tous les fumeurs, actifs ou passifs, devraient prendre un supplément de vitamine C. L'ester C est disponible sous forme croquable pour les enfants.

Autres

L'**argile** est la terre glaise des potiers. Elle peut être de différentes couleurs, possèdant ainsi des propriétés bien définies. L'action de l'argile défie tous les concepts actuels. L'argile va où est le mal, elle respecte les cellules saines. L'argile semble agir avec discernement, elle se comporte comme une force intelligente et bienfaisante.

Nous constatons sans pouvoir l'expliquer que l'argile a des pouvoirs **antitoxiques et absorbants**. Elle élimine les bactéries et peut rendre potable une eau polluée. Elle élimine les mauvaises odeurs. Elle se fixe à des substances quelconques dans un liquide pour permettre l'évacuation d'éléments indésirables. L'argile possède des pouvoirs **cicatrisants**. Utilisée par voie interne ou externe, elle est plus qu'un baume, elle nourrit le milieu, activant ainsi la cicatrisation. L'argile semble posséder le pouvoir d'**équilibrer les charges ioniques**. Elle permettrait de stimuler les ions négatifs, s'ils sont déficitaires, tout en neutralisant les ions positifs en excès. L'argile aurait également une action r**égulatrice sur les glandes endocrines** de même qu'une action **anti-anémiante**. L'argile agit plus que par les substances qu'elle renferme, l'argile agit par sa **présence**. La nature nous donne accès à des trésors qu'il nous est impossible de recréer artificiellement. Il est relativement facile de reproduire la formule chimique des eaux minérales et pourtant leurs vertus ne sont pas identiques au produit offert par la nature. Il en est de même pour l'argile.

Argile blanche (alim. nat.)
Se vend en poudre. Mélangée à l'huile d'olive, elle est excellente pour les fesses irritées du bébé. On peut prendre l'eau d'argile blanche par voie interne, en cure de 3 semaines par saison. Faites tremper 1 c. à table (15 ml) d'argile blanche dans un verre d'eau toute la nuit et boire l'eau seulement au lever. L'argile aide à rétablir le pH de l'organisme, elle reminéralise et neutralise les différentes toxines de l'organisme.

Argile verte (alim. nat.)
Utilisée pour faire des cataplasmes (voir ce terme), elle possède de grandes propriétés anti-inflammatoires.

Charbon de bois activé (alim. nat.)
Antipoison par excellence, il est très utile dans les cas d'intoxication alimentaire. Il nettoie le système digestif, neutralise les ballonnements. Évitez de consommer près des repas car il neutralise tous les bons nutriments. Les selles seront noires, ce qui est normal.

Chlorure de magnésium (alim. nat.)
Le chlorure de magnésium possède de grandes vertus. Il vitalise le pouvoir phagocytaire de nos cellules, augmentant

ainsi notre capacité à nous défendre. Ceux qui en font des cures constatent une augmentation de l'activité cérébrale ainsi qu'une plus grande résistance à la fatigue. Le chlorure de magnésium est considéré comme un aliment et un catalyseur. Il est contre-indiqué chez les personnes souffrant d'insuffisance rénale, de tuberculose intestinale ou de cancer digestif.

Le chlorure de magnésium se présente généralement sous forme granulée, en enveloppe de 20 grammes. On doit mélanger 20 grammes de chlorure de magnésium à un litre d'eau pure. Ce liquide doit être bu à jeun, le matin. Il peut être mélangé à un peu de jus ou d'eau pour faciliter la prise. Les selles seront plus molles dans les premiers jours. Advenant des maux de ventre (ce qui est très rare), cessez l'utilisation.

Faites une cure de routine de 2 à 3 semaines aux changements de saison ou encore dans les temps forts de l'année. La fin du mois d'octobre (le temps de l'Halloween), la fin du mois de décembre (la période des fêtes) et la fin du mois de mars (temps de Pâques) sont des périodes idéales pour faire cette cure.

Enfants de 2 ans : 1 c. à table (15 ml)
Enfants de 3 à 5 ans : 1 once (30 ml)
Enfants de 6 à 10 ans : 2 onces (60 ml)
Enfants de 11 à 13 ans : 3 onces (90 ml)
Adulte : 4 onces (120 ml)

Extrait de pépins de pamplemousse (Nutribiotic)
C'est un extrait concentré, liquide, puissant désinfectant et antifongique. Utilisez-le toujours dilué pour appliquer sur la peau ou les muqueuses. Très utile pour le muguet **anal** du bébé ou en douche vaginale contre les vaginites (15 gouttes dans un litre d'eau). S'utilise contre le pied d'athlète et les dartres.

Fleurs de Bach ou Bailey
Les Fleurs du Dr Bach ou les fleurs de Bailey sont des essences florales diluées qui ont la propriété d'intervenir sur les

états d'âmes des personnes qui les utilisent. Elles sont très efficaces pour les enfants comme pour les adultes. Le remède est adapté à chaque individu selon les émotions qu'il vit. Elles se prennent quatre fois par jour, avant chaque repas et au coucher, à raison de 4 gouttes à la fois. Pour concocter votre remède consultez un thérapeute.

Homéopathie (alim. nat. et pharm.)
Les remèdes homéopathiques sont très efficaces lorsqu'ils sont bien choisis. Ces remèdes s'absorbent par la muqueuse buccale, ils doivent donc être pris avant le repas ou avant la tétée pour le bébé. Ces remèdes se retrouvent en granules ou sous forme liquide dans une base d'alcool. Pour le bébé, il suffit de mettre un granule entre sa lèvre inférieure et sa gencive. Le granule fondera tout doucement, il n'y a pas de risque d'étouffement. Les liquides se diluent toujours dans 1 c. à thé (5 ml) d'eau, 5 à 7 gouttes à la fois sont amplement suffisantes. Le remède homéopathique a avantage à être pris à intervalles rapprochés au début (15 à 30 minutes) et espacé aux 3 ou 4 heures quand le problème s'amenuise pour finalement disparaître. Il n'y pas de risque de surdose avec les remèdes homéopathiques mais évitez les prises prolongées, à moins d'être conseillé par votre thérapeute.

Sels biochimiques de Schussler
Ce sont des minéraux sous forme homéopathique. Il en existe douze différents avec un treizième qui contient tous les autres. Prendre 1 à 3 comprimés par jour, avant le repas. Donnez en cure de 2 à 3 mois. Voici un court résumé de l'action de ces sels sur la santé des enfants.

Sel n° 1, Calcarea Fluorica
Il agit particulièrement sur l'émail des dents. Indiqué pour les enfants qui manquent de tonus, qui ont une tendance aux caries et aux gingivites.

Sel n° 2, Calcarea Phosphorica

Il agit sur la formation des os et des dents. Indiqué pour les ossatures fragiles, les dents tardives et dans le cas de diarrhée en période dentaire. Il permet la transition du développement et de la maturité. Utile dans les règles tardives et douloureuses.

Sel n° 3, Calcarea Sulfurica

Réduit la sécrétion de pus, il est le complément du sel Silicea. Dépuratif sanguin, il soutient le foie. Utile dans les cas d'acné, d'écoulement du nez et des oreilles, dans les toux avec sécrétions.

Sel n° 4, Ferrum Phosphoricum

Fortifiant du sang, il se donne pour toutes les maladies. Permet une meilleure oxygénation cellulaire. Utile dans les saignements de nez et dans les cas d'anémie. Peut être réduit en poudre et déposé directement sur les éraflures et les plaies saignantes pour activer la cicatrisation.

Sel n° 5, Kalium Muriaticum

Agit sur toutes les sécrétions de l'organisme. Indiqué dans les cas où l'état de l'enfant s'aggrave après l'absorption d'aliments gras.

Sel n° 6, Kalium Phosphoricum

Action importante sur le fonctionnement des nerfs. Indiqué dans les fatigues nerveuses avec irritabilité et accès de colère. Soutient l'enfant fatigué en raison d'un surmenage scolaire. Soulage les douleurs nerveuses avec picotements et démangeaisons (pensons à l'eczéma).

Sel n° 7, Kalium Sulfuricum

Indiqué dans toutes les affections où il y des sécrétions jaunes : sécrétions de l'oreille, dépôt jaune sur la langue, pertes vaginales jaunes, affections cutanées purulentes, pellicules, etc.

Sel n° 8, Magnesia Phosphorica

Soulage les spasmes et les crampes: douleurs menstruelles, crampes abdominales, céphalée de tension, hoquet, etc. S'assimile mieux avec une eau tiède ou chaude.

Sel n° 9, Natrium Muriaticum

Rétablit l'équilibre hydrique de l'enfant, utile dans tous les cas d'humidité ou de sécheresse excessive: tendance à baver, écoulement nasal, selles liquides, fréquent besoin d'uriner, rétention d'eau, tendance à l'urticaire, etc.

Sel n° 10, Natrium Phosphorica

Ce sel neutralise le surplus d'acidité dans l'organisme. Il soulage les coliques du bébé, il traite la congestion du foie. Il peut se donner pour la croûte de lait du nourrisson. Utile dans les cas de rhumatisme, d'inflammation aux articulations.

Sel n° 11, Natrium Sulfuricum

Élimine les sécrétions vertes quand l'organisme est infecté et encombré de pus. Utile dans les maladies infantiles et les grippes. Quelques doses aident à soulager la sensation de lourdeur lors des périodes de température humide et oppressante.

Sel n° 12, Silicea

Un des sels les plus actifs et versatiles, il épure et élimine les toxines en phase de convalescence des maladies. Très indiqué pour les enfants qui ont des ongles cassants, des pieds et des aisselles malodorants et moites. Très utile dans les cas d'hyperlaxité ligamentaire.

Sel n° 13, Sels biochimiques composés

Ce sel contient tous les autres, utile pour l'équilibre global. Efficace pour soulager les crampes de la femme enceinte.

Cataplasmes

Le seul fait d'évoquer le mot « cataplasme » nous amène à penser aux « vieux trucs de grands-mères » ou encore à des « remèdes de bonnes femmes ». Trop souvent, l'image qui s'en dégage est négative. Ces femmes avaient, justement, le génie de se débrouiller avec le peu qu'elles avaient. Ce savoir était transmis de génération en génération, il était expérimenté et éprouvé. Ces femmes savaient assister le corps dans sa guérison sans refréner les symptômes.

Nous avons avantage à réintégrer l'utilisation des cataplasmes dans notre quotidien. Ils sont peu coûteux, très actifs, n'engendrent aucun effet secondaire lorsque bien appliqués. Poser un cataplasme, c'est aussi appliquer un baume d'amour et de réconfort; c'est la base essentielle de toute guérison.

Cataplasme d'ail

Indications : Facilite l'expulsion des glaires épaisses, est utile dans toutes les affections pulmonaires.

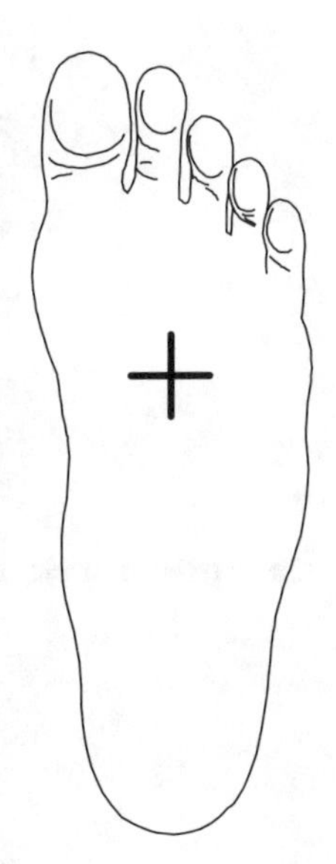

Préparation : Prenez deux gousses d'ail, écrasez-les en les mélangeant avec un peu d'huile (olive ou autres) pour faire une pâte. Pour un jeune enfant à la peau fragile, ajoutez plus d'huile.

Divisez la pâte en deux et mettre sous le pied en fixant le tout avec une cotonnade et une bandelette.

Laissez en place une heure ou deux chez l'enfant. Il peut être laissé en place toute la nuit pour l'adulte.

Cataplasme d'argile

Indications : Excellent dans tous les cas d'inflammation, de rougeurs, d'infection, d'éruption, de douleur, de brûlure et de fièvre.

Préparation : Mettez la quantité d'argile dont vous avez besoin dans un bol de bois ou de verre.

Ajoutez suffisamment d'eau pure pour faire une pâte épaisse.

Ajoutez 1 à 2 c. à table (15 à 30 ml) d'huile pour l'empêcher de granuler en séchant.

Étendez à la grandeur désirée sur un vieux coton mince et refermez le cataplasme de chaque côté comme lorsqu'on emballe un cadeau. Vous pouvez aussi envelopper votre argile dans une grande feuille de chou.

Le cataplasme doit avoir 1 cm d'épaisseur chez l'adulte et 0,5 cm chez le bébé. On le laisse en place toute la nuit sauf en cas de fièvre, on le change alors aux 30 minutes. On ne peut pas réutiliser l'argile par la suite.

L'idéal serait de laisser reposer l'argile et l'eau ensemble, sans brasser, pour que l'argile s'imbibe lentement. Préparez à l'avance le matin quand on désire l'appliquer le soir.

Cataplasme de chou

Indications : Tous les cas d'inflammations, de douleurs articulaires, de contusions, de gerçures, de brûlures, d'engelures, de morsures d'animaux et de mauvaise digestion (mettre sur le foie, l'estomac ou le ventre).

Préparation : Amincissez la grosse côte d'une feuille de chou avec le rouleau à pâte.

Répétez l'opération avec trois autres feuilles.

Déposez les feuilles au four pendant 3 à 4 minutes à 350° F (180° C) ou mettez les feuilles dans la « marguerite » pour une cuisson à la vapeur.

Appliquez les feuilles directement sur la zone inflammée en prenant garde de ne pas brûler la peau. Fixez le cataplasme avec un vêtement serré ou un bandage.

Lorsque les feuilles refroidissent, appliquez une bouillotte chaude sur le cataplasme. Gardez-le en place toute la nuit.

Cataplasme de graines de lin

Indications : Ce cataplasme est très efficace pour soulager la toux.

Préparation : Faites chauffer à feu doux 1/2 tasse (125 ml) de graines de lin avec une tasse (250 ml) d'eau pure jusqu'à ce que le mélange soit épais et gélatineux.

Étendez le tout sur une cotonnade à la grandeur désirée et refermez. Laissez refroidir le cataplasme avant de l'appliquer sur la peau. Tenez-le fermement contre votre poignet pour sentir si la chaleur est tolérable. Fixez le cataplasme avec une camisole bien ajustée.

Ajoutez une bouillotte sur le cataplasme lorsqu'il sera refroidi. Laissez en place toute la nuit ou pendant la sieste. Peut être appliqué simultanément en avant et en arrière.

Cataplasme d'huile de ricin

Indications : L'huile de ricin (d'Edgar Cayce) semble avoir des propriétés semblables à l'argile. Peut être utilisée dans tous les cas d'inflammation, de douleur ou de troubles organiques.

Préparation : Imbibez une flanelle de coton d'huile de ricin; cette dernière peut être légèrement chauffée (jamais au four à micro-ondes), et appliquez sur l'endroit à traiter. Recouvrez d'une pellicule moulante (pour éviter de salir inutilement) et d'une autre flanelle sèche. Fixez bien le cataplasme. Laissez en place toute la nuit. Au matin, lavez la peau avec une solution de bicarbonate de soude pour bien enlever les toxines.

Cataplasme de moutarde

Indications : Excellent dans toutes les congestions pulmonaires: toux, bronchite, pneumonie, asthme. Peut aussi s'utiliser dans les cas de douleurs rhumatismales.

Préparation : Mélangez une cuillère à table comble de moutarde sèche (moutarde *Keen's*) à 3 à 4 c. à table (45 à 60 ml) de farine. On ajoute plus de farine si la peau est sensible. Ajoutez de l'eau chaude en quantité suffisante pour faire une pâte qui s'étend bien.

Étendez le tout sur une cotonnade mince à la grandeur désirée pour couvrir le thorax. Certaines personnes étendent la moutarde sur un papier brun afin d'éviter de laver le tissu par la suite. La réaction sera plus lente à se faire sentir (le temps que la moutarde imbibe bien le papier) et le confort sera moins grand.

Pour la peau d'un enfant très sensible ou pour un jeune bébé, mettez une feuille de soie blanche sous le cataplasme. Sinon l'apposer directement sur le thorax. Il est possible d'appliquer un cataplasme sur le dos et sur le thorax, simultanément, dans les cas de grosse congestion.

Ce cataplasme demande un soin attentif car il pourrait brûler la peau. Ne laissez jamais un enfant seul avec un cataplasme de moutarde. L'adulte, quant à lui, devra s'assurer qu'il ne s'endorme pas avec. La mauvaise réputation de ce cataplasme vient de la négligence des utilisateurs et non du cataplasme lui-même. Dès que la sensation de picotement commence, surveillez la peau en levant un petit coin du cataplasme. Laissez-le en place jusqu'à ce que la peau soit bien rosée. Peut prendre 3 à 4 minutes chez l'enfant ou 5 à 10 minutes chez un adulte qui a la peau bien épaisse ou recouverte de poils.

Épongez doucement la peau avec un linge sec et recouvrez le thorax avec le vêtement.

Couvrez l'enfant avec une couverture pendant l'application du cataplasme pour augmenter son confort.

Un seul cataplasme peut servir à deux personnes différentes, le temps d'application sera tout simplement allongé pour la deuxième personne.

Cataplasme d'oignons

Indications : L'oignon possède plusieurs vertus. C'est un puissant antiseptique, on peut donc l'appliquer sur les plaies, les ulcères, les brûlures, les engelures, les crevasses, les abcès, les panaris, les furoncles et finalement sur les piqûres de guêpes. On peut aussi l'utiliser contre les verrues, les taches de rousseur et pour éloigner les moustiques.

Préparation : On peut utiliser le jus d'oignon pur qu'on imbibe sur une compresse et qu'on dépose sur l'endroit à traiter. On peut aussi faire un cataplasme avec des oignons crus mais il est préférable de le faire avec des oignons cuits dans les cas de furoncles, d'abcès, d'hémorroïdes ou d'engorgement.

Il suffit de hacher l'oignon et de l'envelopper dans un coton mince pour le déposer sur l'endroit à traiter. Lorsqu'ils doivent être chauds, faites cuire les oignons à la vapeur pendant 5 à 7 minutes et les envelopper dans un coton.

Vérifiez la température du cataplasme avant de l'appliquer pour éviter les risques de brûlures. Ajoutez une bouillotte sur le cataplasme lorsque ce dernier est refroidi.

La petite peau transparente de l'oignon est très efficace comme pansement antiseptique. On peut l'appliquer sans risque sur toutes les plaies.

Quelques gouttes de jus d'oignons dans l'oreille soulageront rapidement les otalgies.

Cataplasme de persil

Indications : Engorgement des seins, pour tarir le lait, antiseptique et cicatrisant pour les plaies, les blessures et les piqûres d'insectes.

Préparation : Froissez les feuilles et appliquez directement sur les seins ou sur la blessure. Enveloppez d'un pansement ou d'un coton propre pour fixer le cataplasme. Renouvelez au besoin. Peut rester en place toute la nuit.

Enveloppement

Enveloppement frais des mollets

Cet enveloppement est utile dans les cas de fièvre élevée. On ne doit pas le faire si les pieds et les mollets sont froids. Mettez 1 c. à table (15 ml) de vinaigre de cidre ou de jus de citron dans deux litres d'eau. La température de l'eau doit être inférieure de quelques degrés à celle de la température rectale de l'enfant. Choisissez deux morceaux de tissu (lin ou flanelle de coton) suffisamment grands pour couvrir la jambe, de la cheville au genou. Trempez le tissu dans l'eau et essorez fortement. Enveloppez chacune des jambes avec le tissu mouillé et maintenez en place avec une grande chaussette de laine ou une autre étoffe de coton. Renouvelez cet enveloppement au bout de 5 à 10 minutes lorsque le tissu est réchauffé. Répétez l'application trois fois et faire une pause d'une demi-heure ou plus. Cessez les enveloppements si les pieds deviennent froids. Veillez à ce que l'enfant soit toujours bien couvert pendant le soin.

Annexe 2
Vitamines

Vitamine A

(soluble dans les gras ou liposoluble)

Action

Entretient et répare les tissus, augmente la résistance à l'infection, améliore la vision nocturne.

Signes de carence

Acné, peau irrégulière, allergie, mauvaise vision nocturne, yeux fatigués, douloureux, brûlants, cheveux secs, refroidissements fréquents, sinusite, peu de résistance aux infections, ongles striés et s'écaillant facilement, modifications précancéreuses des tissus, insomnie, fatigue, dépression, perte de l'odorat, nerfs douloureux dans les extrémités, émail dentaire fragile.

Sources alimentaires

Sous forme végétale (béta-carotène, se transforme au besoin en vitamine A) : fruits verts et jaunes, légumes-feuilles (épinard, brocoli...), légumes-racines jaunes (carottes).

Sous forme animale (vitamine A, s'accumule dans l'organisme) : laitages, lactosérum de chèvre, huile de foie de poisson, foie de boeuf et de poulet.

Complexe B

(soluble dans l'eau ou hydrosoluble)

Action

Maintient le tonus musculaire et l'énergie, intervient dans le métabolisme des sucres, des gras et des protéines, soutient le système nerveux.

Signes de carence

Nervosité, anémie, fatigue, cheveux ternes et secs, perte de cheveux, insomnie, peau sèche et rugueuse, troubles digestifs, excès de cholestérol, constipation, acné, etc.

Sources alimentaires

Levure de bière, céréales complètes, pollen, foie.

Plus particulièrement :

Vitamine B_1 (thiamine)
Signes de carence

Confusion mentale, instabilité émotionnelle, dépression, fatigue, insomnie, maux de tête, perte d'appétit, perte de poids, sensibilité aux bruits, hypotension, anémie, manque de souffle, ralentissement du métabolisme.

Sources alimentaires

Germe de blé, son de riz et de blé, levure de bière, riz et blé entier, légumineuses, noix, amandes, foie, abats.

Vitamine B_2 (riboflavine)
Signes de carence

Craquelure sur le coin des lèvres et de la bouche, langue couleur magenta, sensibilité à la lumière, tremblements, étourdissements, insomnie, yeux larmoyants et injectés de sang, peau grasse se desquamant, chute des cheveux, cataracte.

Sources alimentaires

Levure de bière, germe de blé, céréales complètes, noix, amandes, légumineuses, laitage, foie, abats, jaune d'œuf.

Vitamine B_3 (niacine ou niacinamide)

Signes de carence

Peur, suspicion, mélancolie, dépression, maux de tête, insomnie, manque de force, bout de la langue rouge avec craquelures au centre, mauvaise haleine, gencives enflées et douloureuses, difficultés digestives.

Sources alimentaires

Levure de bière, son de riz et de blé, germe de blé, pain complet, arachides, lactosérum de chèvre, foie de veau, foie de mouton, poisson (thon), volaille.

Vitamine B_5 (acide pantothénique)

Signes de carence

Fatigue, insomnie, dépression, douleurs dans le bas du dos, perte d'appétit, maladies respiratoires fréquentes, hypotension, « pieds brûlants ».

Sources alimentaires

Levure de bière, germe de blé, légumineuses, son, arachides, foie, abats, jaune d'oeuf.

Vitamine B_6 (pyridoxine)

Signes de carence

Hypoglycémie, hystérie, anémie, rétention d'eau, desquamation graisseuse autour du cuir chevelu, des sourcils, du nez et derrière les oreilles, craquelures sur la bouche, la langue et les mains, nausées matinales, insomnie, engourdissement et crampes dans les bras et les jambes.

Sources alimentaires

Levure de bière, graines de tournesol, germe de blé, noix de Grenoble, soja, avocat, banane, céréales complètes, laitage, foie de mouton et de veau, abats, poisson.

Vitamine B_8 (biotine)

Signes de carence

Teint grisâtre, dépression, somnolence, nausées, perte d'appétit, douleurs musculaires, anémie, sensibilité accrue au toucher.

Sources alimentaires

Levure de bière, riz complet, céréales complètes, légumineuses, abats, oeufs.

Vitamine B_9 (acide folique ou folacine)

Signes de carence

Anémie, mauvaise mémoire, repliement sur soi, irritabilité, fonctions intellectuelles ralenties, craquelures et desquamation des lèvres et des coins de la bouche.

Sources alimentaires

Légumes-feuilles, légumes-racines, levure de bière, céréales complètes, foie, abats, oeufs.

Vitamine B_{12} (cobalamine)

Signes de carence

Anémie pernicieuse, dégénérescence nerveuse, engourdissements, perte de réflexe, maladies mentales, langue brillante et lisse, fatigue, nervosité.

Sources alimentaires

Levure de bière, lactosérum de chèvre, lactofermentation, tamari, foie de veau et de poisson, abats, poisson, oeufs, laitages, viande.

Vitamine C

(soluble dans l'eau ou hydrosoluble)

Action

Production du collagène, guérison des plaies, résistance aux rhumes et infections, antioxydant, formation des dents et des os.

Signes de carence

Anémie, saignement des gencives, fragilité des capillaires, bleus, saignement de nez, infections récidivantes.

Sources alimentaires

Agrumes, poivrons rouge et vert, brocoli, persil, cresson, tomate, fraise, chou, etc.

Vitamine D

(soluble dans les gras ou liposoluble)

Action

Formation des os, maintien d'un taux normal de coagulation du sang, nécessaire au bon fonctionnement du coeur, du système nerveux, de la peau et de la respiration.

Signes de carence

Rachitisme (ramollissement des os), douleurs rhumatismales, épuisement, hypothyroïdie, nervosité, myopie, insomnie, sensation de brûlure dans la bouche et la gorge.

Sources alimentaires

Lumière solaire, lactosérum de chèvre, germe de blé, graines de tournesol, huile de foie de poisson (flétan, morue), oeufs, poisson, laitage, foie de poulet, farine d'os.

Vitamine E (alpha D et tocophérol)

(soluble dans les gras ou liposoluble)

Action

Renforce les capillaires, retarde le vieillissement, facteur anti-coagulant, diminue le cholestérol, antioxydant, facilite la fécondité et la puissance masculine.

Signes de carence

Impuissance, stérilité, fausse couche, maladies cardio-vasculaires, cheveux ternes et secs, chute de cheveux, hypertrophie de la prostate, insomnie, agitation.

Sources alimentaires

Huile de germe de blé, de carthame, de tournesol, etc., légumes-feuilles, germe de blé, céréales complètes, fruits oléagineux, oeufs, foie, abats.

Vitamine P

(bioflavonoïdes)

Action

Entretient la qualité des vaisseaux sanguins et des capillaires, diminue la tendance aux hématomes (bleus), prévient les infections comme le rhume de cerveau, agit sur la qualité des os et des dents.

Signes de carence

Bleus au moindre coup, avortements spontanés, saignement de nez fréquents, hémorroïdes, asthme, saignement des gencives, saignement excessif lors des règles, insomnie.

Sources alimentaires

Peau et pulpe des agrumes, abricot, cerise, raisin, poivrons rouge et vert, tomate, papaye, brocoli, melon, sarrasin.

Annexe 3
Minéraux et oligo-éléments

Nous avons besoin de certains minéraux en plus grande quantité, pensons au calcium, au magnésium, au phosphore, au fer, à l'iode, au cuivre et au zinc. Des doses quotidiennes ont été établies pour ces derniers.

Par contre, nous avons besoin de plusieurs autres minéraux, sous forme de trace, par exemple le chrome, le manganèse, le potassium, le soufre, etc. Ces minéraux, nous les nommons « oligo-éléments ». Les doses quotidiennes n'ont pas encore été officiellement établies. Il n'en demeure pas moins que nous en avons besoin.

Même si les minéraux sont nécessaires en plus grande quantité, on peut aussi les prendre sous forme d'oligo-éléments, c'est-à-dire à petites doses. Par exemple, le calcium est nécessaire à une quantité d'environ 800 à 1 000 mg par jour (dose pondérale). Si nous ajoutons l'oligo-élément calcium à une dose de 0,5 mg, ce dernier facilitera l'assimilation du calcium que l'on prend dans l'alimentation ou sous forme de suppléments.

Les oligo-éléments combinés (ex. : cuivre-or-argent, manganèse-cuivre, etc.) auront des rôles bien spécifiques afin de soutenir l'organisme dans son fonctionnement.

Ces minéraux et oligo-éléments sont présentés dans leur ordre alphabétique. Nous ne décrivons que les principaux oligo-éléments utilisés en laissant le soin aux thérapeutes de recommander eux-mêmes l'antimoine (Sb) (les symboles biochimiques seront notés entre parenthèses), l'arsenic (As), le bismuth (Bi), le carbone (C), l'étain (Sn), le nickel (Ni), le platine (Pt), le vanadium (V), etc.

Aluminium (Al)

Action
Oligo-élément qui intervient au niveau du cerveau comme régulateur et apaisant. Indispensable au bon fonctionnement du système nerveux.

Signes de carence
Agitation nocturne chez l'enfant, difficulté d'adaptation scolaire se traduisant par des troubles de concentration et des retards scolaires, insomnies.

Sources alimentaires
Algues, argile, levure de bière, pomme, propolis, raisin.

Calcium (Ca)

Action
À dose pondérale (800 mg à 1 000 mg par jour), le calcium contribue surtout à la croissance et à la robustesse du squelette. Sous forme d'oligo-élément, le calcium joue en plus un rôle dans la coagulation du sang, dans la transmission de l'influx nerveux, dans la croissance et la contraction musculaire et dans la régularité du rythme cardiaque.

Signes de carence
Palpitations, insomnie, crampes musculaires, nervosité, développement insuffisant du squelette, carie dentaire,

engourdissements des membres supérieurs et inférieurs, ostéomalacie, ostéoporose, déminéralisation.

Sources alimentaires

Laitage, lactosérum de chèvre, chou, brocoli, graines de sésame, amandes, pissenlit, fruits séchés, soja, poudre d'os, sardines.

Chrome (Cr)

Action

L'oligo-élément chrome intervient dans le métabolisme des lipides. Il permet de réduire le cholestérol sanguin. Il accroît le métabolisme des sucres en sensibilisant l'organisme à la production d'insuline. On l'appelle aussi « FTG », facteur de tolérance du glucose, par sa fonction régulatrice sur les sucres.

Signes de carence

Hypoglycémie, diabète, cholestérol, troubles cardio-vasculaires, artériosclérose, obésité.

Sources alimentaires

Levure de bière, céréales complètes, germe de blé, pomme de terre biologique, oeufs, seigle, maïs, huile de maïs de première pression à froid, betteraves.

Cobalt (Co)

Action

L'oligo-élément cobalt est le cofacteur de la vitamine B_{12}. C'est un régulateur du système neurovégétatif (équilibre entre le sympathique et le parasympathique). Il favorise l'équilibre circulatoire par son action vasodilatatrice. C'est un hypotenseur et un antispasmodique.

Signes de carence

Anémie, pâleur, hypertension, migraines chroniques, ballonnements, gaz.

Sources alimentaires
Haricots blancs, blé complet, jaune d'oeuf, radis, betteraves, chou, figues, lentilles, tamari, cerise, poire.

Cuivre (Cu)

Action
Oligo-élément des plus importants, il participe à la formation de l'hémoglobine. Sans lui, le fer est inemployable. Il est indispensable à la pigmentation de la peau et des cheveux. Il facilite le bronzage. Il s'avère indispensable à l'activité de la vitamine C et excellent anti-inflammatoire et anti-infectieux. Il relance l'activité des surrénales, intervient dans le métabolisme du calcium et du phosphore, régularise les glandes thyroïde, hypophyse et génitales. Employé seul, il agit mieux dans les cas aigus.

Signes de carence
Infections fréquentes, faiblesse générale, difficulté respiratoire, anémie, croissance difficile, grisonnement précoce des cheveux, tendances rhumatismales, décoloration de la peau.

Sources alimentaires
Huîtres, foies de veau et de mouton, germe de blé, noix, pissenlit, graines de tournesol, soja, champignons, algues, riz complet.

Cuivre–Or–Argent (Cu Au Ar)

Action
Le cuivre-or-argent est un oligo-élément clé pour les organismes qui ont perdu le pouvoir de se défendre. Il est considéré comme un antibiotique naturel et un stimulant général. Il augmente la résistance aux infections, c'est un modificateur de terrain. Il s'emploie à titre préventif et curatif. Il redonne de l'énergie aux personnes surmenées, épuisées. Il tonifie les surrénales.

Signes de carence
Fatigue, épuisement, affaiblissement du système immunitaire, manque de résistance aux infections, otites à répétition, rhumatismes, stress, tension nerveuse, manque de volonté, soutien dans tous les cas de « ites » (sinusite, bronchite, etc.).

Sources alimentaires
Aucune sous cette combinaison précise.

***Cuivre–Zinc** (Cu Zn ou Zn Cu)*

Action
Régulateur hormonal par excellence de la puberté, autant chez la fille que chez le garçon. Il augmente la résistance de l'organisme. Il protège la qualité des cheveux, des ongles et de la peau. Il possède aussi des propriétés anti-infectieuses et anti-inflammatoires.

Signes de carence
Syndrome prémenstruel, stérilité, troubles de la ménopause, vieillissement prématuré, troubles de la peau et des cheveux, découragement, impuissance, manque d'entrain, baisse soudaine d'énergie dans la journée.

Sources alimentaires
Aucune sous cette combinaison précise.

***Fer** (Fe)*

Action
Le fer est un minéral dont nous avons besoin en dose pondérale (10 à 18 mg par jour). Il est nécessaire à la formation de l'hémoglobine. Il soutient la résistance de l'organisme.

Sous forme d'oligo-élément, il potentialisera ses fonctions. Il est nécessaire au métabolisme des vitamines B, c'est un antioxydant. Il ralentit le vieillissement.

Signes de carence
Anémie, règles douloureuses et abondantes, fatigue, vulnérabilité aux infections, palpitations, perte d'appétit, démangeaisons,

peau sèche, diminution de la performance physique, vertiges, faiblesse.

Sources alimentaires
Soja, foie, abats, vin rouge, jaune d'oeuf biologique, épinards, lentilles, fruits séchés, persil, pain complet, viande, avocat, légumineuses.

Fluor (F)

Action
L'oligo-élément fluor est le catalyseur du système ostéo-ligamentaire. Il participe à la formation des os et de l'émail des dents. Il prévient la carie et favorise la croissance. Le fluor contribue à garder le calcium dans les tissus durs au lieu de se fixer dans les tissus mous. Il est très indiqué dans tous les cas d'hyperlaxité ligamenteuse.

Signes de carence
Faiblesse des ligaments, entorses à répétition, articulations relâchées, caries fréquentes, déformations osseuses et vertébrales, ostéoporose, rachitisme (l'excès de fluor a des effets néfastes sur l'organisme).

Sources alimentaires
Sardines, fruits de mer, pommes, pissenlit, épinards, persil, thé.

Iode (I)

Action
La dose quotidienne recommandée pour l'iode est de 100 à 130 mg par jour. L'oligo-élément apportera généralement 24 mg par dose. Les actions sont les mêmes. L'iode est le constituant indispensable de l'hormone thyroïdienne. Cette dernière, agissant sur le métabolisme général de l'organisme, influencera plusieurs fonctions : facultés mentales, résistance cutanée, équilibre psychique, dynamisme circulatoire, brûlement des gras et production d'énergie.

Signes de carence
Surcharge pondérale, déficience thyroïdienne, frilosité, irritabilité, nervosité.

Sources alimentaires
Algues marines, morue, hareng, soja, crabe, haricots verts, oignon, sel de mer complet.

***Lithium** (Li)*

Action
L'oligo-élément lithium stabilise les enzymes cérébraux qui interviennent dans le métabolisme des substances médiatrices des transmissions nerveuses. Il démontre un effet calmant grâce à son action sur la perméabilité cellulaire du système nerveux.

La faible concentration du lithium permet son utilisation sans surveillance médicale ni contrôle urinaire. Il ne crée pas de dépendance.

Signes de carence
Instabilité émotionnelle, alternance des humeurs, sensibilité accrue, agressivité, manque de confiance en soi, crispation musculaire.

Sources alimentaires
Betteraves, fruits secs, algues, huîtres.

***Magnésium** (Mg)*

Action
Le magnésium est recommandé en dose pondérale à raison de 300 à 350 mg par jour. Les besoins sont souvent supérieurs, car la majorité de la population est carencée en magnésium. Il intervient dans la plupart des fonctions physiologiques. Il joue un rôle primordial dans le métabolisme du calcium et de la vitamine C, dans l'équilibre acido-basique et dans le métabolisme des sucres. Il renforce le système immunitaire, il joue un rôle antiallergique, antistress.

Il permet à la fibre musculaire de se relâcher. L'oligo-élément magnésium potentialisera ces fonctions, c'est un oligo-élément majeur.

Signes de carence
Tension nerveuse, crampes, spasmophilie, insomnie, baisse d'énergie, confusion, accès de colère, palpitations, tremblements, fatigue physique et intellectuelle.

Sources alimentaires
Soja, amandes, arachides, noix, avoine, maïs, pain complet, lentilles, fruits séchés, poissons, lactosérum de chèvre, germe de blé, légumes verts, chlorophylle, algues.

***Manganèse** (Mn)*

Action
L'oligo-élément manganèse est l'anti-allergique universel tout comme le soufre est le désensibilisant universel. Ils se complètent harmonieusement. C'est un puissant modificateur de terrain des manifestations allergiques. Le manganèse est impliqué dans de nombreuses réactions enzymatiques, dans la production d'hormones sexuelles et dans la croissance de l'organisme.

Signes de carence
Fatigue matinale, vertiges, bourdonnements d'oreilles, perte de l'ouïe, allergies saisonnières, urticaire, eczéma, asthme, rhinite, rhume des foins, hypoglycémie, migraines périodiques, impuissance, troubles de la ménopause.

Sources alimentaires
Clous de girofle, gingembre, céréales complètes, légumes verts, noix, légumineuses, ananas, banane, foie.

***Manganèse–Cobalt** (Mn Co)*

Action
Cet oligo-élément est le régulateur par excellence des troubles circulatoires. Il active les systèmes hépatique et pancréatique.

Il calme les spasmes digestifs accompagnés de douleurs musculaires et abdominales. C'est un remède de terrain de premier choix.

Signes de carence

Jambes lourdes, varices, engourdissement des extrémités, mains froides, pieds froids, fatigue en fin de journée, humeur variable, variation de la tension artérielle, douleurs digestives, côlon irritable, artériosclérose, troubles de la mémoire.

Sources alimentaires

Aucune selon cette combinaison précise.

***Manganèse-Cuivre** (Mn Cu)*

Action

Oligo-élément de choix pour les états infectieux récidivants ou chroniques. Le Mn Cu a donc des propriétés anti-infectieuses, anti-inflammatoires et stimulantes de l'immunité. Il agit dans les affections respiratoires et génito-urinaires.

Signes de carence

Rhino-pharyngites et otites à répétition, allergies, rhumatismes, difficulté à se réveiller le matin, eczéma, fatigue chronique, fatigabilité intellectuelle.

Sources alimentaires

Aucune selon cette combinaison précise.

***Or** (Au)*

Action

L'oligo-élément or possède une action de stimulation de l'activité cellulaire. Il a des effets antitoxiques, anti-infectieux et antithermiques. Il répare les lésions de divers tissus, permettant une cicatrisation rapide des plaies. Il soutient le système cardio-vasculaire.

Signes de carence

Troubles cardio-vasculaires, varices, hémorroïdes, rhumatismes, cicatrisation difficile, hypertension.

Sources alimentaires
Levure de bière, algues, foie.

Phosphore (P)

Action
La dose quotidienne recommandée de phosphore est de 800 mg par jour. Il est nécessaire à la formation des os, des dents, à la croissance et à la réparation des cellules. Il facilite de nombreuses fonctions dont l'activité nerveuse et musculaire, le métabolisme du sucre et du calcium, la contraction du muscle cardiaque, la production d'énergie. Il joue un rôle dans la fonction rénale. L'oligo-élément phosphore active ces propriétés, c'est l'oligo-élément de choix pour les troubles de la fonction parathyroïdienne.

Signes de carence
Perte d'appétit, fatigue, respiration irrégulière, troubles nerveux, perte ou prise de poids, bouffées de chaleur, fatigue cérébrale, stress, arthrite, arrêt de la croissance chez l'enfant, troubles de la mémoire, ostéoporose, déminéralisation.

Sources alimentaires
Levure de bière, jaune d'œuf, lactosérum de chèvre, noix, amandes, légumineuses, fromage, poisson, viande, volaille, céréales complètes, laitage.

Potassium (K)

Action
Oligo-élément de choix pour les troubles du métabolisme de l'eau et de la régulation de la fonction surrénalienne. Il a une action diurétique et stimulante. Il permet l'équilibre hydrique de l'organisme, calme le système nerveux, ajuste le pH sanguin et urinaire. Il tonifie les battements cardiaques.

Signes de carence
Rétention d'eau, sensation continuelle de soif, constipation, faiblesse générale, insomnie, crampes, acidité, peau sèche,

nervosité, battements cardiaques faibles et irréguliers, réflexes faibles, acné, allergies.

Sources alimentaires
Levure de bière, fruits séchés, lentilles, amandes, noix, champignons, sardines, pomme de terre, graines de tournesol, chou, carotte, tomate, arachides, produits de la mer.

Sélénium (Se)

Action
L'oligo-élément sélénium apporte un soutien important à tout le métabolisme. Il stimule tous les échanges. Il lutte contre la formation des radicaux libres, c'est donc un antioxydant de premier choix. Il s'oppose au vieillissement de l'organisme. Il améliore la qualité de la peau, c'est un antidote au mercure. Il stimule l'immunité.

Signes de carence
Vieillissement précoce, taches de vieillissement, cheveux blancs précoces, usure de l'organisme, artériosclérose, cataracte, mycoses, urémie.

Sources alimentaires
Graines de sésame, céréales entières, légumineuses, levure de bière, asperges, oeufs, noix de coco, ail, tomates, oignons.

Silice (Si)

Action
Oligo-élément essentiel à la reconstitution des tissus osseux et cutanés. Il participe à la formation du collagène en lui procurant son élasticité. Il participe ainsi à la constitution du film protecteur qui tapisse l'intérieur des artères. Il catalyse les glandes endocrines, équilibre le système nerveux, tout en stimulant le cerveau avec hyperactivation intellectuelle. Il permet de diminuer les taux excessifs d'acide urique. La silice est finalement un précurseur du calcium dans l'organisme.

Signes de carence
Vieillissement cutané, peau déshydratée, déminéralisation, cheveux cassants, ongles mous, fragiles, tachetés de blanc, mauvaise cicatrisation, verrue, ostéoporose, hypertension.

Sources alimentaires
Prêle, luzerne, légumes verts riches en fibres, poudre d'os.

Soufre *(S)*

Action
Oligo-élément de premier choix pour les dysfonctions hépato-biliaires et désensibiliseur universel. Le soufre est essentiel pour le bon fonctionnement du pancréas, des surrénales et de la thyroïde. Il est un des éléments de base pour la construction des protéines. Le soufre contribue à neutraliser les toxines cellulaires et facilite la respiration des cellules. Il améliore toutes les affections cutanées. Il purifie les voies respiratoires. Il agit remarquablement lors des bronchites, des sinusites, de l'asthme chronique et des allergies.

Signes de carence
Allergies, asthme, affections cutanées, troubles du foie et de la vésicule biliaire, migraine, arthritisme, affections récidivantes de la sphère O.R.L.

Sources alimentaires
Chou, radis noir, oignon, ail, asperge, poireau, poisson, oeufs, viande, noix, germe de blé.

Zinc *(Zn)*

Action
La dose quotidienne de zinc recommandée est de 15 mg. L'oligo-élément zinc viendra parfaire les multiples fonctions de ce dernier. Le zinc est le chef d'orchestre du système hormonal par son action régulatrice sur les fonctions hypophysaires. Il est un coenzyme important et un activateur des fonctions génitales et des glandes endocrines. Il accroît la puissance sexuelle masculine et il participe à la formation des

spermatozoïdes. C'est un antioxydant puissant. Il facilite l'élimination des cellules anormales. Il active la guérison des plaies et des brûlures. Il participe au métabolisme de la vitamine A, du phosphore et des protéines. Il règle l'assimilation des sucres en participant à la mise en réserve de l'insuline.

Signes de carence
Troubles de la sexualité, stérilité, retard de croissance, fatigue, perte du goût, voix nasillarde, faible appétit, lente guérison des blessures, perte de cheveux, intolérance au glucose, peau sèche, rugueuse, manque de résistance aux infections, stress, grincements de dents.

Sources alimentaires
Huîtres, levure de bière, graines de citrouille, huile de pépins de courge, céréales complètes, soja, foie, noix, graines de tournesol.

***Zinc–Nickel–Cobalt** (Zn Ni Co)*

Action
Oligo-élément de choix pour régulariser les états hypophyso-pancréatiques, c'est un hypoglycémiant. Il est un modificateur de terrain dans les cas de digestion lente et difficile. Il sera efficace s'il n'y a pas d'atteintes lésionnelles irréversibles des îlots de Langerhans, producteurs d'insuline.

Signes de carence
Hypoglycémie, fringales, baisse d'énergie soudaine, diabète, digestion lente, ballonnements, tendances boulimiques.

Sources alimentaires
Aucune selon cette combinaison précise.

Note de l'auteure

Chères amies lectrices, chers amis lecteurs,

La lecture de ce livre peut vous avoir secoués comme elle peut vous avoir permis de trouver un appui dans vos convictions. Je souhaite, avant tout, que cet ouvrage vous permette de prendre plaisir à la Vie à travers les aléas de la santé. Si vous avez le goût de partager votre expérience, votre vécu en matière de soins à l'enfant, je vous invite à m'écrire. Vos commentaires enrichiront sûrement la prochaine édition de ce volume.

Puissiez-vous être de paisibles dissidents d'un système révolu. Que la Paix vous accompagne!

Céline Arsenault

Éditions Le Dauphin Blanc
a/s Céline Arsenault
C.P. 55
Loretteville, Québec
Canada G2B 3W6

Bibliographie

ALTENBACH, Gilbert, et Boune LEGRAIS. *Immunité et biologie de l'habitat*, Éditions Jouvence, 1993.

BON DE BROUWER, Louis. *Sida : Le Vertige*, Éditions Limav-AG STG, 1995.

BRESSY, Dr Pierre. *La bioélectronique et les mystères de la vie*, Éditions Le Courrier du livre, 1985.

BRICKLIN, Mark. *Dictionnaire des remèdes naturels*, Éditions Québec/Amérique, 1989.

CANNEMPASSE-RIFFARD, Raphaël. *Bases théoriques et pratiques de la bioélectronique*, Éditions Édinat B.P. 61.

CLERGEAUD, Chantale, et Lionel. *L'alimentation saine*, Éditions Équilibres aujourd'hui, 1989.

CLERGEAUD, Chantale, et Lionel. *On... nous empoisonne!*, Éditions Équilibres aujourd'hui, 1989.

COHEN-SOLAL, Dr Julien. *Comprendre et soigner son enfant.* Éditions Réponses/Robert Laffont, 1993.

CURTAY, Dr Jean-Paul. *La nutrithérapie*, Éditions Boiron, 1995.

DESJARDINS, Dr Claude. *Ces enfants qui bougent trop!*, Éditions Quebecor, 1992.

DEXTREIT, Jeannette. *Des enfants sains Tome 1*, Éditions Vivre en harmonie, 1990.

DEXTREIT, Raymond. *Soins naturels d'urgences*, Éditions Vivre en Harmonie, Collection Choix santé, 1993.

DOGNA, Michel, et Anne-Françoise L'HÔTE. *Manuel du nouveau thérapeute*, Éditions Guy Trédaniel, 1988.

DUFTY, William. *Sugar blues ou Le roman noir du sucre blanc*, Éditions de la Maisnie, Guy Trédaniel, 1985.

FRAPPIER, Renée. *Le Guide de l'alimentation saine et naturelle Tome 1*, Éditions Asclépiade, 1987.

FRAPPIER, Renée. *Le Guide de l'alimentation saine et naturelle Tome 2*, Éditions Asclépiade, 1990.

FRAPPIER, Renée, et GOSSELIN, Danielle. *Le guide des bons gras*, Éditions Asclépiade, 1995.

GASSIER, J., et M.J. GEORGIN. *Guide de puériculture*, Éditions Masson, 1993.

GLOCKLER, Dr Michaela, et Dr Wolfgang GOEBEL. *L'enfant, son développement, ses maladies*, Éditions anthroposophiques Romandes, 1993.

ILLICH, Yvan. *Némésis médical, l'expropriation de la santé*, Éditions Seuil, 1975.

KIEFFER, Daniel. *Naturopathie, prévention et auto-guérison*, Éditions Marabout, 1991.

KUSHI, Aveline, et Michio. *Soins aux enfants et santé familiale*, Éditions Guy Trédaniel, 1989.

LABERGE, Danièle. *Le Guide santé de votre armoire aux herbes*, Éditions L'Armoire aux herbes, 1994.

LAMARRE, Johanne. *Bébé, mode d'emploi*, Éditions Stanké, 1993.

LAROCHE-WALTER, Anne. *Lait de vache: Blancheur trompeuse*, Éditions Jouvence, 1998.

LE BERRE, Dr Nicolas. *Le lait, une sacrée vacherie?*, Éditions Équilibres aujourd'hui, 1990.

LE GOFF, Dr Lylian. *Alimentation biologique et équilibre nutritionnel*. Éditions Roger Jollois, 1997.

LESSER, Dr Michael. *La thérapie des vitamines et de l'alimentation*, Éditions Terre vivante,1987.

LEVY, Stuart B. *Le paradoxe des antibiotiques*, Éditions Belin, 1999.

MAGNY, Jean-Claude n.d. *La naturopathie apprivoisée*, Éditions de Mortagne, 1996.

Manuel Merk de Diagnostic et thérapeutique. Éditions Sidem-T.M, 1988.

MASSON, Robert. *Plus jamais d'enfants malades...*, Éditions Albin Michel, 1984.

MASSON, Robert. *Super régénération par les aliments miracles*, Éditions Albin Michel, 1987.

NOGIER, Dr Raphaël. *Ce lait qui menace les femmes*, Éditions du Rocher, 1994.

OLIVIER, Jean-François. *Les Carences du système immunitaire*, Éditions Encre, Collection La Vie Naturelle, 1989.

PASSEBECQ, André. *Traitements naturels des affections respiratoires*, Éditions Dangles, Collection Santé Naturelle, 1980.

PASSEBECQ, André. *La santé naturelle de votre enfant*, Éditions Jouvence, 2002.

PFEIFFER, Carl, et Pierre GONTHIER. *Équilibre Psycho Biologique et oligoaliments*, Éditions Aujourd'hui, 1988.

REGAULT, Jean-Pierre. *Agression et défense du corps humain*, Éditions Décarie Vigot, 1992.

RENNER, Dr John H. *Le guide des remèdes maison*, Éditions Consumer Guide, 1993.

ROBERT, Dr Hervé. *Ionisation Santé Vitalité*, Éditions Artulen, 1989.

SCHIFF, Michel. *Un cas de censure dans la Science, l'Affaire de la Mémoire de l'eau*, Éditions Albin Michel.

SCOTT, Julian. *Une médecine naturelle pour vos enfants*, Éditions Robert Laffont, 1991.

SHALLER, Dr Christian Tal. *Mes secrets de Santé-Soleil*, Éditions Vivez Soleil, 1992.

SHALLER, Dr Christian Tal. *Chaque enfant est un soleil*, Éditions Vivez Soleil, 1993.

STACHLE, Jacques. *Les oligo-éléments, Source de vie*, Éditions NBS, 1989.

STARENKYJ, Danièle. *Le bonheur du végétarisme*, Éditions Orion, 1977.

STARENKYJ, Danièle. *Le mal du sucre*, Éditions Orion, 1985.

STOPPARD, Dr Myriam. *Guide médical du bébé et de l'enfant*, Éditions Larousse, 1988.

TENNEY, Louise. *Today's Herbal Health for children*, Ed. Woodland Publishing, 1996.

TWOGOOD, D. C. Daniel A. *Méfiez-vous du lait*, Éditions Lacaille, 1996.

VACHON, Dr Carol. *Pour l'amour du bon lait*, Éditions Convergent, 2002.

VALNET, Dr Jean. *Phytothérapie*, Éditions Maloine, Livre de poche, 1983.

VALNET, Dr Jean. *Se soigner par les légumes, les fruits et les céréales*, Éditions Maloine, Livre de poche, 1985.

VERDON-LABELLE, Johanne. *Soigner avec pureté*, Éditions Fleurs sociales, 1984.

WEBBER, Jackie. *Le Guide des médicaments pour enfants*, Éditions Libre Expression, 1991.

WEBBER, Jackie. *Le Guide des allergies chez les enfants*, Éditions Libre Expression, 1991.

ZUR LINDEN, Dr Wilhelm. *Mon enfant, sa santé, ses maladies*, Éditions Centre triades, 1990.

Index alphabétique

Notes personnelles

« N'espérez pas conservez votre santé sans effort dans ce monde. Tout ce qui a quelque valeur se paie. La santé est le prix d'un continuel combat. »

(Henri Churchill King)

« Toute vérité passe à travers trois étapes.

Elle est d'abord ridiculisée.

Ensuite elle est violemment contestée.

Finalement, elle est acceptée comme évidente. »

(Arthur Schopenhawer)

« Toute vérité passe à travers trois étapes.

Elle est d'abord ridiculisée.
Ensuite elle est violemment contestée.
Finalement, elle est acceptée comme évidente. »

(Arthur Schopenhawer)